AF356307

L'ALIMENTATION ANIMALE

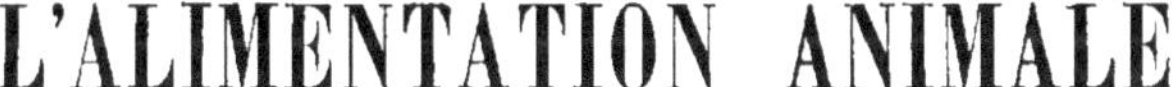

PARIS. — IMPRIMERIE ÉMILE MARTINET, RUE MIGNON, 2.

L'ALIMENTATION

ANIMALE

CE QU'ELLE A ÉTÉ — CE QU'ELLE DOIT ÊTRE

CE QU'ELLE DEVIENT — CE QU'ELLE PRODUIT — COMMENT ON LA PRÉPARE

LA VIANDE

SON HISTOIRE — SES CARACTÈRES — SON UTILITÉ — SES DANGERS
STATISTIQUE — HYGIÈNE — POLICE SANITAIRE

PAR

C. HUSSON (DE TOUL)

Président de la Société de pharmacie de Lorraine;
membre du Conseil d'hygiène de l'arrondissement de Toul; membre et lauréat de la société
française d'hygiène; correspondant de la Société de médecine publique et de la Société de pharmacie de Paris;
lauréat de l'école supérieure de pharmacie de Strasbourg; de la Société d'encouragement au bien;
des sociétés académiques de Châlons, Rouen, Lille; de la Société
protectrice de l'enfance de Mars ille ; de la Société française de l'industrie laitière; etc., etc.

> Si l'on se rend illustre en publiant des vé-
> rités nouvelles, on se rend utile en mettant
> celles qui sont connues entre les mains des
> personnes auxquelles elles sont nécessaires, et
> l'un vaut bien l'autre.   (TISSOT.)

Ouvrage accompagné de 10 figures

PARIS

DUNOD, LIBRAIRE-ÉDITEUR
49, QUAI DES GRANDS-AUGUSTINS
1881

PRÉFACE

Tout le monde aujourd'hui comprend qu'il est plus facile de prévenir le mal que d'avoir ensuite à le guérir. C'est ce qui explique l'importance qu'on attache à l'hygiène. Les sociétés, les journaux qui s'occupent de cette science se multiplient ; les revues littéraires et politiques consacrent chaque semaine quelques pages à cette étude ; le peuple lui-même s'y intéresse. Chaque année, on voit surgir une question hygiénique nouvelle qui passionne les savants et les gens du monde.

Tantôt c'est le lait avec l'allaitement artificiel.

Tantôt c'est le vin avec la fuchsine. Un autre jour ce sont les excitants modernes.

Ce courant d'idées m'a dicté mes précédents ouvrages sur le lait, le vin, le café, la bière et le tabac.

En ce moment le lard trichiné, venu d'Amérique, attire l'attention sur la viande. Aussi, encouragé par les distinctions de plusieurs sociétés et particulièrement de la Société nationale d'encouragement au bien, je me propose d'aborder cette question et ce nouveau travail comprendra deux parties.

Dans l'une j'étudierai l'alimentation animale : je dirai ce qu'elle a été, ce qu'elle doit être, ce qu'elle devient dans l'économie.

Dans l'autre je tracerai l'histoire, les caractères de la viande des différents animaux, je montrerai leur importance au point de vue social et hygiénique.

Heureux si je puis ainsi me rendre utile, non seulement aux personnes qui s'occupent des recherches scientifiques, mais encore à la mère de famille qui tient à donner à ses enfants une alimentation saine et hygiénique.

Comme c'est surtout aux mères que ce livre s'adresse, je le dédie à la mienne qui fut un si bel exemple de sollicitude maternelle. Encore parmi nous lorsque parurent les premières pages de cet opuscule, elle n'est plus aujourd'hui, de ce monde. Que du haut des cieux elle bénisse le travail de son fils !

C. H.

DE
L'ALIMENTATION ANIMALE

PREMIÈRE PARTIE

ÉTUDE HISTORIQUE ET PHYSIOLOGIQUE SUR L'ALIMENTATION ANIMALE

CHAPITRE PREMIER

DE L'ALIMENTATION ANIMALE, CE QU'ELLE A ÉTÉ DEPUIS L'ORIGINE DE L'HOMME
JUSQU'A NOS JOURS

Deux grands phénomènes président à la vie de l'homme : la respiration et la
nutrition. Ce sont eux qui produisent la chaleur et qui pourvoient à l'entretien
de notre corps. Il ne m'appartient pas de décrire le mécanisme admirable qui,
au moyen de la circulation, fait passer l'oxygène de l'air dans toutes les parties
de l'organisme pour y détruire ce qui est inutile et pour permettre ainsi au travail
de régénération de s'effectuer. Le but que je me propose est plus modeste ; je
veux simplement raconter l'histoire de l'alimentation animale, donner quelques
conseils hygiéniques et dire les caractères que doit présenter une viande saine.

Quelques observations personnelles me permettent de traiter ce sujet, mais
je puiserai surtout mes documents dans les ouvrages de nos grands maîtres :
Claude Bernard, Dumas, Béclard, Payen, Wurtz, Bouley, Chatin, Coulier,
Jacquemin, Schlagdenhauffen, etc. Quelques revues me seront également utiles,
et pour ne nommer que les plus importantes, je citerai le *Journal d'hygiène*
de M. le Dr de Pietra Santa, organe de la Société française d'hygiène, les *Comptes
rendus du Congrès d'hygiène* publiés sous l'inspiration de la Société de médecine publique ; le *Journal de pharmacie et de chimie*, l'*Union pharmaceutique*, l'*Industrie laitière* de M. Delalonde, l'*Hygiène pour tous* de M. Félix
Brémont, et le *Dictionnaire des sciences médicales* de M. Dechambre.

Le but de l'alimentation est très complexe : d'un côté, il faut qu'elle fournisse à l'économie les matériaux nécessaires à la combustion qui produit la chaleur animale; d'un autre, elle doit pourvoir à la réparation incessante de notre corps et à son développement.

Il faut donc à l'homme des aliments variés.

Les uns lui donnent la chaleur et pour cela sont appelés comburants; ils sont également dits tertiaires, parce qu'ils sont composés de ces trois corps : carbone, hydrogène, oxygène.

Les graisses, les sucres, les féculents sont les principaux aliments de combustion; au contraire, les aliments qui servent à notre entretien, à notre développement et qui doivent en quelque sorte engendrer nos muscles, notre chair, sont appelés pour cette raison aliments plastiques. On les nomme aussi substances quaternaires, parce que dans leur composition il entre de l'azote à côté des trois corps cités plus haut, et comme l'albumine de l'œuf peut servir de type on les appelle encore albuminoïdes.

On distingue aussi les aliments minéraux nécessaires à la charpente, au squelette de l'homme, destinés également à pourvoir aux sels de l'économie. On connaît aujourd'hui les aliments de conserve qui arrêtent pour un instant la désassimilation.

Enfin il y a les condiments dont le but est de stimuler l'estomac paresseux et le faciliter la digestion.

Mais, en résumé, les aliments les plus importants sont les aliments respiratoires et les aliments plastiques.

Je veux m'occuper simplement de ces derniers.

On les trouve dans le règne végétal et dans le règne animal.

Mais, tandis que les plantes, riches en substances tertiaires, sont pauvres en éléments quaternaires, la chair des animaux au contraire, si l'on excepte leur graisse, est composée d'aliments plastiques.

Aussi les différents êtres puisent-ils leur nourriture à des sources bien différentes.

Les plantes tirent de l'air, soit directement, soit indirectement, le carbone, l'hydrogène, l'oxygène et même l'azote, qui leur sont nécessaires pour composer les matières plastiques et les substances respiratoires.

Elles forment, comme l'enseigne M. Dumas, le grand laboratoire de la vie organique.

Des végétaux, ces produits passent tout formés dans les animaux herbivores qui en détruisent une grande partie et accumulent le reste dans leurs tissus.

Les carnivores, au contraire, vivent des matériaux préparés par les herbivores.

Dès lors, on comprend que les organes de la digestion présentent des caractères différents suivant les espèces animales.

Les ruminants, qui jouent un rôle tout particulier dans l'alimentation, ont pour cela des organes plus compliqués. Ils possèdent toujours quatre estomacs, disposés de telle manière que les aliments passent successivement de l'un dans l'autre.

Le premier, qui est le plus grand, se nomme la *panse*; il reçoit en abondance les herbes grossièrement divisées par une première mastication. Celles-ci passent de là dans le second estomac appelé *bonnet* qui, étant petit et globu-

leux, saisit l'herbe, l'imbibe et la comprime en petites pelotes qui re-montent ensuite à la bouche pour y être remâchées et redescendre dans le troisième estomac ou *feuillet*, puis dans le quatrième ou *caillette* qui est le véritable organe de la digestion, l'analogue de l'estomac simple des autres animaux. — La structure des dents est conforme au but qu'elles doivent remplir (fig. 1).

Les ruminants n'ont d'incisives qu'à la mâchoire inférieure et pres-que toujours au nombre de huit. Elles sont remplacées en haut par un bourrelet calleux. Rarement ils ont des canines, et leurs molaires, presque toujours au nombre de six, ont leur couronne marquée de deux doubles croissants dont la convexité est tournée en dedans dans les su-périeures, en dehors dans les infé-rieures. Cette disposition permet de préparer avec les fourrages la pâte alimentaire.

Les frugivores, au lieu d'avoir des molaires à couronne aplatie, les ont mamelonnées de manière à pouvoir broyer les fruits dont ils se nourrissent.

Les molaires des carnassiers sont tranchantes, prêtes à déchirer les chairs et à briser les os de leurs victimes (fig. 2).

L'homme, par la structure de ses dents, semble destiné à chercher partout sa nourriture. Chaque mâ-choire contient 16 dents : 4 inci-sives tranchantes au milieu, deux canines à la suite, et 10 molaires à

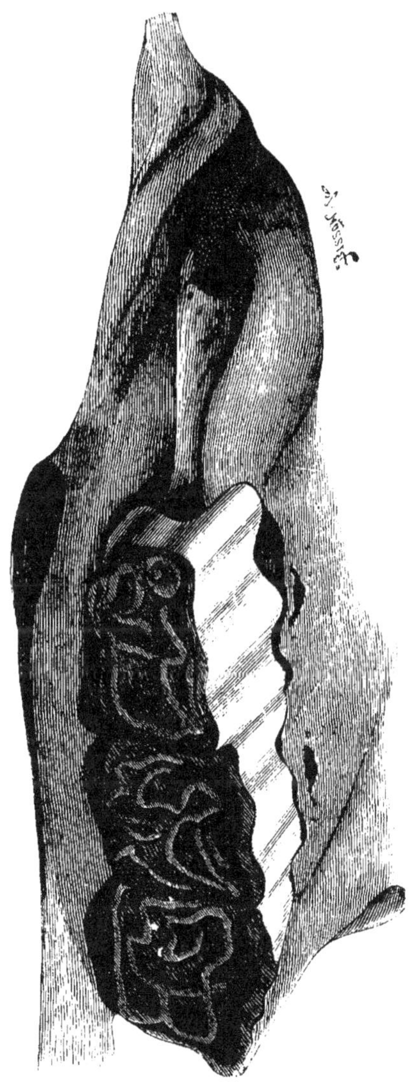

Fig. 1. — Dents de ruminants et portion de mâchoire d'aurochs ayant servi à l'alimentation des peuplades gauloises de la Champagne. — (Collection de M. Husson.)

couronne tuberculeuse arrondie. En sorte qu'il n'est ni herbivore, ni carnas-sier, mais plutôt frugivore.

« L'homme paraît fait pour se nourrir principalement de fruits, de racines et d'autres parties succulentes des végétaux; ses mains lui donnent la facilité de les cueillir; ses mâchoires courtes et de force médiocre d'un côté, ses canines égales aux autres dents et ses molaires tuberculeuses de l'autre, ne lui permettraient guère, ni de paître de l'herbe, ni de dévorer la chair, s'il ne préparait ses aliments par la cuisson; mais une fois qu'il a possédé le feu et que ses arts l'ont aidé à saisir ou à tuer de loin les animaux, tous les êtres vivants ont pu servir à sa nourriture, ce qui lui a donné les moyens de multiplier infiniment son espèce.

» Ses organes de la digestion sont conformes à ceux de la mastication : son estomac est simple; son canal intestinal de longueur médiocre, ses gros intestins bien marqués. » (Cuvier.)

Ainsi donc le grand naturaliste nous le dit, l'homme a été créé frugivore; c'était

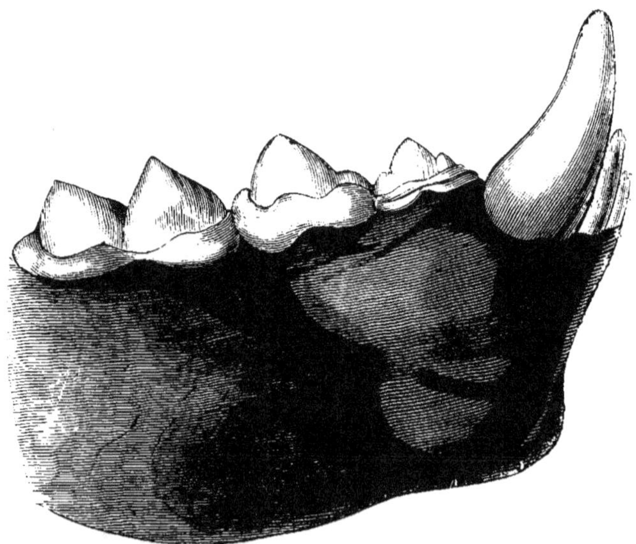

Fig. 2. — Dents de carnassiers : Hyène des cavernes. — Grottes de Sainte-Reine (Toul).
Collection de M. Husson père.

une nécessité sociale, car, du jour où l'homme primitif, sauvage, vivant à l'état de nature, dévorera de la viande crue et boira du sang des animaux, il ne tardera pas à manger la chair de ses semblables, à devenir anthropophage.

En effet, dans les nombreuses fouilles que j'ai faites pour retrouver les traces de l'homme préhistorique dans les plaines de la Champagne, il m'est arrivé d'observer au milieu des débris de festins, des ossements humains qui attestent le cannibalisme de quelques peuplades séparées de la tribu mère, ayant perdu son culte, ses mœurs et ses habitudes.

Ce fait a été reconnu, du reste, sur tous les points de l'Europe. « Avec nos anthropologistes et ethnographes contemporains, dit M. La Bonnardière, il faut s'habituer à l'idée que nos premiers ancêtres ont pu pousser la sauvagerie jusqu'à l'anthropophagie, et convenir, avec MM. Gérard (de Rialle) et Carl Vogt, que l'anthropophagie indique chez les peuples primitifs une culture relative.

« La nécessité de se nourrir, la disette d'aliments faciles à se procurer, le besoin de consommer la chair d'êtres vivants, tels ne sont point les seuls, ni même les principaux mobiles du cannibalisme, mais bien le sentiment de la vengeance et l'instinct de la gourmandise, parce que la chair humaine est, paraît-il, excellente au goût.

» De plus, il est une croyance superstitieuse, très répandue en tout temps (et pour citer un exemple moderne, dans la Chine où naguère le gouvernement réglait l'alimentation hygiénique des soldats qui devaient se nourrir des viandes d'animaux féroces et vigoureux pour en acquérir la force et le courage), croyance qui fait espérer qu'en mangeant un être sain et vigoureux, on s'assimile les qua-

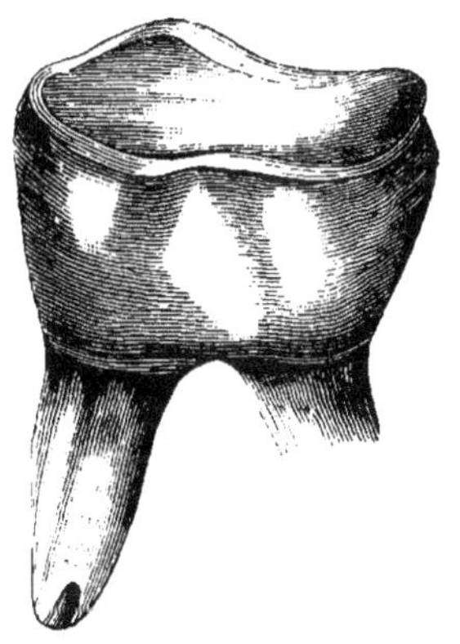

FIG. 3.— Dents de pachydermes : Rhinocéros. Cavernes de Toul. — Collection de M. Husson père.

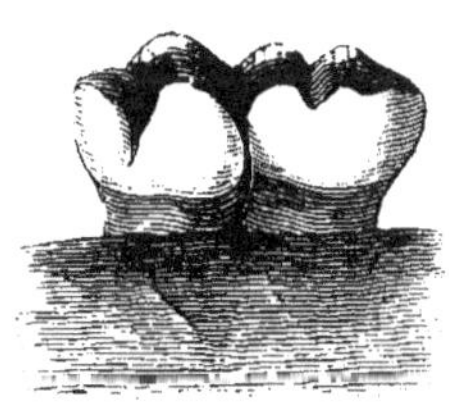

FIG. 4.— Dents d'omnivores : Ours des cavernes (Toul).— Collection de M. Husson père.

lités de cet être ; qu'en mangeant un organe sain et bien conformé, on augmente d'autant chez soi, ou l'on rétablit la puissance et les fonctions de ce même organe. » (Girard au Congrès de Lille, 1874.)

« L'anthropophagie est un de ces usages qui forme un passage général et par conséquent nécessaire de tout développement de la civilisation humaine, et les tribus adonnées au cannibalisme sont en général plus avancées dans l'agriculture, les arts, la législation, que les tribus qui repoussent ces horreurs. » (Carl Vogt et D. J. Cyrnos, *Journal d'hygiène.*)

Le cannibalisme est-il un premier pas vers la civilisation, un état intermédiaire indispensable ? C'est une question fort discutable. Le seul fait important à constater, c'est que toute tribu qui abandonne la vie frugale pour se nourrir de chair d'animaux, qui va chercher sa nourriture jusque dans la moelle des os, devient presque forcément anthropophage, si elle n'est arrêtée par des lois religieuses des plus sévères. Il était donc indispensable au développement de l'espèce humaine que l'homme fût primitivement frugivore.

Le reste de ce chapitre servira de preuve à cette assertion. Il faut tout d'abord essayer d'établir quel était le régime alimentaire de l'homme primitif.

Je rappellerai à ce sujet les découvertes faites par M. Husson père et par moi dans les grottes à ossements des environs de Toul. Nous avons retiré de ces cavernes ce qu'on appelle l'homme fossile. Les dents des mâchoires qui lui ont appartenu, comme dans presque toutes les brèches osseuses humaines, présentent généralement une usure particulière qu'on a appelée paléontologique. Cette usure à plat et horizontale, observée même sur les mâchoires des jeunes sujets, considérée pour cela comme un des caractères importants des fossiles humains, n'indique nullement que l'homme primitif formait une espèce particulière, elle prouve simplement que nos ancêtres étaient essentiellement frugivores. Ce genre d'usure s'explique par l'usage des dents qui broyaient des fruits, des glands, des graines, mais qui ne déchiraient point de viande, et n'écrasaient rien de dur, rien de trop résistant. Du reste, il arrive souvent que sur une même mâchoire on voit des dents à usure paléontologique à côté d'autres qui n'ont pas ce caractère. A côté d'une mâchoire dont les dents sont usées à plat on en voit d'autres qui ne le sont pas.

Il ne s'agit donc pas d'une espèce particulière préadamique, mais d'une usure provenant du genre d'alimentation (fig. 5).

A cette preuve anatomique on peut ajouter d'autres arguments puisés dans l'histoire. Virgile ne dit-il pas dans ses *Géorgiques* que l'homme était primitivement frugivore :

> Alma Ceres, vestro si munere tellus
> Chaoniam pingui glandem mutavit arista.   *(Georgiques, v. 7.)*

Et un peu plus loin :

> Prima Ceres ferro mortales vertere terram
> Instituit, cum jam glandes atque arbuta sacra
> Defecerunt silvæ et victum Dodona negaret.

Les fruits des bois étant exposés à manquer, l'homme fut bientôt obligé de chercher d'autres ressources. C'est alors qu'Osiris, placé ensuite au nombre des dieux, enseigna aux Égyptiens à cultiver la terre.

La Bible nous donne un enseignement plus précis. En effet, après avoir créé l'homme et la femme, Dieu leur dit : Mangez de tous les fruits des arbres du Paradis à l'exception de ceux de l'arbre du bien et du mal.

Après le déluge seulement, alors que la vie humaine devient sensiblement égale à la nôtre, il permet l'usage de la viande à son peuple.

Mais ce n'est pas sans faire toutefois de nombreuses restrictions. Les unes ont un but purement hygiénique ; les autres au contraire sont le résultat de la crainte de voir ce peuple pasteur devenir sanguinaire par l'usage du sang ou des viandes saignantes.

Voici, du reste, les commandements :

« Dieu, ayant béni Noé et ses enfants leur dit : Croissez, multipliez-vous et remplissez la terre.

» Que tous les animaux de la terre et tous les oiseaux du ciel soient frappés de terreur et tremblent devant vous avec tout ce qui se meut sur la terre. J'ai mis aussi entre vos mains tous les poissons de la mer.

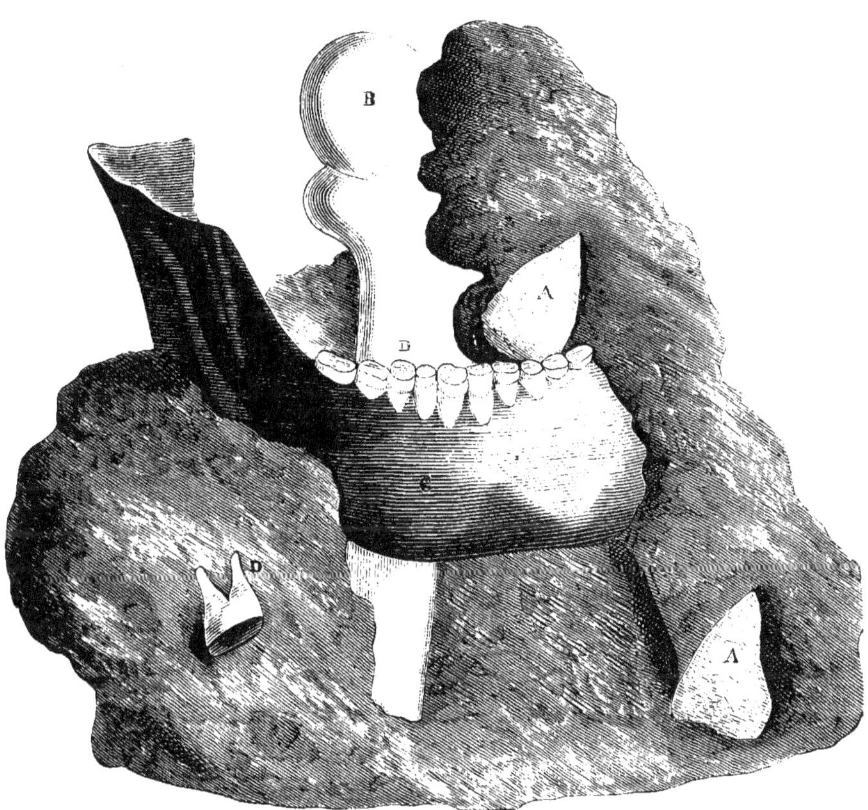

FIG. 5. — Brèche osseuse humaine avec silex : Homme frugivore avec dents usées à plat ; usure paléontologique. Collection de M. Husson père.

» *Nourrissez-vous de tout ce qui a vie et mouvement, je vous ai abandonné toutes ces choses pour être votre nourriture,* comme les légumes et les herbes de la campagne.

» *J'excepte seulement la chair mêlée de sang dont je vous défends de manger.*

» Dites aux enfants d'Israël : Vous ne mangerez point la graisse de la brebis, du bœuf ni de la chèvre.

» *Vous ne prendrez point non plus pour nourriture du sang d'aucun animal, tant des oiseaux que des troupeaux.*

» De toutes les bêtes à quatre pieds vous pourrez manger celles dont la corne du pied est fendue et qui ruminent.

» Quant à celles qui ruminent, mais dont la corne du pied n'est point fendue, comme le chameau et les autres, vous n'en mangerez point et vous les considérerez comme impurs.

» Le lapin, qui rumine, mais qui n'a point la corne fendue, est impur.

» Le lièvre est aussi impur, parce qu'il rumine et qu'il n'a pas la corne fendue.

» Le pourceau aussi est impur, parce que, quoiqu'il ait la corne fendue, il ne rumine point.

» Voici celles des bêtes qui naissent dans les eaux dont il vous est permis de manger.

» Vous mangerez de tout ce qui a des nageoires et des écailles, tant dans les mers que dans les rivières et dans les étangs.

» Mais tout ce qui se remue et qui vit dans les eaux sans avoir des nageoires ni des écailles vous sera en abomination et en exécration.

» Entre les oiseaux, voici quels sont ceux dont vous ne mangerez point et que vous aurez soin d'éviter : l'aigle, le griffon, le faucon;

» Le milan, le vautour et tous ceux de son espèce;

» L'autruche, le hibou, le larus, l'épervier et toute son espèce;

» Le chat-huant, le cormoran, l'ibis;

» Le cygne, le butor, le porphyron;

» Le héron, la cigogne et tout ce qui est de la même espèce; la huppe et la chauve-souris.

» Tout ce qui vole et qui marche en même temps sur quatre pieds vous sera en abomination.

» Mais pour tout ce qui marche sur quatre pieds et qui ayant les pieds de derrière plus longs saute sur la terre, vous pouvez en manger, comme le brachus, selon son espèce, l'attacus, l'ophiomachus et la sauterelle selon son espèce.

» Entre tous les animaux à quatre pieds, ceux qui ont comme des mains sur lesquelles ils marchent seront impurs : celui qui y touchera lorsqu'ils seront morts sera souillé jusqu'au soir.

» Entre tous les animaux qui se remuent sur la terre, vous considérerez encore comme impurs, la belette, la souris et le crocodile, chacun selon son espèce.

» La musaraigne, le caméléon, le stellion, le lézard et la taupe; tous ces animaux sont impurs celui qui y touchera lorsqu'ils seront morts sera impur jusqu'au soir.

» Les fontaines, les citernes et tous les réservoirs d'eau seront purs; mais lorsqu'ils seront infectés par les *charognes* des animaux ils deviendront impurs.

» S'il en tombe quelque chose sur la semence, elle ne sera point souillée; mais si quelqu'un répand de l'eau sur la semence et qu'après cela elle touche à une *charogne*, elle sera aussitôt souillée.

» Si un animal de ceux qu'il vous est permis de manger meurt de lui-même, celui qui touchera la *charogne* sera impur jusqu'au soir.

» Tout ce qui rampe sur la terre sera abominable et l'on n'en prendra point pour manger.

» Vous ne mangerez rien de ce qui ayant quatre pieds marche sur la poitrine, ni de ce qui a plusieurs pieds, ou qui se traîne sur la terre, parce que ces animaux sont abominables.

» Telle est la loi pour les bêtes, pour les oiseaux et pour tout animal vivant qui se remue dans l'eau, ou qui rampe sur la terre, afin que vous connaissiez la différence de ce qui est pur ou impur et que vous sachiez ce que vous devez manger ou rejeter. »

Au chapitre xi du Lévitique, pour mieux accentuer l'horreur que lui inspire le sang, le Dieu d'Israël ajoute : « La vie de toute chair est dans le sang, c'est pourquoi j'ai dit aux enfants d'Israël : que nul d'entre vous, ni même des étrangers qui sont parmi vous, ne mange de sang. »

Ce précepte a donné lieu à toutes les mesures ordonnées aux sacrificateurs juifs pour saigner les animaux et à la défense qui est faite aux descendants de Jacob de manger la partie postérieure des animaux saignés suivant le rythme consacré.

Telle est la première loi réglant l'alimentation animale de l'homme. Cette loi tout à la fois religieuse, hygiénique et sociale règne encore aujourd'hui parmi les Juifs qui l'observent scrupuleusement.

Les préceptes de Moïse paraissent avoir été inspirés par deux motifs : par raison d'économie politique et par intérêt pour la santé publique.

En effet, le grand législateur d'Israël défend, d'un côté, l'usage de la chair des animaux plus utiles aux travaux domestiques qu'à la nourriture de l'homme, et, d'un autre, celui de la viande des bêtes qui se repaissent de détritus animaux renfermant des germes toxiques pour l'homme. Il ne permet de sacrifier que les ruminants qui sont exclusivement herbivores, encore veut-il que leur corps soit privé de sang qui est une source de corruption et qui entraîne parfois des ferments dangereux.

Depuis, tous les législateurs ont cherché à réglementer l'alimentation animale, mais on ne retrouve pas toujours la même sagesse dans leurs préceptes.

Les Égyptiens, au milieu desquels vivaient les Juifs du temps de Moïse, avaient également des lois réglant leur alimentation. A l'époque d'Hérodote, quelques-unes de celles-ci semblaient dériver des principes hébraïques.

Le bœuf, consacré à Epaphus, n'était jamais sacrifié sans avoir subi l'examen des prêtres.

Quand ceux-ci découvraient sur sa peau un poil noir, ils le tenaient pour immonde. Après cette épreuve, un prêtre, député pour *langueyer* la bête, l'observait debout et couchée, et regardait également les poils de la queue pour s'assurer s'ils étaient naturels. Après avoir reconnu que l'animal était sans tache, il entourait les cornes avec une corde enduite de terre sigillée sur laquelle il mettait son cachet, représentant un homme à genoux, les mains au dos, avec une épée la pointe sous la gorge. Défense était faite de sacrifier toute bête ne portant pas le sceau du prêtre. Au contraire, lorsque l'animal était ainsi marqué, on le conduisait à l'autel où était allumé un grand feu. Là, après certaines effusions faites avec du vin et de nombreuses invocations au dieu, on l'étranglait, puis on lui coupait la tête et on l'écorchait. Ayant alors invoqué toutes sortes de malédictions sur la tête, les Égyptiens apportaient celle-ci au marché où se trouvaient ordinairement des trafiquants grecs auxquels ils la vendaient; lorsqu'ils ne trouvaient pas d'acquéreur, ils la jetaient dans la rivière, la maudissant et requérant le ciel, si quelque infortune devait frapper l'Égypte ou les sacrifiants, de la faire tomber sur cette tête maudite, qu'il était défendu aux Égyptiens de manger.

La vache était immolée avec des cérémonies plus nombreuses encore. Ce n'était qu'après plusieurs jours de jeûne et de prières qu'il était permis d'assommer et d'écorcher l'animal. On enlevait alors toutes les entrailles, à l'exception de la fressure et du pis. Puis on découpait les cuisses, l'échine, les épaules et l'herbier. Cela fait on emplissait le corps de pains blancs, de miel, de raisin sec, de figues, d'encens, de myrrhe et de mille autres substances, puis, allumant un grand feu sur lequel on répandait de l'huile, on faisait brûler la victime. Pendant qu'elle se consumait, les sacrificateurs se battaient et prenaient pour dîner les reliefs du sacrifice.

Les Égyptiens pouvaient donc manger du bœuf et du veau lorsqu'ils étaient purs, mais la vache consacrée à Isis leur était défendue. Ils respectaient tellement cette loi, qu'homme ou femme ne pouvaient embrasser un Grec sur la bouche, se servir de son couteau, de sa chaudière, ou manger un bœuf dépecé par lui, et cela parce que le Grec ne respectait pas le précepte égyptien.

Les prêtres ne pouvaient préparer eux-mêmes leur nourriture; on leur servait, toutes cuites, des viandes sacrées ainsi qu'une bonne ration de chairs d'oie et de bœuf avec du vin de la vigne.

« Mais il leur serait péché, s'ils avaient tâté du poisson. »

Les Égyptiens regardaient comme honteux de vivre de pâtisseries faites d'orge et de blé : ils faisaient leur pain avec l'olyre qu'on appelle aussi espeltre, dourah ou épeautre.

Quant aux viandes, les coutumes variaient suivant le pays. Ceux qui sacrifiaient au temple de Jupiter Thébain ou qui provenaient de cette province, ne touchaient jamais au mouton, mais mangeaient de la chèvre. Ceux qui, au contraire, étaient associés de Mendès ou qui provenaient de la province mendésienne, s'abstenaient de chèvres et immolaient les moutons, prétendant que cette loi leur était imposée parce qu'un jour, Jupiter voulant échapper aux instances d'Hercule qui tenait à le voir contre sa volonté, usa de cet artifice : ayant écorché un mouton, coupé et jeté la tête, il se vêtit de la peau et, ainsi déguisé, se montra seulement à Hercule.

Depuis, les Égyptiens ont représenté Jupiter en forme de mouton, exemple suivi par les Éthiopiens et les Ammoniens, d'où vient le nom de Jupiter Ammon.

Tel est aussi le motif pour lequel les Thébains ne mangeaient pas de mouton, et le regardaient comme sacré.

Le jour de la fête de Jupiter, après avoir coupé la gorge à un de ces animaux, et l'avoir écorché, ils couvraient avec sa peau la statue du dieu et l'approchaient de celle d'Hercule. En même temps, tous les ministres du temple battaient et frappaient le mouton, puis le mettaient dans le cercueil bénit, cérémonie rappelant celle du bouc émissaire.

Les Mendésiens, de leur côté, ne sacrifiaient point les chèvres parce que Pan, l'un des huit dieux anciens, était représenté en forme de bouc, animal qu'ils regardaient comme le plus enclin à l'acte de la génération. C'est pourquoi les Égyptiens le prirent pour symbole de Mendès et les Grecs pour celui de Pan, divinités qui, toutes les deux, étaient l'emblème d'une même propriété de la nature, celle de tout produire. La fable de Pan ayant été allégorisée, on la prit pour le symbole de la nature, suivant la signification de son nom, Pan voulant dire en grec universel, c'est encore pourquoi Bouc et Pan sont appelés en égyptien Mendès.

Les Égyptiens regardaient le pourceau comme immonde et impur, et si l'un d'eux, seulement en passant, avait touché un porc, il se dépouillait aussitôt de ses vêtements et se lavait au fleuve. Les porchers étaient exclus des temples et ne trouvaient femme parmi les filles d'Égypte. Toutefois, les Égyptiens pouvaient immoler des pourceaux à Bacchus et à la lune; aussi à l'époque de la pleine lune, ils en sacrifiaient à ce dieu et mangeaient de sa chair. La bête une fois tuée, ils mettaient ensemble le bout de la queue, la rate et la crépine, enveloppés de la graisse des entrailles, faisaient brûler le tout au feu du sacrifice, puis mangeaient le reste.

Les pauvres qui ne pouvaient acheter un porc, le brûlaient en effigie.

Les Égyptiens des environs de Thèbes et du lac Mœris regardaient le crocodile comme sacré.

Par contre, les habitants d'Éléphantine, en faisaient pitance et avaient un procédé curieux pour le prendre.

Le pêcheur enveloppait son hameçon de la peau d'un porc et le plaçait au milieu du fleuve; puis retournant à bord, il tourmentait un pourceau vivant de manière à le faire crier. Le crocodile entendant ce bruit s'élançait sur la peau et l'engloutissait. A ce moment le pêcheur retirait l'hameçon, amenait la bête à terre, lui couvrait les yeux avec de la boue et en devenait ainsi facilement maître.

Parmi les oiseaux, les Égyptiens mangeaient les cailles, les canards et de petits oiseaux qu'ils absorbaient crus après les avoir fait sécher au soleil.

A l'exception des prêtres, le peuple mangeait le poisson également desséché.

Enfin, je terminerai ces lignes relatives aux mœurs des Égyptiens, en rappelant que, pour finir leurs repas, ils avaient l'habitude de faire circuler l'image d'un mort qu'ils montraient aux convives en leur disant : « Bois et réjouis-toi, car à la mort tu seras tel. »

Pour éloigner le plus possible ce moment fatal, les Égyptiens avaient une sage habitude : tous les mois, trois jours de suite, ils prenaient une purgation « conservant leur santé avec vomissements et clystères, estimant que toutes les maladies des hommes viennent des viandes dont ils se nourrissent. »

En comparant les lois alimentaires des Égyptiens avec celles des Juifs, on voit qu'autant les unes sont rationnelles et hygiéniques, autant les autres sont ridicules, ne reposant que sur des superstitions ou des fables absurdes.

Il en est de même pour tous les autres peuples voisins d'eux. Parmi ces derniers, les uns étaient essentiellement sobres, les autres étaient de véritables anthropophages.

Les Perses mangeaient peu de viande, excepté toutefois le jour de leur nativité. Ils pensaient alors que pour célébrer cette fête, il était permis de mettre quantité de viandes sur la table. Les riches offraient bœufs, chevaux, chameaux et ânes rôtis tout entiers, tandis que les pauvres ne présentaient que de petits animaux.

Un grand nombre d'habitants de la ville d'Éléphantine étaient ichthyophages.

Chez les Babyloniens, trois races ne mangeaient que des poissons séchés au soleil qu'ils pilaient au mortier pour en faire une farine qu'ils conservaient dans un linge afin de préparer ensuite des tourtes cuites comme le pain.

Les Auschises recueillaient des hannetons, les séchaient au soleil, puis les pilaient pour les boire détrempés dans du lait.

Les Lotophages vivaient seulement de ce fruit lotos qui est la fève de l'alisier, grosse comme les grains du lentisque et douce comme la datte du palmier.

Depuis l'Égypte jusqu'au palus Tritonis, se trouvaient les Lybiens nomades, mangeant chair et buvant lait; il en était d'autres qui ne se nourrissaient jamais de viande de vache ou de pourceau.

Les Massagètes vivaient de toutes sortes de racines et des fruits qu'ils recueillaient l'été pour l'hiver.

A l'aide d'un de ces fruits qu'ils projetaient dans le feu, ils se procuraient une sorte d'ivresse.

Ils ne faisaient aucune semaille, mais mangeaient de la chair des animaux et des poissons lorsqu'ils pouvaient s'en procurer.

Ils étaient même anthropophages; ainsi lorsqu'un homme était arrivé à l'extrême vieillesse, ses parents assemblés l'immolaient avec plusieurs bêtes qu'ils faisaient cuire ensemble, puis s'en repaissaient. Pour eux c'était la mort la plus heureuse.

Ils ne mangeaient guère les personnes mortes de maladie, ils regardaient comme une perte d'être obligés de les mettre en terre.

Le Scythe devait boire le sang du premier homme qu'il tuait, mais ordinairement il vivait de la chair des animaux. Seulement comme le bois était rare, ce peuple avait une singulière coutume pour la faire cuire.

La bête une fois sacrifiée était décharnée et ses os, placés sous des chaudières de forme analogue à celles des Lesbiens, étaient ensuite allumés pour cuire la viande.

Quand ils manquaient de chaudières, ils serraient la chair dans le ventre de la bête avec de l'eau, et c'est sous ce réceptacle qu'ils plaçaient les os enflammés.

Parmi les Indiens, les uns vivant dans des lieux aquatiques, mangeaient des poissons crus qu'ils prenaient à l'aide de nacelles faites de cannes sciées de nœud en nœud.

Les autres élevaient du bétail dont ils mangeaient la chair crue.

Ils étaient nommés Padies et avaient les mœurs tout à fait barbares.

Lorsqu'un d'entre eux, soit homme ou femme, tombait malade, il était mis à mort par ses domestiques et familiers, dans la crainte que le malade ne s'amaigrisse. Le malheureux protestait de son bon état de santé, mais c'était en vain, on le sacrifiait et l'on s'en repaissait.

On ne laissait pas non plus arriver l'homme à la vieillesse ; il était assommé dès qu'il s'affaiblissait, puis mangé au milieu des rires de ses parents et de ses amis.

Cependant, il y avait aussi des Indiens aux mœurs bien différentes qui jamais n'auraient *tué une créature ayant âme*. Ils ne semaient aucun grain, mais vivaient d'herbes sauvages et en particulier d'une espèce portant des grains gros comme un mil et se trouvant dans une cosse qu'ils cuisaient et mangeaient avec la graine. Ces Indiens habitaient fort loin de la Perse, bien plus au midi, et pour cela ne subissaient pas le joug du roi Dair.

Les prêtres d'Osiris de l'antique Égypte ne pouvaient manger de viande que sous les plus grandes restrictions.

Boudha ne mangeait jamais de viande. Pendant six ans, dit la tradition, il n'absorba qu'un grain de riz.

Les prêtres du boudhisme étaient également très sobres. Un livre birman rapporte qu'il y a quatre espèces d'aliments qui ne sont pas considérés comme nourriture. Ce sont : le miel, le sucre, le beurre, l'huile de sésame. On les appelle les quatre douceurs et le moine boudhiste peut les absorber dans les après-midi, sans être censé avoir fait un repas. Voici du reste comment se passe leur journée. Le matin ils partent munis d'une écuelle ou vase à aumône, ils vont de porte en porte, ne levant pas les yeux, n'ouvrant pas la bouche, attendant modestement qu'on dépose dans leur vase à aumône quelque nourriture. Quand leur vase est rempli d'une manière suffisante, ils rentrent chez eux, et à midi a lieu le repas. Dès lors, ils ne doivent plus manger, le reste de la journée est consacré à la méditation.

Comme les brahmanes, ils tiennent pour sainte la syllabe mystique *om* et ne mangent pas de chair.

Les Djainas de l'Inde ne peuvent tuer aucun animal, et ils ont un tel respect de la vie, qu'ils entretiennent des hôpitaux à l'usage des animaux.

Dans les Indes orientales, la nourriture animale est à peine connue ; les habitants ne vivent que de riz.

Aujourd'hui chez les musulmans, à côté des jeûnes, on retrouve l'antique proscription du porc, du sanglier, du canard, et l'habitude religieuse obligatoire d'ouvrir les artères vertébrales et iliaques des animaux avant la mort.

Au Tonquin les bœufs existent en grand nombre et procurent une viande de bonne qualité au prix de 0 fr. 75 le kilogramme. Le buffle est employé à la culture du sol. Le porc fournit une chair moins indigeste qu'en France, pouvant remplacer dans les ragoûts la viande de mouton qui manque au Tonquin.

L'abondance des poulets, des canards et des œufs fournit à la garnison une nourriture aussi abondante que peu coûteuse.

« Le riz et le poisson forment la base essentielle d'alimentation des Japonais ; ils mangent peu de fruits, peu de légumes farineux et parenchymateux, excepté certaines fèves qu'on prépare grillées et quelques algues ou fucus. Le poisson d'eau douce et d'eau de mer jouit d'une réputation méritée. On prise beaucoup le saumon, mais, par-dessus tout la baliste ou tai, toujours très chère, mets d'agrément des riches et des festins. Le gibier comestible et le bétail étant très rares, presque personne n'en mange. On a cherché sans succès l'acclimatation de l'espèce ovine; les porcs importés ont repris leur état de sauvagerie primitive; il faut les chasser dans les bois, où ils vivent confondus avec les sangliers leurs similaires.

De cette nourriture habituelle, composée de poissons salés et de végétaux cuits à l'eau, presque sans condiments qui les relève; de l'absence pour ainsi dire absolue de la viande et des boissons réconfortantes, autre que le thé, résultent l'amoindrissement, l'affaiblissement des races indigènes. Elles sont grêles et molles, sans énergie, sans ressort ni ténacité. Il faudrait y répandre l'acclimatation des animaux de labour européens, peupler les forêts d'oiseaux et de quadrupèdes à chair noire, et tenter la viticulture, on multiplier les brasseries sur une vaste échelle. (Dr Emile Bégin, *Journal d'hygiène*, 3 février 1881.)

Les habitants de la Chine, exposés à des famines épouvantables, ont cherché à se mettre en garde contre les malheurs qui en résultent. Comme les rares pâturages de ce pays permettent à peine d'élever les animaux d'espèce bovine nécessaires aux travaux des champs, non seulement le bœuf n'est pas livré à la boucherie, mais, bien plus, afin de conserver le lait de la vache pour allaiter les veaux, les économistes de cette antique nation sont parvenus à exciter chez le peuple une répugnance profonde contre tous les produits du lait, en plaçant au nombre des principes inculqués à l'enfance que ce liquide n'est autre chose que du sang blanc.

En Chine, par exemple, dit Geoffroy Saint-Hilaire, la viande de cochon est considérée comme étant de première qualité; celles du cheval et du chien sont classées parmi les viandes de basse boucherie.

Journellement on voit sur tous les marchés du Céleste Empire, les chiens, les chats et les rats dépouillés et suspendus par le cou aux traverses et aux montants des boutiques.

« On nourrit pour l'usage alimentaire et jusqu'à complet engraissement, parmi toutes les classes de la société, à l'aide des résidus de table, du riz cuit à l'eau et des poissons secs, une race de chien, du genre chien-loup, à corps de chacal, oreilles droites et museau effilé, désigné par Isidore Geoffroy Saint-Hilaire sous le nom de chiens de boucherie. On élève pour la même destination une belle race de chats retenus dans les habitations par une chaîne et un collier. Enfin, on favorise dans des vues semblables la reproduction et l'engraissement d'une variété de gros rats, en mettant à la disposition de ces rongeurs de nombreux nichoirs en poterie. » (Payen.)

En outre, les Chinois mangent une foule de mets gélatineux préparés avec des tendons de jambes de cerf et d'autres animaux, des peaux de mouton, de veau, de bœuf, avec la vessie natatoire épaisse du *Diodon*, les ailerons de requins, des limaces ou biches de mer, et enfin les fameux nids d'hirondelles.

Ils mangent crapauds, grenouilles, escargots, et préparent certains mets de fantaisie avec des œufs couvés, à des époques plus ou moins rapprochées de leur éclosion, jusqu'au moment où le petit poulet ne tardera pas à fendre et à faire éclater sa coquille. Ils ont recours pour ces préparations à l'incubation artificielle. Enfin, parmi les excentricités culinaires de ce peuple, il faut signaler les

chrysalides de vers à soie restées dans les cocons après l'étouffage. Ces chrysalides, légèrement torréfiées à la poêle, constituent, à ce qu'il paraît, un de leurs
mets les plus délicats.

Pour terminer l'histoire de l'alimentation des peuples de l'Asie, il faut rappeler les festins somptueux des monarques de l'antique Orient. Les livres les plus
anciens en parlent, mais je ne m'y arrêterai pas, voulant passer en revue les
mœurs des nations de l'Europe.

La Grèce est une des plus anciennes, son histoire se mêle à celle des principales cités de l'Asie, c'est par elle que nous commencerons ce travail historique.

Aux temps héroïques, la frugalité la plus grande régnait chez les Grecs. Les
grands, les rois, les généraux préparaient eux-mêmes leurs festins. Ainsi Ho-
mère nous montre Achille approchant de la flamme étincelante un vase qui renferme les épaules d'une brebis, d'une chèvre grasse et le large dos d'un porc
succulent.

Il découpe les viandes que tient Automédon et les sert ensuite à tous ies chefs
de l'armée qu'il a voulu honorer en préparant les mets qu'il leur offre.

Ordinairement en effet, c'étaient les femmes ou les esclaves qui étaient chargés de la cuisine.

Sortant de cette période où la fable remplace souvent l'histoire, nous arrivons
aux Spartiates. — Lycurgue fut le grand législateur de ce peuple courageux,
il leur imposa un régime tellement austère, qu'un étranger qui les avait
vus étendus autour de leur table et sur le champ de bataille, préférait leur
mort à leur vie. Cependant Lycurgue n'a retranché de leurs repas que le superflu, l'usage de la viande était permis. Avec le brouet noir, ils mangeaient de la
chair de porc bouillie, dont les portions étaient égales pour chacun, mais
quelquefois si faibles; qu'elles pesaient à peine un quart de mine. D'autres fois
on ajoutait pour supplément à la portion ordinaire du poisson et différentes espèces de gibier. Le mont Taygète leur fournissait une chasse abondante, leurs
plaines des lièvres et des perdrix et d'autres espèces de gibier, la mer et l'Eu-
rotas leur donnaient du poisson.

Il est vrai que leurs cuisiniers ne devaient préparer que la grosse viande et
qu'ils devaient s'interdire les ragoûts, à l'exception du brouet noir qui formait la
base des repas qui se prenaient en commun.

Ce brouet, mélange grossier de sel, de vinaigre, de graisse de porc et de petits morceaux de viande, était le plat favori des Lacédémoniens, ils le préféraient
aux mets les plus exquis. Ce fut sur sa réputation que Denys, tyran de Syracuse,
voulut en enrichir sa table. A cet effet il fit venir un cuisinier de Lacédémone
et lui ordonna de ne rien épargner. Le brouet fut servi : le roi en goûta et le
rejeta avec indignation. « Seigneur, lui dit l'esclave, il y manque un assaisonnement essentiel. — Et quoi donc ? répondit le prince. — « Un exercice violent
avant le repas, répliqua l'esclave ».

Les autres Grecs n'eurent pas la même sobriété. Quoique Platon eut enseigné
aux Athéniens la frugalité pythagorienne, il régnait un certain luxe sur les
tables de ce peuple.

Je laisse le jeune Scythe Anacharsis nous faire la description d'un repas de cérémonie auquel il assistait.

« On nous présenta d'abord plusieurs espèces de coquillages : les uns tels qu'ils sortent de la mer; d'autres cuits sur la cendre, ou frits dans la poêle, la plupart assaisonnés de poivre et de cumin. On servit en même temps des œufs frais, soit de poule, soit de paon : ces derniers sont les plus estimés; des andouilles, des pieds de cochon, un foie de sanglier, une tête d'agneau, de la fraise de veau, le ventre d'une truie, assaisonné de cumin, de vinaigre et de silphium; de petits oiseaux sur lesquels on jeta une sauce toute chaude, composée de fromage râpé, d'huile et de silphium. On donna au second service ce qu'on trouve de plus exquis en gibier, en volaille, et surtout en poissons. Des fruits composèrent le troisième service.....

» Après le dîner, Démocharès proposa de déployer les connaissances que nous avions sur le choix des mets les plus agréables au goût, sur l'art de les préparer sur la facilité de se les procurer à Athènes.....

» C'était à moi à commencer; mais, peu familiarisé avec la matière qu'on allait discuter, j'étais sur le point de m'excuser lorsque Démocharès me pria de leur donner une idée des repas des Scythes. Je répondis qu'ils ne se nourrissaient que de miel et de lait de vache et de jument, qu'ils s'y accoutumaient si bien dès leur naissance, qu'ils se passaient de nourrice.....

» Après d'autres particularités que je supprime. Léon, prenant la parole, dit : On reproche sans cesse aux Athéniens leur frugalité : il est vrai que nos repas sont, en général, moins longs et moins somptueux que ceux des Thébains et de quelques autres peuples de la Grèce; mais nous avons commencé à suivre leurs exemples, bientôt ils suivront les nôtres. Nous ajoutons tous les jours des raffinements aux délices de la table..... Je ne crains pas de le dire, il n'est point de pays où il soit plus facile de faire bonne chair, je n'en excepte même pas la Sicile.

» Nous n'avons rien à désirer à l'égard de la viande de boucherie et de la volaille. Nos basses-cours, soit à la ville, soit à la campagne, sont abondamment fournies de chapons, de pigeons, de canards, de poulets et d'oies que nous avons l'art d'engraisser. Les saisons nous ramènent successivement les becfigues, les cailles, les grives, les alouettes, les rouges-gorges, les ramiers, les tourterelles, les bécasses et les francolins. Le Phase nous a fait connaître les oiseaux qui font l'ornement de ses bords, qui font à juste titre l'ornement de nos tables : ils commencent à se multiplier parmi nous dans les faisanderies qu'ont formées de riches particuliers. Nos plaines sont couvertes de lièvres et de perdrix; nos collines de thym, de romarin et de plantes propres à donner au lapin du goût et du parfum. Nous tirons des forêts voisines des marcassins et des sangliers, et de l'île de Mélos les meilleurs chevreuils de la Grèce.

» La mer, dit alors Zopyre, attentive à payer le tribut qu'elle doit à ses maîtres, enrichit nos tables de poissons délicats. Nous avons la murène, la dorade, la vive, le xiphias, le pagre, l'alose et des thons en abondance.

» Rien n'est comparable au congre qui nous vient de Sicyone, au glaucus que l'on pêche à Mégare, aux turbots, aux maquereaux, aux soles, aux surmulets et aux rougets qui fréquentent nos côtes. Les sardines sont d'ailleurs l'aliment du peuple; celles que nous prenons aux environs de Phalère mériteraient d'être servies à la table des dieux, surtout quand on ne les laisse qu'un instant dans l'huile bouillante.

» Aux ressources de la mer ajoutons celles des lacs de la Béotie. Ne nous apporte-t-on pas tous les jours des anguilles du lac Copaïs, aussi distinguées par leur délicatesse que par leur grosseur? Enfin nous pouvons mettre au rang de nos véritables richesses, cette étonnante quantité de poissons salés qui nous viennent de l'Hellespont, de Bysance et des côtes du Pont-Euxin. Les langoustes et les écrevisses sont aussi communes parmi nous que les moules, les huîtres, les oursins ou hérissons de mer. Ces derniers se préparent quelquefois avec l'oxymel, le persil et la menthe. Ils sont délicieux quand on les pêche dans la pleine lune et ne méritent en aucun temps les reproches que leur faisait un Lacédémonien qui, n'ayant jamais vu ce coquillage, prit le parti de le porter à sa bouche et d'en dévorer les pointes tranchantes. »

Théotime prit ensuite la parole pour faire valoir les mérites de son cuisinier qui raconte ainsi quelques-unes de ses recettes.

« Faut-il vous donner un cochon de lait, ou une grosse pièce de bœuf? Je me contente de le faire bouillir. Voulez-vous un lièvre excellent? S'il est jeune, il n'a besoin que de son mérite pour paraître avec distinction; je le mets à la broche et je vous le sers tout saignant. Mais c'est dans la finesse des combinaisons que ma science doit éclater.....

» Certains de ces aliments ne sont pas faciles à digérer, et c'est de la préférence qu'on donne aux uns sur les autres que viennent la plupart des maladies qui nous affligent.

» A ces mots, le médecin Nicolès, qui dévorait en silence et sans distinction tout ce qui se présentait sous sa main, s'écrie avec chaleur : Votre cuisinier est dans les vrais principes. Rien n'est si essentiel que le choix des aliments, rien ne demande plus d'attention. Il doit se régler d'abord sur la nature du climat, sur les variations de l'air et des saisons, sur les différences du tempérament et de l'âge; ensuite sur les facultés nutritives qu'on a reconnues dans les diverses espèces de viandes, de poissons, de légumes et de fruits. Par exemple, la chair de bœuf est forte et difficile à digérer; celle du veau l'est beaucoup moins; de même celle d'agneau est plus légère que celle de brebis, et celle de chevreau que celle de chèvre. La chair de porc, de même que celle de sanglier, dessèche, fortifie, et passe aisément. Le cochon de lait est pesant. La chair de lièvre est sèche et astringente. En général, on trouve une chair moins succulente dans les animaux sauvages que dans les animaux domestiques, dans ceux qui se nourrissent de fruits que dans ceux qui se nourrissent d'herbes, dans les mâles que dans les femelles, dans les noirs que dans les blancs, dans ceux qui sont velus que dans ceux qui ne le sont pas. Cette doctrine est d'Hippocrate. »

Ce récit est suffisant pour faire connaître ce qu'était l'alimentation animale chez les Grecs, ainsi que les règles hygiéniques de cette époque.

Après Athènes, Rome exerça la plus grande influence sur la civilisation, il est donc naturel de passer en revue ses usages relativement à l'alimentation animale, d'autant plus que les Romains furent le premier peuple qui réglementa le commerce de la boucherie et que leurs coutumes pénétrèrent chez nous.

Les suarii et les boarii formaient deux collèges de citoyens, en nombre prévu et limité, ayant mission de fournir la grande cité de tous les animaux nécessaires à son approvisionnement, de les faire préparer et d'en débiter les chairs.

Les suarii étaient chargés de l'achat des porcs; les boarii de l'achat des bestiaux; les lanii ou carnifices étaient les véritables bouchers.

Ces derniers exposaient la viande en dehors de leurs tavernes; et lorsque c'était de la chèvre, ils la paraient avec quelques petits rameaux de myrrhe, indice que l'animal dont elle provenait, avait été élevé dans un pâturage planté de cet arbuste et que la chair était tendre.

Le marchand d'aliments cuits plaçait des vulves de truie, des foies, dans des vases de verre pleins d'eau, où par un effet d'optique assez simple, ils paraissaient plus gros qu'ils ne le sont; dans la taverne du salsamentaire des centaines de jambons ou de pièces de lard pendaient au plafond.

Chaque espèce de taverne avait son nom propre : on nommait *Popinæ* celles où se vendaient des aliments cuits. Ce nom vient de la manière dont elles s'approvisionnaient ordinairement. Les popes, sacrificateurs victimaires, vendaient aux taverniers leur part des victimes, de là le nom de *popinæ* donné aux établissements où se débitaient ces viandes.

Ce n'était pas la seule ressource des taverniers; ils se procuraient encore en cachette la chair des sangliers, des cerfs, et des ours qui combattaient contre les hommes à certaines fêtes. On ne peut, dit Tertullien, songer sans frémir qu'un homme qui mange de l'ours exhale ensuite l'odeur de cette viande, nourrie du sang et repue de la chair d'homme !

Dans ces popinæ se préparait la nourriture du peuple, des esclaves et des artisans. On y mangeait la tête de mouton bouillie, mais surtout de la viande de porc et des saucisses dont ils étaient grands amateurs et cela avec force ail, ciboule et autres ingrédients extrêmement relevés et accompagnés d'un pain grossier de froment ou d'orge que l'on nommait le pain plébéien. Les petites gens trouvaient à se rassasier dans ces tavernes pour 2 as.

Les Thermopiles étaient des tavernes fréquentées par des gens plus relevés, par des Grecs, espèces de faux philosophes d'origine douteuse.

On vendait les aliments en détail dans les tavernes nommées *venariæ*. Le poisson et le gibier se trouvaient dans les différents forum.

Ici la marée arrivait dans des paniers accrochés aux flancs de mauvais petits chevaux hongres, ou portée à dos dans des corbeilles par les gens de la plèbe, qui, pour la vendre encore fraîche, couraient toujours, s'avançant au milieu de la foule en demandant place à grands cris. Les plus beaux poissons s'apportaient dans des caisses pleines d'eau où ces animaux étaient enfermés tout vivants. Là, on voyait des bandes d'oies, amenées du pays des Morins. Les plus fatiguées étaient mises au premier rang par les soins des conducteurs, parce que ce volatil, marchant par troupe serrée, les derniers soutenaient, poussaient les premiers.

Plus loin s'avançaient des cohortes d'ânes ou de chevaux chargés de fruits et de légumes surmontés par des lièvres, des petits cochons de lait et par des paquets de grives grasses attachées en forme de couronne.

C'est sur ces marchés que le véritable citoyen romain venait approvisionner sa table, à moins que, comme Apius, il ne frétât un navire pour traverser la Méditerranée et pour chercher sur les côtes d'Afrique des langoustes plus grosses que celles des marchands de Rome. Ce sont les mœurs de ces gourmets qu'il reste à raconter, en empruntant de nombreux passages à l'ouvrage de M. Dezobry : *Rome au siècle d'Auguste*, dans lequel un Gaulois raconte ses impressions en arrivant à Rome.

La frugalité demeura longtemps en honneur chez les Romains, et les plus grands hommes, ne faisant point de repas qu'ils auraient rougi de laisser voir au peuple, soupaient volontiers en public. Cette simplicité s'altéra peu à peu, et le législateur crut pouvoir arrêter le mal à sa naissance, en rendant obligatoire la publicité des repas jusqu'alors volontaire. Il pensait que les regards de tous rendraient les luxurieux plus retenus.

Mais à partir de la victoire de Cn. Manlius sur les Gaulois d'Asie, vers la fin du VI° siècle, un luxe effréné présida aux festins, un cuisinier devint un être important, et sa profession, qui n'avait été jusqu'alors qu'un métier, fut considérée comme un art. Un bon cuisinier se payait des prix fabuleux.

A côté des cuisiniers se trouvaient les *gastromanes*, ou cuisiniers inventeurs, qui employaient toute leur intelligence à inventer un plat nouveau. Un chevalier romain, par exemple, a su composer un plat exquis avec des pattes d'oies grillées et des crêtes de poulets; Mécène avec de la chair d'ânon, et le préteur Asellius avec de jeunes cigognes, chair pire encore et d'un très mauvais suc.

La fortune des plus riches citoyens s'engouffrant dans les festins les plus luxueux, on fut alors obligé de recourir à la prohibition directe et de faire les lois somptuaires.

La première est la loi Orchia, qui limite la dépense des repas en fixant le nombre des convives qu'il est permis d'inviter.

Celle-ci fut remplacée par la loi Fannia qui fixa la dépense des festins d'apparat à cent as par tête, non compris le pain, le vin et les légumes, et qui n'autorisa à présenter sur la table d'autres volailles qu'une poule non engraissée.

Cette loi parut insupportable et fut éludée de toutes manières. Ainsi on ne servait pas de poules grasses, mais, par contre, on n'épargnait pas les poulets bien engraissés.

D'un autre côté, les gastromanes non domiciliés à Rome prétendirent que la loi ne leur était pas applicable.

La loi Didia ordonna alors que la loi somptuaire s'étendrait à toute l'Italie : la loi Licinia, rendue par le riche Licinius Craesus, spécifia qu'on ne pourrait servir plus de trois livres de viande sèche et d'une livre de poisson.

Le luxe de la table ne diminuant pas, le dictateur Sylla fit la loi Cornelia qui défendit d'employer plus de trente sesterces par convive les jours de fête et plus du dixième de cette somme les jours ordinaires.

De plus, elle fixa le prix de tous les mets connus et prescrivit aux édiles de surveiller les qualités des substances alimentaires

Lépide, par la loi Emilia voulut non seulement régler la dépense des festins, mais en ordonner les genres de mets et jusqu'à la manière de les apprêter.

Les édits du dictateur César et du triumvir Antoine furent également impuissants, malgré l'énergique volonté de César qui envoyait ses licteurs ou ses soldats enlever de vive force dans les marchés et jusque sur la table des citoyens les mets défendus par la loi.

Auguste, le plus sobre des empereurs, fit la loi Julia.

Tibère, reconnaissant l'impuissance des lois en cette matière, confia au sénat le soin de régler chaque année le prix des aliments et d'enjoindre aux édiles d'inspecter rigoureusement les tavernes des cuisiniers et des marchands de vin.

« Ces ordonnances sont belles, sans doute, mais que peuvent les lois sans les mœurs? Les lois somptuaires devinrent stériles, particulièrement depuis que l'opulence, comme une mer débordée, les a englouties sous ses flots. »

Les lignes suivantes le prouveront.

Les Romains mangeaient plusieurs fois par jour, mais le vrai, l'unique repas, celui où l'on mangeait de la viande, était le souper que l'on désignait sous le nom de *cœna recta*.

Il se composait de trois services et quelquefois de six, c'est-à-dire de trois petits soupers à la suite les uns des autres.

Chez les gens sobres, on commençait par manger des œufs ou des laitues, des olives, des figues, quelques fruits, quelques mets légers pour se mettre en appétit; aussi ce premier service était-il appelé *gustatio*.

Au deuxième service brillait tout l'art des cuisiniers : on servait des ragoûts en grand nombre, parmi lesquels était toujours un morceau de veau rôti.

Au troisième service, qui n'était réellement que la continuation du deuxième puisqu'on le désignait sous le nom de second service, c'étaient des confitures, du miel, ou de la graine de pavot rôtie, assaisonnée dans du miel, des pâtisseries, des fruits servis dans de larges corbeilles de jonc et quelquefois de baguettes d'or tressées comme du jonc. Ces mets étaient désignés sous le nom général de *bellaria* et avec eux arrivaient aussi les parfums.

Les Romains les plus sobres étaient loin de se contenter du ragoût de veau, et le scissor découpait une volaille avec une telle habileté, qu'il mettait moins de temps à la dépecer que d'autres à la regarder.

Les aliments une fois découpés par le scissor les convives saisissaient les morceaux avec les doigts, aussi n'allaient-ils souper dehors que munis d'une pièce de linge nommée *lintea*, ou *mappa*, avec laquelle ils s'essuyaient en mangeant. En outre, les esclaves, après chaque service, venaient verser de l'eau sur les mains des invités avec un vase à col étroit, eau qu'ils recevaient dans un bassin qu'ils tenaient de la main gauche.

Le porc et le sanglier, qui étaient bannis de l'alimentation des Orientaux, étaient, au contraire, fort estimés des Romains. Certaines gens se faisaient servir deux ou trois sangliers entiers et cela pour le premier service seulement.

Autrefois on ne présentait à table que le râble de cet animal, mais Servilis Rullus, père du Rullus qui, sous le consulat de Cicéron, proposa la loi agraire, introduisit l'usage de servir des sangliers sans les partager. On adopta d'autant plus aisément cette habitude que des mets très rares, très coûteux, très difficiles à se procurer, ont une vertu merveilleuse pour réveiller l'appétit des gastronomes, qui leur trouvent alors une saveur plus exquise.

Ces gens tout à leur ventre, comme dit Salluste, se ruinaient par vanité presque autant que par sensualité. J'en citerai deux, nommés Arrius, vrais frères par leurs excès et leurs extravagances, qui se faisaient habituellement servir des rossignols, non parce qu'ils croyaient, avec quelques superstitieux, que la chair de cet oiseau rend plus vigilant, mais par une folle recherche de somptuosité. Un autre avait inventé un ragoût dans lequel il trouvait moyen de faire entrer tout ce que les gens les plus fastueux pourraient consommer en une journée.

Il ne faut pas croire qu'un gastromane mangeait toutes les parties d'un animal. Un maître de la gourmandise et de l'intempérance dans une poularde ne touchera qu'à la partie supérieure de la cuisse, ou à la poitrine, sous peine de passer pour un homme sans palais ; du coq il n'estimera que les fèves et la crête ; dans un canard, il ne mangera que la poitrine ou la cervelle, et parmi les oiseaux il ne goûtera que le becfigue. Pour se procurer des poissons choisis, le gourmet se livrait aux mêmes dépenses folles : un surmulet se payait quelquefois plus cher qu'un bœuf, sept, huit et même dix mille sesterces. Le gastromane ne mangeait du loup-tiborien de la mer de Germanie que s'il avait été pris entre deux ponts remontant le Tibre, parce que la fatigue rendait sa chair plus délicate ; il fallait qu'il fût vivant, jeune et petit, parce que sa nature étant d'être gros, ce contraste lui donnait un mérite de plus.

Du reste, l'obsonator ou pourvoyeur d'Apicius a eu soin de nous laisser une liste des mets qui devaient servir à l'approvisionnement d'une table honnête.

La voici dans toute son originalité :

« Faites venir le poivre de Samos ; le francolin de Phrygie ou d'Ionie ; le faisan des bords du Phase, — les grues de Melos, — les chevreaux d'Ambracie ; les jeunes thons de la Chalcédoine, les murènes de Tartessis ; les merlus de Pessinunte, les huîtres de Tarente, de Circeï ou du lac Lucrin, les pétuncles de Chios ou de Tarente, l'élops et l'esturgeon de Rhode, les scares de la Cilicie, — le turbot de Ravenne ; le murex, le péleris et la dorade du lac Lucrin ; — les hérissons de Misène, les jambons et les saucissons de la Gaule, de la Lycie ou de l'Ibérie, le porc salé du pays des Séquanes, les escargots d'Afrique.

» Tu vois qu'il faut parcourir l'Europe, l'Asie, l'Afrique, c'est-à-dire toute la terre, pour approvisionner la table d'un gastromane.

» Parmi les mets les plus recherchés se trouvent certaines parties du porc, telles que les hures ; et de la truie, telles que les tétines, les glandes, les béatilles et surtout les vulves. — On distingue les vulves en *ejectitia* et en *porcaria : ejectitia* quand on ouvre la mère pour en tirer les petits ; *porcaria*, quand on la laisse mettre bas avant de la tuer. Une vulve ejectitia est de beaucoup préférée à une porcaria. On estime infiniment celle d'une truie vierge ou qui n'a mis bas encore qu'une fois. La tétine d'une truie qui vient de mettre bas formait un mets fort recherché et fort délicat, mais pourvu que les petits n'aient pas encore tété.

» D'autres mets distingués sont des loirs confits avec du miel et des pavots ; des langues de phénicoptères, des gelinottes d'Ionie, des perdrix, des tourterelles (la culotte seulement), des foies d'oie blanche, auxquels on procure, en les baignant dans du lait et du miel, une grosseur prodigieuse, supérieure même à celle de la volatile qui les a produits. Apicius découvrit un moyen de faire gonfler les foies de truie comme ceux d'oie : on engraisse l'animal avec des figues sèches, et on le tue après l'avoir abreuvé de vin miellé.

» Aujourd'hui les paons sont préférés aux poulardes. Le surmulet ne paraît bon que servi tout vivant sur la table ; les convives ne le trouveraient pas frais s'il ne mourrait dans leurs mains. On l'expose à leur vue dans des vases de verre et ils observent avec délices les différentes couleurs par lesquelles une agonie lente le force successivement à passer. Les efforts qu'il fait en luttant contre la mort commencent par répandre sur tout son corps une couleur du vermillon le plus vif; ses ouies réfléchissent ensuite un éclat d'azur; puis on le voit bondir, tressaillir; bientôt après il se raidit, il pàlit, ses couleurs perdent leurs nuances, elles se confondent en une seule : il est mort. Quelquefois, par un raffinement de volupté, on en assaisonne un tout vivant dans la saumure de plusieurs autres.

» Que je n'oublie pas de te parler d'un mets fort extraordinaire, appelé un *porc à la troyenne* pour lequel le génie des cuisiniers paraît s'être surpassé : c'est, ainsi que son nom l'indique, une imitation bouffonne du cheval de Troie. J'ai vu servir des truies ainsi accommodées et qui contenaient des boudins, des saucisses et jusqu'à des grives toutes vivantes qui, s'envolant au moment où le découpeur crevait le ventre de l'animal, étaient tuées par les convives dans la salle même du festin.

» Mais quelque chose de plus extraordinaire encore, c'est un sanglier rôti d'un côté et bouilli de l'autre, et outre cela rempli de grives, et d'autres petits oiseaux, de morceaux de ventre de truie, de hachis, de vulves, de jaunes d'œufs, de poulardes farcies de boudins et dont cependant le ventre n'a pas été ouvert. Le cuisinier auteur de ce chef-d'œuvre fut mandé dans le *triclinium* et vint expliquer aux convives étonnés la manière dont il avait opéré : « J'ai tué moi-même cet animal, dit-il, en lui faisant à l'aine la courte blessure que voici. Après l'avoir bien saigné, je l'ai suspendu par les pieds et soigneusement lavé à plusieurs reprises dans du vin, j'ai mis ensuite tremper également dans du vin tous les ingrédients dont il est rempli, et je les ai fait entrer dans le corps par le gosier et en humectant fréquemment avec une sauce copieuse, ensuite j'ai garni les flancs d'une épaisse couche de farine d'orge arrosée d'huile et de vin, puis, posant le sujet sur un plateau d'airain, je l'ai mis au four et fait cuire à petit feu avec le plus grand soin. La cuisson terminée j'ai enlevé la couche de farine et le côté qui en était couvert se trouva avoir l'aspect de la viande bouillie. »

» Je ne passerai pas non plus sous silence une sauce dont les Romains sont très friands et dont ils assaisonnent beaucoup de mets et jusqu'à des huîtres. Ils nomment cette sauce *garum :* elle se compose d'intestins de poissons et d'autres parties qu'il faudrait jeter, mais que l'on met macérer dans du sel. Le *garum* se faisait autrefois avec un poisson nommé *garon :* maintenant on choisit de préférence le *scombre*. Il se fabrique dans les poissonneries de Carthage la Neuve; il a un odeur forte et une saveur de sel très prononcée, on l'appelle le *garum des associés*, parce que les sociétés de Publicains ont affermé le droit mis sur ce produit. Il se vend environ mille sesterces le conge, je ne connais pas de liqueur plus chère après les parfums. »

On vient de le voir le luxe et la sensualité les plus effrénés régnaient à Rome et chez tous les peuples soumis à sa domination, lorsque le Christ apparut et fonda la religion chrétienne.

Il n'est donc pas étonnant qu'il ait fait de l'abstinence un de ses préceptes.

Tout d'abord les premiers chrétiens, juifs d'origine, furent obligés de suivre les coutumes de ce peuple par rapport à l'alimentation animale. La loi hébraïque était en effet religieuse et politique, en sorte que personne ne pouvait s'y soustraire, et du reste aucune raison morale ne la condamnait.

Mais le catholicisme devenant une religion universelle, faisant de nombreux prosélytes, parmi les Grecs surtout, il était bon de séparer les prescriptions religieuses de celles qui étaient purement hygiéniques ou sociales.

C'est alors que saint Pierre retiré à Joppé, faisant sa prière dans la maison du corroyeur Simon, eut une vision ainsi racontée dans les Actes des apôtres : « Pierre monta sur le haut de la maison vers la sixième heure pour prier. Ayant faim, voulut manger : mais pendant qu'on lui apportait son repas, il lui survint un ravissement d'esprit, et il vit le ciel ouvert et comme une grande nappe suspendue par les quatre coins, qui descendait du ciel en terre. Il y avait toutes sortes d'animaux à quatre pieds, des reptiles de la terre et des oiseaux du ciel.

» Et il entendit une voix qui lui dit : Levez-vous, Pierre ; tuez et mangez.

» Mais Pierre répondit : Je n'ai garde, Seigneur, car je n'ai jamais rien mangé qui fût impur ou immonde.

» Et la voix lui parlant encore une fois, lui dit : N'appelez pas impur ce que Dieu a purifié.

» Cela s'étant fait par trois fois, la nappe fut retirée du ciel. » Tout d'abord saint Pierre ne comprit pas le sens cette vision, mais lorsque saint Paul vint au nom des chrétiens grecs d'Antioche pour demander la suppression de la circoncision et de l'interdiction des viandes, l'entente fut facile entre le converti de Damas et les apôtres ou les douze vieux de Jérusalem, comme on les appelait alors.

Ce premier concile ne conserva de l'ancienne loi juive que la défense de manger *des viandes immolées aux idoles, du sang des animaux étouffés.*

Toutefois saint Paul écrit lui-même dans ses épitres aux Romains, « Si en mangeant de quelque chose vous attristez votre frère, ne le faites pas par charité. Il vaut mieux s'abstenir de chair que de blesser son frère ou d'être une occasion de scandale. »

Un peu plus tard seulement l'Église promulgua ces deux commandements :

<blockquote>
Quatre-Temps, Vigiles, jeûneras
Et le carême entièrement
Vendredi chair ne mangeras
Ni le samedi mêmement.
</blockquote>

Les docteurs de l'Église ne sont pas d'accord sur l'époque où ces préceptes furent formulés. Cependant la plupart les attribuent aux premiers apôtres eux-mêmes.

Les protestants leur accordent une origine moins ancienne et moins respectable. Toutefois ils existaient certainement à l'époque du concile de Nicée dans les actes duquel on retrouve ce mot : τεσσαρακοστή, *quarantaine, carême.*

Ce travail ne comporte pas une controverse religieuse, mais la question au point de vue hygiénique est assez intéressante pour être étudiée rapidement.

L'homme, étant frugivore par nature, il est bon qu'à certains moments de l'année il cesse de se nourrir de la chair des animaux pour vivre d'une alimentation exclusivement végétale. En sorte qu'alors même qu'on ôterait aux carêmes et aux quatre-temps leur caractère religieux, on serait encore obligé de reconnaître leur portée hygiénique.

C'est à ce point de vue que je me propose d'envisager cette loi qui règle à certains jours l'alimentation animale.

Primitivement les carêmes étaient fort rigoureux et l'usage de la viande était interdit pendant trente-six jours à l'exception des dimanches. Les premiers fidèles ne faisaient même qu'un seul repas par jour, après le coucher du soleil.

Les Gaulois, puis les Francs, dès qu'ils furent convertis à la religion chrétienne, observèrent les prescriptions du carême avec une grande ferveur; mais bientôt l'autorité royale fut obligée de stimuler leur zèle.

En 789, Charlemagne déclare par un capitulaire, punissable de mort quiconque enfreindra la loi du carême sans motif légitime.

Le bon roi Henri, à la conscience si large, lui qui avait dit : Paris vaut bien une messe, se chargea de rappeler à ses fidèles sujets ce terrible capitulaire tombé en désuétude.

On lit en effet dans l'*Étoile*, sous la date du 7 février 1595 : « Le mardi 7, jour de quaresme prenant, y eut force mascarades et follies de la ville ; comme de coustume, on disait que le roy s'y trouverait. Le duc de Guise et Victry coururent les rues avec dix mille insolences. Ce jour furent publiées à Paris les deffences de manger chair en quaresme sans dispenses, sur peine de punition corporelle, et aux *bouchers d'en vendre ni estaler sur peine de vie.*

» Les malades des hôpitaux et les lépreux étaient eux-mêmes soumis à la règle canonique, ainsi que le prouvent les donations de harengs faites en 1315, par Thibault, comte de Blois; en 1260 par Louis XI, et un état des dépenses de l'Hôtel-Dieu de Paris pour l'année 1600, indiquant de nombreux achats de ces poissons pour la période du carême.

» Les troupes étaient également tenues de l'observer. Pendant les guerres de la Ligue, les soldats de l'armée catholique s'y conformèrent rigoureusement, tandis que les soldats huguenots affectaient de s'y soustraire. Lors du siège d'Orléans, en 1563, M. de Cipère qui commandait l'armée catholique, demanda au légat du pape, cardinal de Ferrare, la permission, pour ses soldats, de manger de la viande pendant les jours maigres, et il ne l'obtint pas sans difficulté.

» En 1534, Guillaume du Moulin, seigneur de Brie, dut s'adresser à l'évêque de Paris pour obtenir que sa mère, âgée de quatre-vingts ans, ne fut pas dans l'obligation d'observer le carême.

» En 1549, dans l'édit contre les réformés, Henri II permit de vendre de la viande, mais seulement à ceux qui seraient pourvus d'un certificat d'un médecin attestant qu'elle leur était absolument nécessaire; mais quatorze ans plus tard, Charles IX défendit d'en vendre même aux huguenots; dans la suite, cependant, il excepta de cette mesure les malades des Hôtels-Dieu.

» Dans deux arrêts rendus en 1575 et en 1595, le Parlement fut plus sévère encore : non content de l'attestation des médecins, il ordonne aux bouchers de prendre le nom et la demeure du malade et, plus tard, de ne délivrer que d'après le certificat du curé.

Pour éluder ces mesures rigoureuses, le bon peuple de Paris qui, malgré sa haine pour la religion réformée, tenait cependant à manger de la viande, se rendait à Charenton, où il trouvait à en acheter dans un temple protestant. On parlait alors des dîners à la huguenote. — Jusqu'en 1775, les bouchers n'avaient pas l'autorisation d'ouvrir leurs boutiques tant que durait le carême ; elle leur fut accordée à cette époque, mais la police redoubla de surveillance. » (*Journal d'hyg.*, Dr L. Deligny.)

Toutefois à cette époque les rigueurs se détendaient déjà depuis quelque temps. Ainsi suivant l'importance des villes on permettait à un ou plusieurs bouchers de tenir leur boutique ouverte pendant tout le temps du carême moyennant une redevance fixée dans une adjudication publique.

J'ai trouvé dans les Archives de Toul des documents qui justifient ce fait. Ainsi le 12 février 1774, il y eut une adjudication à l'extinction des feux entre les neufs bouchers de la ville, et la fourniture de la viande pendant le carême fut laissée à Jean Grandjean pour 145 livres. (La viande devant être de bonne qualité et délivrée à 6 sols 5 deniers la livre).

Ce n'était pas la première adjudication de ce genre, comme le prouvent les chiffres suivants :

> 25 février 1773. — 9 bouchers. Prix de l'adjudication 113 liv. à Jean Duru
> qui vendra la viande 6 s. 3 d.
> 8 février 1772. — 9 bouchers. Prix de l'adjudication 93 liv. à Jean Bellon
> qui vendra la viande 6 s.
> 2 mars 1769. — 9 bouchers. Prix de l'adjudication 251 liv. à Jean Bellon
> qui vendra la viande 5 s. 9 d.
>
> (Bœuf, veau et mouton.)
> 1 mars 1759. — 9 bouchers. Prix de l'adjudication 361 liv. à Laurent Chenot.

Ce n'était pas là le seul adoucissement apporté aux rigueurs de la loi. Ainsi M. le Dr Deligny rapporte dans le travail cité plus haut que sur les tables des plus scrupuleux, pouvaient figurer les poulets y compris la grasse poularde du Mans et les œufs. Plus tard, la volaille et le gibier à plumes, à l'exception du gibier de rivière, furent défendus.

Dans les longues recherches que j'ai faites sur cette question, je n'ai rien trouvé qui justifie l'assertion relative aux chapons et aux poulardes. M. le Dr Deligny à qui je faisais cette remarque a bien voulu m'indiquer à quelles sources il avait puisé ce renseignement. « Fournier, m'écrit-il, cite ce fait dans les Notes sur l'Histoire de France de Jean Lebas, sans toutefois reproduire à quelle source il a lui-même pris son renseignement.

» On trouve également dans les chroniques de Momerque que les oiseaux de basse-cour étaient tolérés pendant le carême, à *l'aide d'une interprétation commode d'un passage de la Genèse*. Les oiseaux et les poissons ayant été créés le même jour, disait un moine de Cluny, pouvaient être mangés les uns et les autres en temps d'abstinence. » Ce sont là des interprétations qui n'ont jamais été acceptées par l'Église. Quant au gibier d'eau, il est certain qu'il s'est trouvé des personnes, moines ou évêques, à l'estomac plus délicat que la conscience, qui ont déclaré maigres les oiseaux aquatiques. Si les chimistes ou les naturalistes avaient été consultés, ils auraient déclaré cette distinction par trop subtile, mais comme elle flattait la gourmandise, elle a été généralement admise.

Du reste un peu avant la Révolution grand nombre de gentilshommes et de nobles châtelaines pensaient encore satisfaire aux prescriptions du carême en faisant jeûner *leurs gens* pour eux.

Dans les couvents eux-mêmes les rigueurs du carême n'étaient pas excessives. M. Charles Girard nous raconte comment se passait celui des chanoines primitifs de Strasbourg. « Au premier dimanche de carême chaque chanoine recevait une portion de poisson, un quart de fromage, quatre œufs et trois pains, outre le pain ordinaire ; le souper consistait en poissons, en œufs, en galette et en fromage auxquels on ajoutait du vin clairet, *clara potio* dit le texte, c'est-à-dire du vin mélangé de miel. Depuis le dimanche de *Reminiscere* jusqu'à celui des *Rameaux* inclusivement, le dîner était composé d'une portion de poisson avec une livre d'huile et du vinaigre en suffisance. Pour le souper, on donnait une demi-livre d'huile avec du vinaigre pour assaisonner. Quoi[1]? on ne le dit pas ; mais c'est du poisson évidemment. Le vendredi dans l'octave de Pâques, la pitance de chaque chanoine consistait en trois portions de saumon suivies d'une galette ; on l'arrosait d'un verre de vin clairet et d'un autre de *charitas*, c'est-à-dire de vin d'extra. Au jour joyeux de Pâques, on enterrait le carême sous un bon dîner dont voici le détail : potage, trois portions de viande bouillie, quatre de rôti, poulets, agnelets lardés, avec des fritures et des galettes ; trois pains, outre le pain ordinaire et la boisson compétente. Pour être bien sûrs que le carême était fini, les chanoines répétaient le même dîner le lundi. » (Grandidier, *Hist. de l'église de Strasbourg*, p. 181.)

Aujourd'hui le carême n'existe plus pour ainsi dire, les lois de l'abstinence sont tellement adoucies, qu'on s'étonne qu'il se trouve des hygiénistes pour fulminer contre ces prescriptions.

Je crois qu'il est utile une fois par semaine de suspendre toute alimentation animale et qu'il ne peut être nullement nuisible à la santé de ne faire qu'un seul repas gras par jour, et cela pendant six semaines.

Du reste, je n'émets pas cette assertion sans preuves, et c'est au Congrès d'hygiène que je vais les puiser.

Les anciens moines latins observaient trois carêmes de quarante jours chacun : le premier avant Pâques, le second avant la Saint-Jean-Baptiste, le troisième avant Noël.

Les Grecs en avaient quatre : 1° des apôtres, 2° de l'Assomption, 3° de Noël, 4° de Pâques. Les jacobites, les chaldéens, les nestoriens en ajoutaient un cinquième qu'ils appelaient de la pénitence de Ninive ; les maronites un sixième en l'honneur de l'exaltation de la croix.

Les Grecs modernes ont conservé en grande partie toutes les rigueurs du carême, et un des principaux griefs des Églises orientales contre l'Église romaine est son peu de sévérité dans l'observation des pratiques quadragésimales. M. le

---

1. Dans les temps de prohibition les mets devaient être préparés à l'huile. La cuisine de nos modernes chartreux en est encore la preuve. Mais comme ce moyen de préparation n'était pas à la portée des peuples du Nord, on toléra le saindoux, remplacé lui-même par le beurre, qui à son tour fut interdit ; de telle sorte que Charles X dut solliciter du pape Grégoire XI la permission d'en faire usage. En 1491, la reine Anne, duchesse de Bretagne, demanda, pour elle et les habitants de ses États, la même autorisation devenue générale aujourd'hui.

docteur Bambas (d'Athènes) a fait à ce sujet au Congrès d'hygiène une relation très intéressante que je vais résumer.

Dans les bourgs et surtout dans les villages de la plus grande partie de la Grèce, ainsi que dans la plupart des îles, on fait presque exclusivement usage d'aliments d'origine végétale. Ce n'est que tout à fait exceptionnellement, dans les fêtes de famille ou de la religion, ou enfin pendant la convalescence des malades, qu'on fait usage de viande.

Parmi les pratiques religieuses, si généralement observées dans les pays grecs, celle de faire maigre est une des plus suivies. Cette abstinence se fait pendant quatre périodes de l'année qui sont plus ou moins longues. La plus courte est celle de la première quinzaine d'août qui se termine par la fête de l'Assomption. La plus longue est celle du printemps, quarante-huit jours avant Pâques. Celle de novembre et de décembre, de quarante jours, finit à Noël; l'autre a lieu pendant le mois de juin, elle dure vingt ou trente jours, jusqu'à la fête des saints apôtres.

En dehors de ces quatre périodes on fait maigre deux fois la semaine, le mercredi et le vendredi.

En ajoutant ces jours à la somme de ceux des quatre périodes susmentionnées on aura au total plus de deux cents jours maigres, ce qui dépasse la moitié de l'année.

Cette circonstance, suivant M. le docteur Bambas, est une des causes principales pour lesquelles les habitants des pays grecs s'accoutument à l'usage des substances d'origine végétale et visent presque exclusivement à leur acquisition. Pendant le reste de l'année, alors qu'ils sont libres de manger des substances animales, ils préfèrent pour leur nourriture habituelle les substances végétales et seulement dans les cas exceptionnels la viande.

Cette diète est suivie, sauf quelques exceptions rares, dans tous les pays du continent grec et dans toutes les îles de l'Archipel. Il faut remarquer que la plupart des hommes qui sont ainsi nourris appartiennent à la classe d'agriculteurs, excepté les habitants des îles qui pratiquent la navigation des côtes.

Les marins qui font de longs voyages mangent certainement les différents aliments connus. Donc les personnes qui sont nourries de la manière que nous avons décrite ont des professions très fatigantes et travaillent, selon les coutumes de ce pays, pendant plusieurs heures de la journée, souvent plus de douze.

Et pourtant la santé de ceux qui suivent cette diète est généralement très bonne. Leur stature, leur système musculaire sont très développés dans les deux sexes. Ils sont généralement beaux, ils ont l'air gai et leste.

Ils arrivent à un âge très avancé sans maladie, en conservant toutes les forces physiques et mentales.

Il faut aussi remarquer que les mariages chez les Grecs sont très féconds et que la mortalité est très restreinte.

« Voilà, messieurs, en quoi consiste, selon moi, ce qu'il y a de remarquable dans les considérations que je vous ai soumises. Ces hommes, qui font usage d'une nourriture qui nous paraît si faible, quoique occupés à des travaux très fatigants, conservent une santé excellente presque jusque dans la vieillesse la plus avancée et présentent un développement de membres très réguliers et très complets. »

A la suite de cette lecture M. le docteur Polychronie (de Bucharest) fait observer que tous les pays qui professent la religion grecque orthodoxe ont la même alimentation végétale. On la trouve non seulement en Grèce, mais en Roumanie et en Russie.

Mais pourquoi aller chercher si loin nos exemples lorsque nous en avons de nombreux autour de nous.

En France, si l'habitant des campagnes voulait apporter dans ses repas le même luxe que celui de la ville, non seulement sa santé en souffrirait, mais encore son budget serait insuffisant. Aussi son alimentation est-elle presque exclusivement végétale, et ce qu'il y a de plus singulier dans ses mœurs, c'est qu'il se nourrit de viande surtout à l'époque où il a moins de travail à fournir. Peut-être alors en mange-t-il trop; c'est en effet le moment où d'ordinaire il est obligé d'avoir recours au médecin. Vers Noël on **tue** le porc. C'est la fête de la famille et des amis; car il règne entre voisins une sorte de communisme qui a bien son charme. Le matin les hommes se réunissent pour échauder le cochon. On le saigne, on le découpe, tandis que les femmes recueillent le sang avec soin. Pendant que les unes font cuire les oignons, les autres lavent les intestins; puis toutes ensemble préparent le boudin en mêlant au sang les épices ainsi que du riz cuit dans du lait. On introduit ce mélange dans les boyaux pour le faire cuire ensuite dans un pot rempli d'eau. Quelques parties du boudin crèvent pendant la cuisson, le contenu se répandant dans l'eau formera ainsi le bouillon qui servira à tremper la soupe.

En même temps on prépare le foie en le coupant en tranches minces et en l'entourant de la toilette, pour le faire frire à la poêle. Enfin pour compléter le repas, les cuisinières associées font cuire la rate et le blanc avec des pommes de terre.

Mais le grand festin n'a lieu que le lendemain.

Cette fois les poumons servent à préparer la soupe, le filet est mis au four, les grillades cuisent sur la braise, cependant toute cette viande n'est pas suffisante, car sous l'immense foyer cuit une gibelotte de lapin, à côté d'un poulet à la broche. Souvent même on a fait venir de la ville une immense rouelle de veau dont le cultivateur est très friand. Je laisse de côté la galette au lard, la tarte au lait, le pâté et la tourte qui sont considérés comme des accessoires.

Ces fêtes se renouvelant pendant un mois ou deux, tantôt chez l'un, tantôt chez l'autre, le carême arrive à point pour disposer les estomacs aux privations du reste de l'année, car avec les travaux, le paysan devient de la plus grande sobriété.

Le matin avant le départ, il mange un fromage blanc relevé par l'ail ou l'échalotte. A midi on lui porte la soupe, et le soir en rentrant, il mange le lard et les légumes qui ont servi à les préparer : nourriture indigeste et peu substantielle.

Mais le campagnard a pour lui le grand air qui est tout à la fois le meilleur apéritif et le meilleur digestif.

Ce régime ne conviendrait en rien à l'homme sédentaire, à l'habitant des villes, aussi n'est-ce pas celui qu'il suit.

La viande, la viande saignante, voilà ce que le citadin réclame, voilà ce qu'on lui prescrit. Écoutons à ce sujet un grand naturaliste :

« Parmi tous les animaux, l'homme a choisi ceux dont la chair flatte son goût, il en a fait des esclaves domestiques, il les a multipliés plus que la nature ne l'aurait fait, il en a formé des troupeaux nombreux, et, par les soins qu'il prend à les faire naître, il semble avoir acquis le droit de se les immoler ; mais il étend ce droit bien au delà de ses besoins ; car, indépendamment de ces espèces qu'il s'est assujetties et dont il dispose à son gré, il fait aussi la guerre aux animaux sauvages, aux oiseaux, aux poissons, il ne se borne pas même à ceux du climat qu'il habite, il va chercher au loin et jusqu'au milieu des mers de nouveaux mets. La nature entière semble suffire à peine à son intempérance et à l'inconstante variété de ses appétits. L'homme consomme, engloutit lui seul plus de chair que tous les animaux ensemble n'en dévorent ; il est donc le plus grand destructeur, et c'est plus par abus que par nécessité ; au lieu de jouir modérément des biens qui lui sont offerts, il abuse également des animaux et des hommes dont le reste demeure affamé, languit dans la misère et ne travaille que pour satisfaire à l'appétit immodéré et à la vanité encore plus insatiable de cet homme, qui, détruisant les autres par la disette, se détruit lui-même par l'excès. Cependant l'homme pourrait, comme l'animal, vivre de végétaux ; la chair qui paraît être analogue à la chair, n'est pas une nourriture meilleure que les graines ou le pain ; ce qui fait la vraie nourriture, celle qui contribue à la nutrition, au développement, à l'accroissement et à l'entretien du corps, n'est pas cette matière brute qui compose à nos yeux la texture de la chair ou de l'herbe, mais ce sont les molécules organiques que l'un et l'autre contiennent, puisque le bœuf en paissant l'herbe acquiert autant de chair que l'homme et que les animaux qui ne vivent que de chair et de sang : la seule différence réelle qu'il y ait entre ces aliments c'est qu'à volume égal, la chair, le blé, les graines contiennent plus de molécules organiques que l'herbe, les feuilles, les racines et les autres parties des plantes ; en sorte que l'homme et les animaux dont l'estomac et les intestins n'ont pas assez de capacité pour admettre un très grand volume d'aliments ne pourraient pas prendre assez d'herbe pour en tirer la quantité de molécules organiques nécessaires à leur nutrition ; et c'est par cette raison que l'homme et les autres animaux qui n'ont qu'un estomac ne peuvent vivre que de chair ou de graines, qui dans un petit volume contiennent une très grande quantité de ces molécules organiques nutritives ; tandis que le bœuf et les autres animaux ruminants qui ont plusieurs estomacs et qui par conséquent peuvent se remplir d'un grand volume d'herbes en tirent assez de molécules organiques pour se nourrir, croître et multiplier. La qualité compense ici la quantité de la nourriture, mais le fond est le même, c'est la même matière, ce sont les mêmes molécules organiques qui nourrissent le bœuf, l'homme et tous les animaux. » (BUFFON.)

En résumé, plus la constitution de l'homme est délicate, plus le milieu dans lequel il vit est contraire à une bonne digestion, plus il faut réduire le volume de la nourriture ; ce qui rend indispensable l'alimentation animale. Mais ce principe poussé à l'extrême se joignant aux exigences de la sensualité, sans cesse émoussée, a transformé l'homme en véritable carnivore qui ne se repait plus que de viandes crues ou saignantes. Et cependant quoi de plus brute que de manger de la viande crue, a dit Paracelse.

Aussi, pour combattre cet excès, est-on tombé dans un autre qui a donné lieu à une sorte de secte.

En effet, par un revirement extraordinaire, la question de l'alimentation végétale a pris aujourd'hui une grande importance, de nombreux médecins l'acceptent, l'encouragent. Ces hommes, qu'on appelle végétaliens, pensent que beaucoup de maladies sont évitées par l'emploi d'aliments végétaux, et ils espèrent combattre par ce régime un grand nombre de maladies chroniques.

Cependant il faut reconnaître qu'une alimentation exclusivement végétale a une action bien marquée sur la composition du sang. Ainsi M. le Dr Polycronie a répété des expériences très intéressantes pour rechercher les modifications présentées par le globule sanguin. Il a constaté comme conséquence de ce genre de nourriture une augmentation des globules blancs et une diminution des globules rouges. Faut-il en conclure à une diminution de force chez l'homme qui se nourrit exclusivement de végétaux? Non, car les paysans russes et roumains sont très forts, très robustes. Aussi la question mérite-t-elle d'être étudiée.

Dans tous les cas, le végétarisme, né en Angleterre, a gagné non seulement l'Allemagne, la Suisse et l'Amérique, mais il a fait de nombreux adeptes en France. Le Dr Aderholdt s'en est fait le propagateur, et pour avoir plus d'adhérents à son système, il s'est adressé à la presse, et dans le n° du 11 septembre 1880, on lit dans le *Petit Journal* la lettre suivante :

« Généralement, on ignore combien nous nous sommes éloignés de la nature, qui nous en punit sévèrement par les maladies et la misère. Il serait donc urgent de réformer notre régime alimentaire en en proscrivant surtout la *viande*, qu'on regarde à grand tort comme partie essentielle d'une bonne nourriture.

» Par l'abstinence de la viande, l'usage des excitants, tels que spiritueux, tabac, etc., tombera de soi-même et ainsi la cause principale de la dégénérescence de la race humaine.

» Le végétarisme garantit la santé, la longévité et le bien-être, en même temps qu'il est le seul moyen de résoudre sûrement et paisiblement la question sociale ; il est donc, vous en conviendrez, d'une portée immense. »

Des sociétés végétaliennes se sont déjà formées à Nice et à Paris.

Mais avant les journaux français, ceux d'Allemagne s'étaient occupés de cette question.

Tout dernièrement la *Gazette d'Augsbourg* rendait compte d'une conférence faite il y a quelque temps dans cette ville, conférence dans laquelle l'orateur vantait le régime pythagorien. Depuis douze ans il se trouve placé à la tête d'un grand établissement où les maladies sont traitées d'après la *méthode naturelle*, et lui-même n'a pas mangé un seul gramme de viande depuis ce temps. Cependant, s'il faut en juger par sa mine, il ne semble pas que son physique ait eu le moins du monde à souffrir de cette abstinence de nourriture animale.

Les légumistes, par exemple, ne sont pas seulement anticarnivores, ils s'abstiennent aussi de boissons alcooliques et excitantes du système nerveux. Par contre, ils aiment la vie au grand air, et ils tiennent fort propres et exemptes d'humidité leurs habitations et particulièrement les chambres où ils couchent. Chaque jour ils se font des ablutions d'eau froide qui donnent de la vigueur à leur corps et de la fermeté à leur chair.

« Le légumisme, dit le conférencier, n'est pas destiné à faire disparaître de ce monde toutes les maladies, et la mort ne deviendra pas moins fréquente ; mais il aura cet avantage que l'homme pourra satisfaire à bien meilleur marché aux besoins naturels de l'alimentation. »

Le journal allemand annonce qu'à la suite de cette conférence, une société s'est immédiatement formée à Augsbourg pour la popularisation de l'alimentation végétale. « Malheureusement pour le légumisme, il ne manque pas de gens qui mangent de la viande et se portent très bien. » (E. Vaisson, *Journal d'hygiène*, 31 juillet 1879.)

Après avoir parlé des végétaliens, il est tout naturel de dire un mot des ichthyophages. Certaines populations du littoral vivent exclusivement de poissons ; cette habitude leur a fait donner le nom d'ichthyophages, on les regarde comme très prolifiques et cela à cause des propriétés aphrodisiaques qu'on attribue à tous les aliments tirés de la mer. Ratier et Pereira se sont inscrits en faux contre la propriété attribuée à ces aliments ; mais, suivant M. Fonssagrives (*Dictionnaire* de M. Dechambre), elle est très réelle, seulement elle s'affirme beaucoup moins par l'exubérance constatée de la population que par l'observation individuelle qui montre que cette alimentation active la sécrétion spermatique, produit une sorte d'éréthisme génital et favorise les pollutions. Les coquillages, vantés par Mercurialis, et les huîtres rentrent dans cette catégorie d'aphrodisiaques.

L'Hygiène pour tous du 6 novembre contient à ce sujet un article intéressant de M. Félix Brémont : « Le poisson en général est un aliment précieux. S'il nourrit un peu moins que la viande, il flatte mieux le goût et doit réveiller l'appétit des individus difficiles et des convalescents. D'ordinaire, sa digestion se fait bien, mais pour cette question de digestibilité comme pour celle de la puissance nutritive, on doit étudier spécialement chaque espèce si l'on veut des renseignements précis..... »

Un savant moderne, Louis Agassiz, qui travailla vingt ans à étudier l'ichthyologie, a trouvé aux poissons des qualités bien propres à faire oublier la fièvre d'Érasme. Le poisson, dit-il, est un aliment *qui rafraîchit l'organisme*, surtout après une fatigue intellectuelle ; aucun aliment ne pourvoit aussi complètement aux dépenses de la tête ; ce n'est pas que l'usage du poisson puisse faire d'un idiot un savant ou un homme d'esprit, mais le régime ichthyophagique ne peut qu'être très favorable au fonctionnement de la cervelle.

Cette action du poisson sur l'encéphale ne saurait être niée, pas plus qu'une autre influence à laquelle n'ont pas pensé les fondateurs de certains ordres religieux : le poisson contient du phosphore, il est hors de doute que la présence de ce principe excitant ne doive produire son effet.

Cet effet était-il connu des anciens ? Il est permis de le croire, puisque Hérodote et Plutarque ont noté l'interdiction du poisson aux prêtres égyptiens. Les modernes l'ont-ils oublié ou ne veulent-ils pas en tenir compte ? On pourrait le penser en songeant au nombre de moines qui sont tenus d'honorer Dieu en remplaçant la viande par du poisson. Cette question de cuisine religieuse a suggéré à Brillat-Savarin une réflexion fort sensée que je demande la permission de mettre sous les yeux de mes lecteurs, la voici :

« Le poisson contient une quantité notable de phosphore et d'hydrogène, c'est-à-dire ce qu'il y a de plus combustible dans la nature. D'où il suit que l'ichthyophagie est une diète échauffante, ce qui pourrait légitimer certaines louanges données jadis à quelques ordres religieux, dont le régime était directement contraire à celui de leurs vœux déjà réputé le plus fragile. »

Dans toutes ces assertions il y a, selon moi, bien de l'exagération. Louis Agassiz affirme que le poisson est un aliment qui *rafraîchit l'organisme*, Brillat-Savarin soutient au contraire que l'ichthyophagie est *une diète échauffante*. Tous deux pourraient avoir raison.

Les populations des bords de la mer sont prolifiques. La statistique l'apprend et je le crois. Mais peut-on attribuer ce fait aux propriétés aphrodisiaques du poisson; n'y a-t-il pas mille autres causes qui l'expliquent. Il y a la famille qui est encore en honneur chez ces populations maritimes ; il y a les joies du retour et les tristesses de la séparation ; il y a enfin l'air tonique et stimulant de la mer qui justifient cette exubérance de vie. Le phosphore, pour produire ce phénomène, devrait être libre dans le poisson, car c'est à cet état qu'il jouit des propriétés aphrodisiaques. Or on le retrouve combiné à la graisse formant l'acide oléophosphorique qui remplace les phosphates existant dans les autres aliments, et encore cet acide oléophosphorique ne se rencontre spécialement que dans les muscles de certains poissons.

Ainsi les poissons à chair blanche et légère, comme le merlan, la limande, le carrelet, n'en contiennent qu'une faible proportion ; tandis que les poissons dont la chair est compacte, d'une saveur marquée, d'une digestion souvent difficile, comme le maquereau, la truite et surtout le saumon, en présentent des quantités considérables. Or ces poissons fins n'apparaissent guère sur la table des religieux. La carpe frite ou le vilain cuit à l'eau ne bouleverseront jamais les sens des pauvres moines.

Ne serait-ce pas plutôt les assaisonnements avec lesquels les traiteurs en renom relèvent leurs mets qui deviendraient les grands excitants.

Ne devrait-on pas accuser plutôt les truffes qui garnissent les soles normandes ; le poivre et les épices qui font la base des mayonnaises du saumon, ou qui relèvent le homard et les écrevisses, le vin blanc qui arrose les huîtres ? Voilà les vrais aphrodisiaques. La morue couverte d'une sauce faite de farine, de sel et d'un peu d'eau ne viendra jamais troubler les ascètes dans leurs prières.

A côté des ichthyophages, on peut mettre les mangeurs de phoques et de cachalots.

En effet, quelques mammifères marins ou amphibies fournissent en diverses contrées des viandes et des graisses alimentaires ; les Groënlandais tirent des cachalots une partie de leur nourriture ; la grande espèce, *Physeter macrocephalus*, offre une chair d'un rouge brun, dure, qu'ils dessèchent à la fumée pour la conserver. La langue leur fournit un aliment agréable : il n'est pas jusqu'à la substance huileuse contenant le spermacéti cristallisable, qu'ils ne consomment à l'état liquide. Cette boisson, très riche en substances nutritives, dites respiratoires ne saurait dispenser des boissons aqueuses.

Le *Trichetus manatus*, cétacé à forme de poisson, qui doit son nom à la forme de ses nageoires et qu'on appelle vulgairement le grand lamantin des Antilles, ou sirène, vache marine, bœuf marin, donne également une viande à chair blanche, ferme, très bonne à manger; son lait est doué d'une saveur agréable, on emploie son lard comme celui du cochon, et sa graisse, qui est douce, se conserve bien. Chez les Malais, on le sert sur les tables des grands.

Les phoques fournissent de la chair et de la graisse comestible.

La chair du lion de mer, *Phoca leonina*, surtout dans le jeune âge, est d'une très bonne qualité; la chair du phoque appelé veau marin, *Phoca vitulina*, est moins bonne à manger.

Nous venons de faire l'histoire de l'alimentation animale chez tous les peuples dont les mœurs, les coutumes, sont plus ou moins réglées par des lois.

Mais au commencement de ce chapitre il a été dit que l'homme qui n'est pas retenu par quelques préceptes religieux, ou par la législation de son pays, et qui se nourrit de viande, de viande crue particulièrement, devient presque forcément anthropophage.

C'est l'histoire de ces peuplades qu'il reste à tracer rapidement.

La Fable nous cite comme premiers anthropophages : Saturne, Tantale, Thyeste, Lycaon, ainsi que les Lestrigons et les Cyclopes.

Le géologie et l'archéologie nous montrent l'homme primitif de nos contrées comme ayant été parfois anthropophage.

Enfin, l'histoire nous dit que le cannibalisme s'est observé à l'origine de presque tous les peuples : Scythes, Germains, Celtes, Phéniciens, Tartares, nègres et Américains.

Pline l'historien et Strabon enseignent que l'anthropophagie suit une marche régulièrement décroissante.

C'est ce qu'on observe encore aujourd'hui en Amérique, en Afrique et dans archipel indien; il faut se porter vers ces régions pour retrouver le cannibalisme qui affecte des formes variées suivant les pays et les peuplades.

« Nulle part la chair humaine ne constitue une nourriture exclusive ou régulière; on l'a dit autrefois des nègres du Congo, mais sans preuves positives. Au dire du P. du Chaillu, les Fans et les Ochebas, qui habitent l'intérieur de l'Afrique vers le 3ᵉ degré nord, mangent non seulement leurs prisonniers mais leurs morts; les corps des chefs ne sont pas mangés, c'est un hommage; les parents sont donnés aux amis de la famille. Néanmoins la nécrophagie est rare, quoiqu'elle ait autrefois existé en Amérique. Le plus souvent, l'anthropophage ne mange que ses prisonniers. C'est pour lui une aubaine, un régal, et en même temps une consécration de sa victoire. Aussi les Caraïbes ne mangeaient-ils ni les femmes, ni les enfants; c'est la chair des guerriers qu'ils recherchaient. Certains morceaux étaient préférés : pour les uns, c'étaient la nuque et le cou; pour d'autres, les fesses, les cuisses et les jambes. Chez les Néo-Calédoniens, l'œil paraît être la partie délicate, celle qu'on offre par politesse.

» Il y a encore des anthropophages dans le centre de l'Afrique, où ils sont cependant assez peu nombreux; ni Livingstone, ni Speke n'en ont rencontré; en Amérique, où ils sont refoulés dans toute la hauteur du continent, vers les régions montagneuses de l'ouest, et dans l'archipel Indien; les Battes à Sumatra, les Néo-Calédoniens. » (M. Trélat, *Dictionnaire encyclopédique de Dechambre*.)

L'anthropophagie n'étant qu'un accident dans l'histoire de l'alimentation animale, il est inutile de s'étendre davantage sur cette question.

Dans la vie des nations, surtout chez les peuples à demi civilisés, il est des moments critiques où les lois n'existent plus, où l'instinct de la conservation seul sert de règle. C'est ainsi que les Gaulois, assiégés dans Alésia, mangèrent leurs enfants, et que les naufragés de la *Méduse* tirèrent au sort celui qui devait servir de nourriture aux mourants.

Quelquefois également, les passions populaires sont telles que l'homme se transforme en bête fauve. Voltaire n'a-t-il pas écrit que la populace de Paris dévora les restes sanglants du maréchal d'Ancre, et celle de la Haye, le cœur du grand pensionnaire de Witt?

D'autres aberrations d'esprit déterminent parfois dans la vie privée des actes de folie analogues, les annales judiciaires rapportent de ces faits.

Tantôt c'est une Maria Dolorès mangeant le cœur de son père qui l'a séparée de son amant, et s'écriant : C'est le cœur de mon père, il m'a privée de l'homme que j'adorais, je viens de l'assassiner, goûtes-en si tu veux; c'est le cœur de mon père..., c'est le cœur de mon père!

Tantôt c'est un Trisch Antony, surnommé Russ, qui assassine une femme âgée, enlève des portions de chair du cadavre et fait avec cette chair et des pommes de terre un ragoût qu'il mangea.

Il est inutile de citer un plus grand nombre de ces atrocités qui n'ont rien de commun avec l'alimentation, mais qui prouvent à quels excès l'homme peut se porter lorsque, méprisant toutes les lois, il n'écoute que ses passions.

CHAPITRE II

DE L'ALIMENTATION ANIMALE, CE QU'ELLE DOIT ÊTRE

Dans le chapitre précédent on a vu ce qu'avait été l'alimentation animale chez les différents peuples; il convient maintenant de dire ce qu'elle doit être d'après les règles de l'hygiène.

L'homme étant né frugivore, il ne faut pas oublier cet état primitif lorsqu'il s'agit d'établir un régime alimentaire.

La viande n'est en effet devenue la nourriture de l'homme qu'au moment où sa constitution affaiblie réclama une alimentation plus fortifiante.

D'où il résulte qu'il convient d'adopter un régime mixte, comprenant tout à la fois dans la nourriture, des fruits, des légumes et de la viande.

Les mangeurs de viande et les végétariens sont les uns et les autres trop exclusifs. Cependant, en France, la Société des végétariens, sous l'impulsion savante du docteur Hureau de Villeneuve, semble avoir plutôt pour but tout d'abord de rechercher dans quelles proportions les végétaux doivent entrer dans l'alimentation, et ensuite de combattre cette thérapeutique sanguinaire qui contraint les anémiques à prendre viande cuite, rouge et crue, bonbons de viande, élixir de viande, bains de sang, et qui, après ce régime, laisse les anémiques aussi anémiques qu'auparavant, « car ce qui fait l'anémie, conclut le président de la Société, ce n'est pas le manque de viande, c'est le manque d'exercice, de grand air et de soleil. »

Ainsi donc il faut reconnaître que le régime végétal exclusif oblige d'engloutir de grandes quantités d'aliments qui amènent la surcharge de l'estomac, sa dilatation ou tout au moins la dyspepsie flatulente.

« De plus, les résidus intestinaux que laisse l'alimentation trop végétalisée, irriteront le tube digestif et amèneront la diarrhée. Par contre, l'usage exclusif des viandes échauffe et celui des œufs et du lait constipe, parce que les matières albuminoïdes de ces substances étant complètement transformées en peptones, il y a moins de résidus intestinaux. Quand le lait relâche ce n'est qu'en faveur d'une sorte d'indigestion. » (D' E. Monin, *Journal d'hygiène*, 17 mars 1881.)

« Certains estomacs ont une grande tolérance pour le régime végétal. C'est ainsi que Newton, Bossuet, Lincoln, Rousseau, etc., se nourrissaient presque exclusivement de végétaux. Mais quand, par hasard, le régime végétarien est bien toléré par l'organisme il ne tarde pas à amener avec lui l'obésité. » (D' E. Monin.)

D'un autre côté, une nourriture par trop animalisée a une action bien marquée sur la diathèse urique ; elle provoque l'explosion des manifestations de la goutte.

Enfin, M. Gubler, dans un travail remarquable *sur l'influence du régime végétal dans la dégénérescence crétacée des artères*, a démontré que le régime végétal, d'une part, ne peut fournir les 7 à 8 grammes de fer nécessaires aux phénomènes biologiques de l'hématose ; d'une autre, introduit dans l'économie un excès de sels minéraux, de sels calcaires en particulier.

« C'est ainsi que Noël Guéneau de Mussy a reconnu que les femmes de la campagne émettent en un jour plus de phosphates calcaires (6 grammes) que celles des villes (1 à 5 grammes). Raymond a observé dans un couvent de moines légumistes, de nombreux cas d'athérome, entre autres celui du prieur, homme de trente-deux ans, dont les artères étaient déjà fortement indurées. Le médecin de marine Treille a observé à Bombay et à Calcutta, où beaucoup d'habitants font du riz leur nourriture exclusive, de nombreux cas de dégénérescence athéromateuse. Ainsi, en rouillant le système vasculaire, le régime végétal vieillira l'individu, s'il est vrai qu'on ait l'âge de ses artères ; il produira parallèlement le tartre dentaire, l'arc périkératique sénile, et la gravelle phosphatique. »

En résumé, le premier principe de l'hygiène alimentaire est la variation dans la nourriture. Si la Société végétarienne de Paris se propose de combattre l'abus de la viande et de montrer la nécessité d'introduire dans notre régime une certaine proportion de végétaux, son but sera excellent ; si, au contraire, de l'homme carnivore elle veut faire un herbivore, elle dépassera la mesure et tombera dans l'erreur ; car la civilisation a détruit pour jamais l'homme frugivore des temps primitifs.

Il y a donc un juste milieu dans lequel il faut rester, en sachant apporter dans la nourriture les modifications exigées par l'âge, le sexe, le climat, l'état pathologique. C'est ce que nous allons chercher à prouver dans ce chapitre.

1° INFLUENCE DE L'AGE.

L'enfant doit vivre tout d'abord du lait de sa mère. C'est là une des grandes lois de la nature à laquelle personne ne peut se soustraire sans danger. A l'âge de six ou sept mois, le lait de vache peut, à la rigueur, remplacer celui de la nourrice, lorsque celle-ci en manque ou n'en a pas suffisamment, mais, normalement, l'allaitement maternel durera un an au minimum.

La première alimentation solide sera formée de soupe au lait ; les panades grasses viendront après, enfin les œufs frais précéderont la viande, car on ne doit en donner aux enfants qu'au moment où la dentition est complète. Seulement alors ils peuvent la mastiquer; seulement, ainsi que nous le verrons plus loin, leur petit estomac est prêt à la recevoir.

Le docteur Bergeron le dit dans l'*Hygiène pour tous* : « Les viandes saignantes, ainsi que le jus de viandes saignantes, dont on gorge aujourd'hui les enfants dans toutes les classes de la société, ne sont propres qu'à une chose, à leur donner des vers. »

Les viandes les meilleures pour le jeune enfant sont celles d'oiseaux et le blanc de poulet, puis viennent celles de mouton et d'agneau. Ces viandes doivent être cuites doucement, sans être accompagnées d'aucune autre sauce que le jus naturel. Elles seront tout à la fois tendres et bien cuites.

Les vieillards ont besoin également de surveiller leur régime : ils ne prendront rien qui soit de nature à exciter leurs organes, à exalter passagèrement leurs forces; ils ne doivent avoir qu'un but, conserver et non développer.

Leur repas principal sera pris vers le milieu du jour et se composera de viandes peu riches en fibrine, légères, bien tendres, de pain bien fermenté et bien cuit, de soupe et de panade légère; les aliments ne seront pas relevés par des assaisonnements énergiques.

Le soir, un potage et un œuf devraient leur suffire.

Cependant dans l'extrême vieillesse, contrairement à ces règles, il devient parfois nécessaire de réveiller l'énergie des organes digestifs par quelques stimulants savoureux; il convient alors d'augmenter le nombre des repas en diminuant la quantité des aliments, qui seront à la fois tendres et fortifiants.

La gourmandise chez les vieillards leur est souvent fatale.

En effet, lorsque l'estomac est trop plein d'aliments, la circulation générale est gênée, le sang ne descend pas assez facilement de la tête. De là une tendance aux congestions cérébrales et aux attaques d'apoplexie, auxquelles les vieillards sont trop exposés.

Du reste, la modération est de règle à tous les âges. L'excès a toujours ses dangers qu'il faut connaître. Lorsque l'estomac est solide, une nourriture excessive détermine souvent un embonpoint exagéré. Quand au contraire il est fatigué ou délicat, il devient la proie de souffrances continuelles, de gastro-entérite chronique souvent incurable.

Si l'alimentation est recherchée, de haut goût, elle donne naissance à la goutte, à la gravelle et à toutes ses conséquences possibles, aux douleurs rhumatismales.

Aussi médecins et philosophes se sont-ils toujours prononcés contre l'excès dans le manger.

En effet, l'hygiène alimentaire repose avant tout sur la pondération qui devrait exister entre les dépenses organiques et les apports alimentaires.

« L'appétit, sorte de balancier nutritif, devrait être le régulateur de l'alimentation comme il en est l'excitant. Mais, s'il joue ce rôle chez les animaux, il ne le remplit qu'imparfaitement chez l'homme. » (Michel Lévy.)

La sensualité pousse généralement à manger outre mesure, ce qui justifie toujours ce précepte de Cicéron :

Plures occidit gula quam gladius, est enim fons omnium malorum.

Après ce philosophe latin les avertissements n'ont pas manqué aux gourmands.

« Lorsque je vois, disait Addison, ces tables à la mode, couvertes de toutes les richesses des quatre parties du monde, je m'imagine voir la goutte, l'hydropisie, la fièvre, la léthargie et la plupart des autres maladies cachées en embuscade sous chaque plat. »

« La gourmandise, écrit de son côté J.-J. Rousseau, est le vice des cœurs qui n'ont pas d'étoffe ; l'âme du gourmand est tout entière dans son palais ; il n'est fait que pour manger ; dans sa stupide incapacité, il n'est à sa place qu'à table ; il ne doit juger que les plats. »

En effet, depuis longtemps on a remarqué que l'estomac et le cerveau ont une vigueur inverse. L'homme qui mange beaucoup est nécessairement peu apte à penser et sera rarement un homme d'un grand génie. Les littérateurs distingués qui ont parcouru une longue carrière ont dû sans aucun doute ce bienfait à la régularité de leurs mœurs, à leur sobriété.

« Une vie sage, régulière et sobre, dit Cabanis, se lie encore à la moralité des peuples. Puisque le régime influe sur la manière d'agir des organes, il doit en effet encore influer sur la manière de sentir, et puisqu'il influe sur le caractère des sensations, il est évidemment impossible qu'il n'influe pas sur celui des idées et des penchants. »

Pour terminer ces conseils généraux qui se rapportent plutôt à l'alimentation en général qu'à l'alimentation animale, il est bon de fixer l'heure des repas.

Le matin, bien des personnes ont l'habitude de commencer leur journée par un repas qui, pour les uns, se compose d'une tasse de liquide chaud, et pour les autres, d'aliments solides. C'est un tort de prendre à son lever un repas plus ou moins substantiel, avec de la viande.

En effet, immédiatement en se levant, le sentiment de la faim n'a point encore de vivacité. Il faut qu'après le sommeil qui ralentit la circulation dans tous les organes, ceux-ci reprennent spontanément un degré de ton et de vitalité.

Le repas du soir est favorablement placé après la cessation du travail et avant le repos de la nuit ; aussi est-ce celui qui restaure le plus. Toutefois, il ne faut pas retarder par trop l'heure du repas, car il ne convient pas plus au sortir de table de reprendre ses travaux, ou de se livrer à de bruyants plaisirs, que de s'étendre au lit immédiatement.

C'est un mauvais raisonnement physiologique de penser qu'on favorise la digestion par l'exercice, ou qu'en dormant on digère sans fatigue. Le vrai n'est qu'entre ces deux extrêmes. En marchant aussitôt après le repas, on retire à l'estomac les forces digestives qui lui sont fournies par l'afflux du sang que la présence des aliments détermine et qu'on dissipe inutilement dans tous les organes par le mouvement. Dans le second cas, en se mettant au lit après le souper, le commencement du travail digestif est rendu difficile par la lenteur générale de la circulation qui précède le sommeil, et par l'inclinaison horizontale du corps qui porte trop abondamment aux organes cérébraux le sang déjà suffisamment attiré vers les parties supérieures par l'effort de la digestion.

Il ne faut également pas absorber une trop grande quantité d'aliments à la fois, car cet abus a pour effets immédiats des digestions laborieuses, accompagnées d'assoupissement et d'imminence congestionnelle vers l'encéphale ou les poumons ; pour effets consécutifs l'ampliation morbide de l'estomac, l'hypertrophie ou l'amincissement de ses parois, les troubles dyspeptiques.

Enfin, on doit manger suivant son appétit et lorsque la faim commence à se faire sentir. Quand celle-ci devient excessive, l'estomac quelquefois refuse les aliments ; dans tous les cas, avant de la satisfaire par des aliments solides, il faut la modérer par un bouillon.

Ces conseils s'adressent aux personnes de tous les âges, aux vieillards aussi bien qu'aux adultes. Quant à la ration de viande qui convient à ces derniers, elle sera fixée plus loin, lorsque toutes les causes pouvant la modifier auront été énumérées.

2° INFLUENCE DU SEXE.

Tourtenelle assignait aux femmes le régime des enfants et les réduisait à l'usage des viandes blanches.

Sans doute, dit Michel Lévy, il faut éviter tout ce qui pourrait exciter la susceptibilité nerveuse de la femme, mais il faut se souvenir que cet état tient à l'anémie. En général, les aliments très digestibles des deux règnes lui conviennent, mais particulièrement les viandes rôties.

Vers l'établissement de la nubilité, le régime ne doit être ni excitant ni débilitant, afin de ne pas supprimer l'effort hémorrhagique normal, ni de l'accroître outre mesure.

L'état chlorotique qui entrave chez tant de jeunes filles l'établissement de la menstruation exige un régime corroborant, formé de biftecks, côtelettes et gigots de mouton. Au contraire, une nourriture douce, humectante, peu substantielle, convient aux femmes qui touchent à l'âge critique ; elle prévient les congestions sanguines qui menacent encore l'encéphale, les poumons. C'est alors que les viandes blanches sont utiles.

3° TEMPÉRAMENT, ÉTAT PATHOLOGIQUE.

Sous un même climat on observe les tempéraments les plus opposés.

Il y a d'abord l'appétit qui varie avec l'individu et dont il faut tenir compte, car c'est le moniteur de l'estomac, c'est lui qui prévient l'homme que ses forces ne sont plus en équilibre avec ses besoins.

Or il y a des appétits médiocres et de grands appétits, il y a même des personnes qui n'en ont pas du tout : « Quel plaisir, dit Brillat-Savarin, d'avoir un bon appétit, quand on a la certitude de faire bientôt un excellent repas. »

On comprend facilement que le régime se modifiera avec l'appétit.

Le gros mangeur associera les légumes à la viande, il pourra user des sauces et des ragoûts. Celui qui mange peu devra avant tout pourvoir à son entretien et prendre des viandes rôties.

Enfin les personnes qui n'ont pas d'appétit stimuleront l'estomac par tous les moyens possibles.

En résumé, l'homme mangera suivant son appétit, en tâchant de le régler toutefois en tenant compte des préceptes hygiéniques suivants :

1° L'uniformité du régime habitue l'estomac et l'intestin à certaines actions digestives d'où il s'écarte difficilement. Ainsi on a attribué quelques épidémies d'ictère à une alimentation trop uniforme d'où les végétaux étaient exclus.

2° L'ingestion surabondante d'aliments difficiles à attaquer, viandes coriaces, dures, ou trop grasses, blancs d'œuf, provoque l'indigestion.

3° L'excès, comme l'insuffisance, dans l'alimentation peut provoquer la dyspepsie.

« Les gros mangeurs, a dit énergiquement James Eyre, se creusent une tombe avec leurs dents. »

Les personnes qui se nourrissent d'une manière insuffisante s'étiolent et s'exposent à l'anémie avec toutes ses conséquences.

4° L'usage habituel d'une alimentation succulente ou au contraire d'une alimentation grossière provoque des troubles dyspeptiques.

5₀ Les viandes salées, fumées, altérées, la viande de porc, bon nombre de poissons et de crustacés, un régime exclusivement animal ou végétal, sont des causes de dyspepsies.

6° Toutefois il faut tenir compte des idiosyncrasies. Certaines personnes anémiques, dyspeptiques, avec atonie de l'estomac, ont besoin pour stimuler cet organe de viandes salées, relevées, qui facilitent l'absorption de viandes plus nutritives. Il faut céder à ces caprices tout en les réglant.

L'appétit est donc le premier guide dans le choix du régime alimentaire. La constitution entre ensuite en ligne de compte. Ainsi l'homme obèse ne peut manger comme celui qui est maigre, frêle et desséché.

On admet généralement qu'une nourriture essentiellement animale ne produit pas l'obésité. On a voulu citer comme preuve convaincante le régime des animaux carnassiers, qui ne se nourrissent que de viandes et qui restent maigres. Mais la maigreur est en quelque sorte, sinon une condition de leur existence, du moins la conséquence de leur vie de chasse ; l'agilité à la course est à peu près le seul moyen qu'ils ont de se procurer une proie souvent rare et qu'ils passent des journées entières à guetter ou à poursuivre.

Toutefois, enlevant à ce principe de l'alimentation par la viande tout ce qu'il a d'exclusif, il faut reconnaître que c'est encore le régime qui convient le mieux dans le traitement de la polysarcie.

Le régime azoté, qui a été considéré en quelque sorte comme un spécifique contre l'obésité, n'est pas sans danger lorsqu'il est prolongé outre mesure : mais comme il augmente l'urée sécrétée en vingt-quatre heures, il ne faudrait pas attribuer à la dénutrition toute l'urée trouvée dans l'urine d'un obèse soumis à un tel régime.

L'azoturie signifie donc chez l'obèse deux choses : ou bien une alimentation excessive soit par gloutonnerie, soit dans un but thérapeutique (privation de féculents) ou de dénutrition de l'individu. Il faut pour apprécier les chiffres de dosage s'enquérir du régime. L'examen comparatif des chlorures et le poids du malade peuvent également donner de précieux résultats pour savoir à quelle variété rapporter l'azoturie. De là deux indications thérapeutiques bien distinctes : dans le premier cas modérer l'alimentation animale, dans le second enrayer la dénutrition si elle est excessive, ou au moins ne pas la précipiter par l'usage de l'iodure de potassium donné dans le but de faire maigrir. » (Bouchardat.)

La diète végétale, qui consiste dans la privation absolue des viandes, a été instituée dans le traitement de la goutte, de la gravelle et du scorbut.

Au contraire, la diète animale ou fibrineuse est indiquée dans tous les cas où la nutrition a beaucoup souffert. Basée sur l'emploi des viandes nourrissantes, elle convient particulièrement dans la glycosurie, les diarrhées chroniques, le rachitisme, le marasme, etc.

Plus le tempérament sanguin est prononcé, plus la diète doit être végétale, adoucissante, avec fruits, herbes potagères, viandes blanches; on usera, du reste, modérément des différents genres de nourriture.

Les pléthoriques éviteront les aliments succulents.

Les personnes douées de l'idiosyncrasie hépatique s'abstiendront des substances grasses, des viandes noires. Chez les sujets nerveux, dont l'estomac est souvent capricieux, il faut relever les forces digestives, favoriser l'hématose et la nutrition, solliciter le développement du système musculaire pour neutraliser par un antagonisme d'actions vitales et plastiques la prédominance des centres nerveux. La fibre rouge des bonnes viandes, le gibier non faisandé, le pain bien fermenté et bien cuit, le poisson à chair sapide et colorée, tels sont les aliments qui conviennent dans ce cas.

Les lymphatiques réclament une nourriture qui augmente les matériaux solides de leur sang et rehausse la vitalité de leurs tissus. Les viandes rôties, les aliments savoureux et nutritifs sous un petit volume leur sont nécessaires. Aux végétaux, leur régime n'empruntera que les plantes âcres qui provoquent les urines et la transpiration (crucifères), le persil, l'asperge, les aromatiques. Les viandes blanches, les farineux non fermentés, les substances grasses visqueuses, humectantes, en seront bannis; ils ne se priveront pas des assaisonnements stimulants.

L'usage de la viande est généralement interdit aux fébricitants. En effet, l'azoturie qui accompagne souvent les maladies fébriles comporte des indications thérapeutiques importantes.

S'il n'y a pas d'inconvénient, si parfois même il est utile de laisser à une diète plus ou moins sévère un malade chez lequel l'état fébrile va durer quelques jours seulement, il n'en est plus de même dans le cas de fièvre de longue durée, surtout lorsqu'elle présente une tendance adynamique. Il faut alors ménager autant que possible la nutrition de l'individu, et heureusement nous ne sommes plus à l'époque où la diète la plus sévère venait encore s'ajouter à la consomption fébrile. Il importe de nourrir les fiévreux, et ce fut un des mérites de Graves d'avoir lutté avec ardeur pour la vulgarisation de cette idée.

Les bouillons, les potages, le lait feront, suivant les cas, les frais de cette alimentation.

La nourriture des convalescents demande un soin tout particulier.

On commencera par leur donner des potages, des consommés, puis des œufs, enfin les viandes blanches précéderont les viandes rouges.

Tous les jours on a des exemples qui prouvent les dangers d'une alimentation trop forte chez les convalescents. Ainsi, à la suite de saisies pour délits de chasse on avait apporté un jour dans un de nos grands hôpitaux de Paris, 120 douzaines d'oiseaux, plusieurs centaines de lièvres, un nombre considérable de chevreuils.

Tous les convalescents furent appelés à plumer, à dépouiller, dépecer, préparer, assaisonner et faire cuire pièces grosses et petites.

Ensuite chacun eut sa part, mais bientôt tous ressentirent les effets de cette pernicieuse abondance qui provoqua des indigestions, des vomissements, des coliques ou d'autres souffrances plus ou moins graves.

4° INFLUENCE DU CLIMAT.

Le milieu dans lequel on se trouve apporte de nombreuses modifications dans le régime alimentaire. C'est ainsi que l'habitant des villes ne peut vivre comme celui des campagnes. Les mets qui couvrent la table du citadin efféminé seraient un poison de sensualité pour les robustes enfants de l'atelier ou du village. A ces derniers il faut des aliments compacts et durs.

C'est par un régime très nutritif, mais égal et persévérant, qu'il est donné de remédier à la faiblesse primitive de l'organisme et d'améliorer la race de nos populations déchues.

La pureté de l'air n'est pas le seul modificateur dans le régime alimentaire, la température exerce également un rôle important.

L'Arabe des plaines brûlantes de l'Afrique qui absorberait une alimentation animale trop forte s'exposerait à des congestions et à des maladies de toute espèce. Aussi est-il très sobre, il ne fait souvent qu'un seul repas par jour et peut se contenter de quelques figues ou de quelques dattes fraîches.

Les Bédouins nomades se nourrissent rarement de viandes, ils se contentent de riz et de grains de blé pilés. Aux grands jours seulement ils mangent les moutons rôtis et font la soupe à la vapeur de laquelle cuit leur fameux couscous.

Sur les bords des mers glaciales, au contraire, l'indigène a besoin de graisse et de viande. A l'Anglais, il faut la viande saignante ; l'Allemand demande une grosse nourriture, des ragoûts avec des monceaux de légumes, des salaisons, des rôtis à la confiture ou au jus de pruneaux, il a besoin de remplir un estomac vaste et exigeant.

Cet appétit robuste ne date pas d'aujourd'hui. Ainsi l'immortalité que les Germains se promettaient dans le Walhalla n'avait d'autres plaisirs que des festins éternels et d'éternels combats. Les fameuses ghildes qui associaient les guerriers étaient marquées par des sacrifices communs et des banquets solennels. Les souverains mérovingiens et carlovingiens avaient soin d'entretenir le dévouement des leudes et des gens de guerre par des présents et par les attraits d'une table abondante et toujours ouverte. Les pièces de gibier, daims, sangliers, élans, cerfs, étaient servies rôties et tout entières, pendant qu'aux angles de la salle quatre tonnes de vin versaient aux rudes chasseurs le flot doré des vins d'Austrasie.

Michel Montaigne nous fait connaître ainsi ses impressions sur les Alsaciens des environs de Mulhouse : « En cette contrée ils sont somptueux en poiles, c'est-à-dire en sales communes à faire le repas... mais ils ont plus soucys de leurs disners que du demeurant... Ils sont excellans cuisiniers, notamment de poisson. Leur service de table est fort différent du nostre... Ils ne se servent jamais d'eau à leur vin, et ont quasi raison. Quant à la viande ils ne servent que deux ou trois plats au coupon; ils meslent diverses viandes ensemble bien apprestées et d'une distribution bien éloignée de la nostre... Ils ont jusqu'à six ou sept changements de plats deux par deux... Les moindres repas sont de trois ou quatre heures pour la longueur de ces services; et à la vérité, ils mangent beaucoup moins hâtivement que nous et plus sainement. Ils ont grande abondance de vivres de cher et de poisson et couvrent fort somptueusement les tables. »

Voici le menu d'un dîner offert le 4 octobre 1661 par le village d'Audincourt à Paul Fornter, fils du chancelier de Montbéliard : Deux potages avec poules et viande de bœuf, deux poules avec andives cuites, deux jambons, deux salades, une langue, un pâté rond de chapon, trois carpes, deux poules d'Inde, une oie, un rôt de venaison, deux lièvres, une langue de veau, un plat de choux-fleurs, cinq perdrix et gelinottes, huit bécasses, grives et alouettes, neuf pigeons, six artichauts, un plat de beignets, une tarte, un gâteau feuilleté, deux autres gâteaux, un plat d'écorce de citron, un plat de dragées et muscadins, deux plats de confitures sèches, un plat de raisins et dix-neuf pots de vin. » (Duvernoy, *Éphémér. de Montbéliard*, p. 382).

Aujourd'hui on mange encore bien en Alsace, mais cependant on est beaucoup plus sobre.

Si les repas sont encore multipliés, un seul est copieux; le tempérament, le climat l'exigent.

En effet, Michel Lévy, notre grand maître en hygiène, donne la raison de ces différentes manières de vivre.

Dans les pays chauds, dit-il, la forme la plus ordinaire de la santé ne sera pas le tempérament sanguin qui traduit une chylification et une hématose parfaites; mais ils offrent comme type général, les caractères de la prédominance bilieuse, les signes d'une véritable saturation de carbone, combinés à ceux du tempérament lymphatique ou du tempérament nerveux. L'affaiblissement général de ces races est favorisé encore par le régime alimentaire peu réparateur au fond, malgré le piment et les assaisonnements par lesquels elles s'efforcent de réveiller l'inertie de leurs organes digestifs.

Dans les pays froids, au contraire, le tempérament sanguin est la forme d'organisation la plus commune; il exprime l'activité de la chylification et de l'hématose, fonctions qui deviennent prépondérantes sous l'action d'une basse température et sous une forte pression ; ces deux circonstances augmentent l'exhalation d'acide carbonique par les voies pulmonaires : d'où nécessité de consommer par les aliments une plus forte proportion de carbone. En sorte que s'il est aisé sous l'équateur de supporter une demi-diète et même la faim ; la faim et le froid, dans les climats voisins du pôle, épuiseraient promptement les forces de la vie.

L'appétit glouton du Kamtchadal et de l'Esquimau, la puissance de leur appareil digestif peuvent étonner celui qui ne réfléchit pas aux conditions différentes de la vie sous les latitudes opposées ; mais ce qui semblerait monstrueux dans le midi de la France ou en Italie est très physiologique en Laponie.

C'est de l'hygiène qu'il est vrai de dire : vérité en deçà des Pyrénées, erreur au delà.

Ainsi il faut à un Esquimau de l'île de Melville dont les abris sont des huttes de neige, 8 kilogrammes de viande crue contenant un bon tiers de graisse à laquelle vient s'associer une forte quantité d'huile de baleine congelée. Au contraire une gousse d'ail et un morceau de pain suffisent souvent à l'habitant du Midi.

Essayons maintenant d'établir la ration de viande nécessaire à l'adulte de nos contrées, en tenant compte de son genre de travail.

5° INFLUENCE DU TRAVAIL.

Pour montrer cette influence il faut commencer par un exposé théorique qui permettra d'arriver à établir la ration alimentaire de l'adulte en santé.

La vie est un travail incessant, travail tout à la fois d'organisation et de désorganisation qui demande des matériaux pour être accompli. Les matériaux sont fournis par les aliments qui, brûlés dans l'économie soit directement, soit indirectement, c'est-à-dire par la désorganisation des tissus qu'ils ont formés, produisent la chaleur indispensable à la vie.

Tous les aliments ne donnent pas par la combustion la même quantité de calories. Williamson a étudié sous ce rapport les différentes substances nutritives. Sans entrer dans les détails de calcul je donnerai seulement ici les chiffres qu'il a obtenus pour quelques aliments protéiques :

1 kilogramme de bœuf gras a donné par sa combustion		9 069 calories.	
—	de bœuf maigre	—	1 567 —
—	de veau maigre	—	1 311 —
—	de jambon maigre	—	1 980 —
—	de maquereau	—	1 789 —
—	de merlan	—	901 —
—	de blanc d'œuf	—	671 —
—	de jaune d'œuf	—	3 423 —

A ce tableau il faudrait en ajouter un autre donnant les quantités d'azote contenues dans les différentes substances plastiques. On trouvera ces chiffres dans le chapitre suivant.

Un premier point est établi, c'est que la chaleur est nécessaire à la vie et que cette chaleur vient de la nutrition.

En effet, « l'oxydation produite par la combustion des matières alimentaires sert à entretenir à peu près constante la température des organes nécessaire pour l'accomplissement normal des fonctions, et elle devient en même temps la source où l'animal puise son énergie. » (Wurtz.)

L'homme pour se développer a donc besoin de nourriture qu'il acquiert par le travail, car il lui a été dit : « Tu mangeras ton pain à la sueur de ton front. » Pour accomplir cette tâche il lui faut encore du calorique produisant le mouvement. C'est à l'alimentation qu'il demandera le combustible nécessaire. Ce sera pour lui la ration de travail.

D'après les belles expériences de Hirn, Helmholtz, Béclard, on remarque qu'un homme soumis à l'alimentation moyenne ne peut transformer par jour en travail réel que 450 calories, dont l'équivalent mécanique est 229 500 kilogrammètres, encore est-ce là une quantité maximum. Un homme travaillant pendant sept heures produit au maximum 165 000 kilogrammètres, d'après M. Hirn. Suivant M. A. Gautier, un homme bien nourri en élevant de l'eau avec une pompe peut en sept heures de travail produire 190000 à 200 000 kilogrammètres et recommencer ainsi plusieurs jours sans perdre sensiblement de son poids.

Mais les statistiques montrent que pour accomplir ce travail musculaire, le régime alimentaire doit être riche en matériaux azotés. « On ne saurait s'expliquer à priori que les substances hydrocarbonées ne soient pas suffisantes. Mais, remarquons que, pendant le travail, l'oxydation énergique de ces substances dans le plasma musculaire interstitiel ne saurait se faire sans que la circulation plus rapide et la rutilance du sang entraînent également une plus grande oxydation du muscle. Aussi remarque-t-on que, pendant le travail, la quantité d'urée excrétée augmente légèrement et que l'albumine soluble disparaît dans les muscles, ce qui explique parfaitement la nécessité de l'alimentation en matières protéiques. » (A. Gautier, *Dict. de M. Wurtz.*)

Ainsi les substances azotées nécessaires à l'homme pour accomplir son travail sont indispensables à l'entretien de son corps.

Il convient donc, avec M. de Gasparin, de diviser le rationnement en deux parts, la ration d'entretien et la ration de travail, et de chercher combien pour atteindre ce but il faut que l'alimentation renferme de carbone et d'azote.

Voici les chiffres indiqués par ce physiologiste.

	Ration d'entretien.	Excédent pour le travail.	Ration totale.
Azote............	12.5	12.5	25
Carbone........	264	45	309

Ces données théoriques ont été vérifiées par l'analyse.

En effet pour trouver quelle doit être la ration totale, M. Payen a dosé la quantité d'azote et de carbone qui se trouvent dans les différentes sécrétions d'un homme soumis à un travail modéré.

Les pertes se répartissent ainsi :

Azote dans les urines...	14.5
— dans les excréments, la sueur, le mucus.................	5.5
Total pour l'azote...........................	20
Carbone exhalé par la respiration.........................	250
— excrété par les reins..............................	45
— perdu par les excréments et la peau................	15
Total pour le carbone..................	310

Ainsi donc la ration alimentaire de l'adulte qui travaille renfermera au minimum 28 grammes d'azote et 300 grammes de carbone.

Si l'on ne se nourrissait qu'avec du pain, cette substance renfermant, d'après M. Payen, 1 gramme d'azote et 30 grammes de carbone par 100 grammes, afin d'arriver aux 20 grammes d'azote, on devrait consommer 2000 grammes de pain, ce qui corresponderait alors à 608 grammes de carbone, c'est-à-dire au double de ce qui est nécessaire.

Il y aurait donc, dit M. Béclard, fatigue de l'estomac, sans profit pour l'économie. En ne mangeant que de la viande, au contraire, on se trouve en face d'un inconvénient tout opposé.

100 grammes de viandes désossées, d'après M. Payen, renferment 10 grammes de carbone et 3 grammes d'azote, en sorte que pour arriver aux 300 grammes de carbone il faudrait 3 kilogrammes de viande, tandis que 600 grammes ou 700 grammes correspondent à la quantité d'azote nécessaire.

Donc, relativement à l'azote il y a $2^{kil},200$ de trop, excédent énorme au point de vue économique et hygiénique.

Voyons au contraire, avec M. Béclard, ce que donne une alimentation mixte :

1000	grammes de pain renferment	300	grammes de carbone et	10	d'azote
300	— de viande —	30	—	10	—
D'où 1300	— de nourr. mixte —	330	—	20	—

A cette ration alimentaire il convient d'ajouter 1 kilogramme de liquide nécessaire pour délayer la nourriture et pour fournir à l'économie l'eau qui lui est utile, en sorte que l'homme adulte et bien portant de nos climats consomme $2^{kil},500$ à 3 kilogrammes de nourriture solide et liquide en vingt-quatre heures, ce qui correspond à la moyenne de toutes les évacuations et exhalations.

Il va sans dire que ce régime constituant une ration type peut être modifié de différentes manières. Une demi-livre de pain par repas suffit, le reste est remplacé avec avantage par des aliments qui contiennent à la fois des féculents, du sucre, des corps gras, des fruits acides, etc., etc.

Ce qui précède justifie suffisamment les observations suivantes de M. le docteur Saffray au sujet de l'exposition : « Espérons que le temps est proche où l'on reconnaîtra qu'au fond de toute question sociale, il y a une question d'hygiène, et qu'au premier rang des problèmes dont s'occupe la science hygiénique se place le problème de l'alimentation suffisante à bon marché.

Je dis alimentation suffisante, car dans le plus grand nombre des pays soumis ou non à la civilisation, l'alimentation des masses, des travailleurs agricoles et industriels reste bien au-dessous de la moyenne nécessaire. On arrive à grand'peine à la ration normale d'entretien, de sorte que l'ouvrier, privé de la ration de travail et de la ration d'épargne, ne peut développer la force de travail dont il est capable. De là résulte une perte énorme de travail effectif. De plus, l'homme soumis à un régime alimentaire insuffisant se trouve fatalement entraîné à demander aux boissons alcooliques, non pas la force qu'elles ne sauraient lui donner, mais l'excitation impulsive nécessaire pour dépenser sans trop souffrir sa propre substance. Ce qui manque d'ordinaire dans l'alimentation, ce ne sont pas les matières combustibles, celles-ci se trouvent partout en abondance et à des prix modérés. Ce qui fait défaut partout, excepté en Amérique, c'est la matière azotée, celle qui se convertit en muscles, les moteurs du mécanisme humain. — Les produits animaux, viande, lait, œufs, sont particulièrement riches en principes azotés, combinés aux sels minéraux nécessaires aux opérations de la chimie vivante. Mais, sous cette forme assimilable, l'azote est rare, l'azote est cher ; c'est une question vitale pour les individus, comme pour les nations, de chercher à se le procurer en abondance. On a dit plaisamment des gastronomes : « Dis-moi ce que tu manges, je te dirai ce que tu es. » Mais on pourrait dire sérieusement aux peuples : « Dis-moi ce que tu manges, je te dirai ce que tu seras. » Je ne crois rien exagérer en affirmant que la prépondérance appartiendra aux nations qui consommeront le plus d'azote. — Il y a donc dans nos sociétés modernes une nouvelle question qui prime toutes les autres, la question de l'azote, et il est grand temps de faire à ce propos *une agitation*, comme disent nos voisins. » (*Journal d'hygiène*, 5 décembre 1879.)

Ces voisins sont les Anglais, qui les premiers peut-être ont compris l'influence de la nourriture sur le travail. Ils connaissent parfaitement les écrits de Geoffroy Saint-Hilaire démontrant que bien des faits importants dans la vie des nations, auxquels les historiens assignent des causes diverses, trouvent leur raison au foyer domestique : « Voyez l'Irlande, dit cet illustre écrivain, l'Irlande ? L'Angleterre régnerait-elle paisiblement sur ce peuple en détresse, si la pomme de terre presque seule n'aidait celle-ci à prolonger sa lamentable agonie ? Et au delà des mers, 40 millions d'Indous obéiraient-ils à quelques milliers d'Anglais s'ils se nourrissaient comme eux ? Les Brames, comme autrefois Pythagore, avaient voulu adoucir les mœurs, ils y ont réussi, mais en énervant les hommes. »

Par contre, lorsqu'ils demandent du travail à leurs ouvriers ils savent très bien « qu'aucun aliment n'agit aussi rapidement que la viande pour réparer les forces musculaire dépensées par le travail. » (Liebig.)

Aussi les ouvriers anglais employés à la construction du chemin de fer de Paris à Rouen, nourris de viandes rôties, produisaient un tiers de travail en plus que les ouvriers français soumis au régime du bouilli, de la soupe et des légumes? Faut-il rappeler encore les forges d'Ivry, qui, à leur fondation, furent obligées de faire venir des ouvriers d'Angleterre pour les plus rudes travaux, jusqu'au jour où les ouvriers français, mis au même régime, eurent acquis la même vigueur et la même résistance.

C'est qu'en effet la ration annuelle alimentaire est loin d'être la même pour les ouvriers des différentes nations. Le tableau suivant, dû à M. Coulier, le montrera :

Dénomination.	Poids de la ration.	Aliments végétaux.	Aliments tirés du règne animal.	Rapport des alim. végét. aux aliments tirés du règne animal.	
Agriculteur de Vaucluse........	597	588	19	100	3.3
— du canton de Vaud.	850	755	115	100	15.6
— du Nord..........	858.8	790	60.8	100	7.7
- de la Corrège......	875.6	836	37.6	100	4.5
Ouvrier lombard..............	565.8	554.8	11	100	2
irlandais	2239.7	2216	23.7	100	1
— anglais	879.7	638.8	210.9	100	37.7

On le voit, c'est l'ouvrier anglais qui a la plus forte alimentation animale. Cela tient beaucoup aux mœurs du pays. Ainsi, en Angleterre la consommation de la viande par an et par habitant est d'environ 82 kilogrammes, tandis qu'en France elle n'atteint pas 25 kilogrammes. En sorte que chez nous la consommation moyenne de la viande en France s'élève à peine au tiers de ce qui serait nécessaire, et encore les villes en accaparent environ les cinq sixièmes, d'où la ration réelle des habitants des campagnes est à peine de 10 kilogrammes.

A Paris elle atteint 75 kilogrammes par tête, à Versailles 82, à Melun 91, à Bordeaux 75, à Pau 87, à Lyon 66, à Nantes 68, à Lille 50 ; la moyenne dans les chefs-lieux de départements est de 63 kilogrammes par tête, elle descend au-dessous de 15 kilogrammes pour toutes les populations rurales.

Enfin ces chiffres éprouvent encore des variations suivant les départements. Voici ceux où la consommation de la viande est la plus forte ou la plus faible :

Départements.	Maxima.		Départements.	Minima.	
Seine...............	55 kil.	22	Hautes-Pyrénées......	11 kil.	27
Seine-et-Oise........	35 »	91	Nièvre..............	10 »	29
Rhône..............	33 »	13	Cher...............	10 »	79
Gironde............	29 »	62	Gers...............	9 »	73
Meuse.............	29 »	12	Creuse.............	9 »	63

Le soldat français, d'après le cahier des charges, devrait avoir la ration normale ; mais en pratique elle est bien inférieure pour des causes diverses qu'il est inutile d'énumérer.

A ce sujet on ne lira pas sans intérêt une thèse faite sans parti pris, après deux ans de séjour dans un régiment.

Avant d'entrer dans le cœur de son sujet, l'auteur donne un historique assez intéressant du régime du soldat ; il montre le Romain touchant 4 boisseaux par mois de blé en nature ; puis, l'armée de Xerxès munie de ce qui s'appellerait aujourd'hui une *intendance* fort bien organisée, et, arrivant ensuite aux temps modernes, il nous apprend que la première *compagnie de vivres pour l'armée* fut fondée en 1574.

Le 14 juin 1702, une ordonnance réglait ainsi la ration du soldat en marche :

« La ration à donner pour la nourriture d'un fantassin sera composée de 24 onces de pain (750 grammes), d'une pinte de vin, mesure de Paris et de cru du lieu, ou d'un pot de cidre ou de bière, et d'une livre (500 gr.) de viande de bœuf, veau ou mouton. »

Une ordonnance du 13 juillet 1827 fixe ainsi la ration du fantassin :

Pain de mun. (24 onces)..	750 gr.	Vin (1 pinte).............	0 liv. 931
Viande................,......	500	Ou bière ou cidre........	0 liv. 505

Enfin, aujourd'hui, la ration du soldat est ainsi déterminée en France :

Pain.....................	750 gr.	Légumes frais...........	100 gr.
Viande 300 gr. (dés.).....	210	Légumes secs..........	30

M. Portalier se prend alors à regretter le bon temps où le soldat avait 500 grammes de viande et du vin, de la bière ou du cidre.

Il est difficile de ne pas regretter, avec M. Portalier, qu'on ait supprimé le vin, seulement l'addition des légumes est un avantage qui ne paraît pas l'avoir frappé dans ses repas au régiment.

Mais où l'auteur semble avoir grandement raison, c'est lorsqu'il fait valoir que cette quantité *théorique* de viande, à supposer qu'elle fût suffisante, n'est pas toujours *effectivement* dans l'assiette du soldat ; que les tendons, les parties peu nutritives ou peu appétissantes font poids mais non alimentation ; enfin que le café n'est pas donné également tous les matins.

Pour la marine, l'alimentation, eu égard aux dangers bien connus qu'elle présente en mer, lorsqu'elle est insuffisante ou mal réglée, semble beaucoup meilleure. Le marin embarqué touche :

Pain.....................	750 gr.	Sucre...................	25 gr.
Ou biscuit...............	500	Vin....................	46 cent.
Viande fraîche...........	300	Eau-de-vie.............	05 cent.
Ou endaubage de bœuf...	200	Beurre 15 grammes.... }	
Ou viande salée..........	200	Huile 6 grammes.... }	21 gr.
Ou fromage sec......	200	Ou choucroute..........	20
Légumes secs............	20	Sel....................	22
Café....................	20		

Cette alimentation est surtout très variée.

L'auteur examine ensuite quelle est la ration dans les armées étrangères.

En Prusse :

Pain......................	628 gr.	Ou légumes secs..........	206 gr.
Viande...................	250	Sel......................	25
Riz......................	112	Pommes de terre.........	?
Ou orge.................	244	Café brûlé...............	21

On remarquera combien la surcharge de l'estomac, à alimentation égale, semble devoir être ici plus considérable.

Le Prussien est d'ailleurs, en général, gros mangeur.

Il faut, en outre, tenir compte, non seulement de la race, mais du climat.

Ainsi la ration du soldat russe ne saurait convenir à la plupart de nos fantassins :

Pain.....................	453 gr.	Roquefort...............	22 gr.
Viande...................	453	Vinaigre................	25
Choucroute..............	500	Poivre..................	2
Orge....................	500	Kwass (liqueur ferm.)....	1250 gr.

Il ne faut donc pas comparer des races et surtout des climats, enfin des habitudes aussi dissemblables.

Autant vaudrait soumettre à ce régime l'Indou habitué à vivre de riz assaisonné de *karri* et de pulpe de *tamarin*, avec un peu de poisson salé.

En Suède, voici la nourriture du soldat :

Pain.....................	850 gr.	Farine..................	65 gr.
Viande fraîche..........	136	Beurre..................	32
Viande salée...........	31	Pommes de terre........	80 centil.
Porc frais.............	25	Pois verts..............	20
Porc salé..............	25	Pois secs...............	10
Cabillaud..............	40	Sel....................	2 1/2
Hareng................	74	Gingembre.............	9 centigr.
Orge..................	148	Marjolaine, 3 centimes pour 100	
Orge mondée...........	10	hommes.	

Il faut que l'alimentation soit aussi variée pour atteindre un pareil poids de charge stomacale !

La ration du soldat français est de beaucoup la plus simple, comme on le voit; on peut même reconnaître avec l'auteur, que sa simplicité est excessive. (M. Edouard Portalier, thèse de doctorat, 1878, *Journal de thérapeutique.*)

Dans les établissements publics d'instruction autrefois elle était insuffisante, aujourd'hui elle est généralement convenable. La voici, d'après Michel Lévy :

		Viande crue brute.	Viande cuite désossée.
Petits collèges........	Enfants de 9 à 12 ans....	200 gr.	100 gr.
Moyens collèges......	— de 12 à 15 —	240	120
Grands collèges......	— de 15 à 18 —	280	140
Ration des maîtres.......................		400	200

Le régime alimentaire des élèves adultes d'Alfort, dans lequel la viande est comprise au déjeuner pour 187,5 et au dîner pour 312,5, représente par jour 500 grammes de viande à l'état brut ou 375 à 400 de viande désossée et de 250 à 300 grammes de viande cuite.

La nourriture salubre et fortifiante des élèves de l'École normale, qui reçoivent par jour 200 à 300 grammes de viande cuite, est représentée par 320 à 350 grammes de viande désossée ou 400 à 450 de viande brute, os compris.

Quant aux hôpitaux, il n'y a qu'à émettre le vœu que le médecin soit libre de fixer la nature et la quantité d'aliments nécessaires aux malades et aux convalescents.

En résumé, dans les établissements publics de l'État, l'alimentation animale est généralement suffisante; quant aux habitants de nos villes et de nos campagnes, les uns abusent de la viande, les autres n'en ont pas suffisamment.

Plus loin on verra les moyens propres à augmenter la richesse nationale en aliments azotés dont le chapitre suivant indique les transformations dans l'économie.

CHAPITRE III

DE L'ALIMENTATION ANIMALE, CE QU'ELLE RENFERME AU POINT DE VUE CHIMIQUE
ET ANATOMIQUE, CE QU'ELLE DEVIENT, CE QU'ELLE PRODUIT AU POINT DE VUE
PHYSIOLOGIQUE

La viande, qui forme la base essentielle de l'alimentation animale, se compose de tissu adipeux et de fibres charnues. Comme on le verra plus loin, une bonne viande doit contenir une certaine proportion de graisse, mais il n'en faut pas un excès. Cependant, dans quelques contrées et surtout en Angleterre, les animaux sont plus fortement graissés que chez nous, et les matières adipeuses sont beaucoup trop abondantes ; à ce point que chez les bœufs engraissés pour le marché, on trouve deux à trois fois autant de graisse que de substance azotée sèche ; chez les moutons la proportion s'élève assez ordinairement à 4 pour 1 (Lawes et Gilbert, 1859). Cette graisse, composée d'oléine, de margarine et surtout de stéarine, contient en outre des acides gras volatils, à odeur désagréable. Elle rancit avec rapidité, ce qui fait qu'elle est rejetée autant que possible de la consommation pour être employée dans l'industrie à la fabrication des savons, des bougies stéariques, de la margarine artificielle, etc., etc.

La graisse ne contient que du carbone, de l'hydrogène et de l'oxygène ; c'est une substance tertiaire.

Le muscle, ou la partie charnue de la viande, possède au contraire une grande valeur nutritive. C'est lui qui contient l'azote, c'est lui qui sera étudié dans ce chapitre.

1° CONSTITUTION ANATOMIQUE DU MUSCLE.

On distingue en anatomie deux espèces de muscles. Les uns sont extérieurs, président aux mouvements volontaires et sont striés transversalement.

Les muscles intérieurs ou involontaires sont, à l'exception du cœur, composés de fibres lisses.

Ce sont les premiers qui composent essentiellement la première catégorie des viandes de boucherie. « Quel que soit leur volume, ils peuvent être divisés en un certain nombre de parties élémentaires *bien définies*, visibles seulement au microscope, se rencontrant partout à peu près sous les mêmes dimensions et auxquelles on donne le nom de faisceaux primitifs. Ces faisceaux primitifs ont reçu le nom de faisceaux striés, parce qu'ils présentent une disposition que n'offre aucun autre tissu de l'économie. Ces faisceaux sont striés, c'est-à-dire marqués en travers, et perpendiculairement à leur longueur, de lignes horizontales très rapprochées. » (Béclard, *Traité physiologique*.)

« On désigne les éléments des muscles de la vie animale sous le nom de faisceaux primitifs, et non sous celui de fibres primitives, parce que par l'examen microscopique on arrive à reconnaître que ces faisceaux primitifs renferment dans une enveloppe commune (ou sarcolemne) des éléments plus fins auxquels on réserve le nom de fibres primitives ou de fibrilles musculaires. Celles-ci sont réunies entre elles par une substance amorphe.

» Les faisceaux primitifs ont un diamètre qui oscille entre $0^{mm},01$ et $0^{mm},03$, ils ne sont presque jamais rectilignes, sur le fragment du muscle qu'on observe; ils sont plus ou moins infléchis. C'est à ces inflexions que la chair musculaire doit de présenter à l'œil nu cet aspect ridé ou ondé qu'offre la surface d'un muscle lorsqu'on l'examine dans la direction des fibres charnues. Cette disposition est surtout remarquable sur le filet de bœuf.

» Les fibrilles ont un diamètre variable suivant l'espèce animale, elles ont en moyenne $0^{mm},001$ de diamètre, en sorte qu'un faisceau de $0^{mm},01$ en contient une centaine, et que celui de $0^{mm},03$ en renferme environ 900.

» Les fibrilles sont elles-mêmes des éléments complexes, constitués par une succession de petits éléments (*sarcous elements* de Bowman) un peu aplatis dans le sens de la longueur. La putréfaction dissocie les différents éléments de la fibrille. (*Je suis arrivé à ces résultats par une macération du muscle dans l'eau iodée. On opère même ainsi la décomposition des fibrilles en granulations qui conservent la forme discoïde.*)

» Entre les fibres et les fibrilles circulent en foule des vaisseaux sanguins et autres, des filets nerveux, des tissus adipeux, enfin toutes ces substances sont humectées par un liquide contenant de l'albumine et plusieurs matières organiques et salines. » (Béclard.)

2° CONSTITUTION CHIMIQUE.

Malgré cette simplicité de composition anatomique, la chair musculaire, y compris le suc particulier dont elle est imprégnée, renferme, outre le sang et la lymphe, les nombreux composés suivants :

« Eau, myosine, albumine soluble, corps gras, matière collogène, matière colorante rouge, identique à l'hémoglobine (Kühne, Gscheislen et Ray-Lankestel), élastine et kératine, créatine, créatinine, sarcine, xanthine, sucre fermentescible et matière glycogène (dans les muscles du fœtus). D'après certains auteurs, cette substance est envisagée comme l'un des principes constitutifs normaux des muscles. On y trouve aussi de l'inosite, de la dextrine (chez le cheval), de la taurine (chair de poisson et de cheval), de l'acide inosique, de l'acide sarcolactique, de l'acide urique, des acides gras volatils (formique, acétique, butyrique); des sels inorganiques : chlorure de sodium, phosphates de potassium, de sodium, de magnésium et de calcium; du fer, de la lithine (veau), enfin des gaz : oxygène, acide carbonique.

» La chair des plagiostomes (raies et requins) renferme de la scyllite et de l'urée; celle des mollusques (sèches et gardons) de la taurine. On trouve chez les poissons cartilagineux, chez les harengs et les gardons, de l'acide protéique et des acides analogues à l'acide inosique.

» M. Limpricht a trouvé en outre de la leucine dans la chair du cheval et un autre corps cristallisable ($C^4H^8N^2O^2$), de la nature des amides.

» La substance des fibres contractiles réunies en faisceaux dans les *muscles lisses* paraît identique à celle des fibres musculaires striées (Lehmann); il en est de même des autres principes constitutifs des muscles lisses. La réaction de ces muscles est généralement alcaline. On y constate la présence de l'albumine, de l'albuminate de sodium (caséine ?), de la créatine, de l'hypoxantine, de l'acide lactique, des acides formique, acétique, butyrique, plutôt à l'état de sels de potassium que de sels de sodium. MM. Valenciennes et Fremy ont trouvé que les muscles lisses des mollusques (acéphales et céphaloïdes) renferment de la créatine, de la créatinine, de la taurine et du phosphate acide de potassium. »

Cette nomenclature, puisée dans le *Traité de chimie physiologique* de Gorup-Besanez, traduite par mon excellent maître M. Schlagdenhauffen, est suivie de détails très intéressants que je voudrais reproduire. Mais je préfère renvoyer à cet ouvrage édité par M. Dunod.

Laissant de côté tous les produits de décomposition qui sont éliminés en grande partie par les urines, je ne veux m'arrêter que sur les principes jouant un rôle important dans l'alimentation.

C'est dans le *Dictionnaire de chimie* de M. Wurtz que je puiserai la plupart de mes documents.

Lorsqu'on traite la viande par l'eau pour lui enlever les substances solubles, il se forme un résidu blanc, insipide, qui possède la plupart des propriétés de la fibrine du sang, mais qui cependant diffère par quelques caractères.

Ainsi, il ne se ramollit pas sous l'influence de l'humidité; il se transforme partiellement en gélatine par l'ébullition dans l'eau et il se dissout immédiatement dans l'acide chlorhydrique étendu, ce que ne fait pas la fibrine. Il paraît en outre que les cendres qu'il laisse à l'incinération ne contiennent pas de fer; aussi a-t-on proposé de lui donner le nom de *musculine*.

C'est à Kühne que l'on doit l'étude du plasma musculaire.

L'obtention de ce plasma est fort difficile à cause des modifications rapides éprouvées par le contenu du sarcolemme après la mort (rigidité cadavérique).

En opérant à basse température avec les muscles d'animaux à sang froid, chez lesquels la rigidité cadavérique est moins rapide, on arrive au résultat voulu

L'animal tué et saigné est débarrassé du sang restant par l'injection d'une solution de sel marin à un demi pour 100 jusqu'à ce que le liquide sortant des veines soit incolore.

On détache les muscles avec précaution, on les lave dans l'eau salée, refroidie à 0° en les malaxant doucement. Ainsi purifiés, ils sont enveloppés dans un linge sous forme de paquet et soumis à un froid de — 7°. La masse durcie est découpée au moyen d'un couteau froid en tranches très minces. Celles-ci sont broyées au mortier froid. La poudre placée dans un nouet de linge est exprimée à une forte presse, après un dégel dont la température ne doit pas dépasser 0°. Le liquide exprimé et à 0° peut être filtré sur un papier froid, humecté de solution saline. On obtient ainsi une liqueur jaunâtre opalescente, à réaction alcaline faible, sirupeuse, mais non filante. Ce plasma abandonné à lui-même à une douce température se coagule comme le sang.

Kühne donne le nom de *myosine* à la matière solide qui se sépare spontanément. La syntonine de Liebig ne serait qu'un produit de transformation ultérieure.

On peut utiliser la solubilité de la myosine dans le sel marin à 10 pour 100 pour la préparer par un procédé moins délicat.

De la viande fraîche, lavée à l'eau, est finement découpée et broyée avec du sel marin. On ajoute ensuite assez d'eau pour former avec le sel marin une solution à 10 pour 100 ; le liquide exprimé est étendu de beaucoup d'eau qui sépare la myosine.

La solution de myosine dans le sel marin 10 pour 100 se comporte comme le plasma musculaire lui-même, sauf qu'elle ne se coagule pas spontanément ; chauffée à 60° elle fournit un coagulum floconneux qui se rapproche par ses caractères des matières albuminoïdes coagulées par la chaleur. Le myosine décompose énergiquement l'eau oxygénée.

L'addition d'un excès de sel la sépare de sa solution 10 pour 100.

La solution de myosine dans les acides étendus ne contient plus que de la syntonine très soluble dans les acides étendus et les alcalis, mais insoluble dans l'eau salée à 10 pour 100 (caractère unique de distinction entre les deux corps). Pour le reste, la myosine se comporte comme les matières albuminoïdes en général.

Syntonine (fibrine musculaire). — Elle s'obtient en traitant les muscles préalablement lavés par l'acide chlorhydrique faible (à 1 pour 1000). La masse gonflée est exprimée dans un linge et le liquide filtré est exactement neutralisé. La syntonine se sépare sous la forme de flocons gélatineux.

Les solutions acides de syntonine ne se coagulent pas par la chaleur, elles sont précipitées par le sel marin, le ciel ammoniac, les sulfates de sodium et de magnésium, le chlorure de calcium.

Dissoute dans le carbonate de sodium 1 pour 100, la syntonine donne un liquide non coagulable par la chaleur et qui se trouble légèrement, et écume par ébullition.

La syntonine précipitée, chauffée en présence de l'eau à 85°, perd la propriété de se dissoudre dans l'acide chlorhydrique étendu. Pour le reste des caractères, elle se rapproche des matières albuminoïdes en général.

Les muscles contiennent également une matière colorante propre qui ne peut pas être attribuée au sang. Cependant elle ne diffère en rien de l'hémoglobine. La couleur foncée que prennent les muscles après la mort délivre de la présence de l'hémoglobine.

L'étude qui précède offre surtout de l'intérêt pour le chimiste ; au point de vue hygiénique, la grande question, ainsi qu'il a été dit, est celle de l'azote. Cependant avant de l'aborder, il faut encore donner quelques chiffres indiquant la composition des différentes viandes.

On est tout d'abord frappé de l'analogie qui existe entre elles, ainsi que le prouvent les analyses de Schutz qui compare la viande de bœuf à celle du poisson :

	Viande de bœuf.	Chair de carpe.
Fibrine, tissu cellulaire, nerfs, vaisseaux.........	15	12
Albumine...............................	4.3	5.2
Extrait dissous par l'alcool et sels............	1.3	1
Extrait dissous par l'eau et sels.................	1.8	1.7
Phosphate...............................	traces	traces,
Graisse et perte..........................	0.1	»
Eau...............................	77.5	80
	100	100

La chair du bœuf pouvant servir de type, voici une analyse de cette viande, beaucoup plus complète, due à Lehmann.

Eau...............................	71.0 à 80.0
Matières solides............................	26.0 à 20.0
Albuminoïdes coagulés.......⎱ Myosine, sarcolemme, noyaux.⎱ Vaisseaux et fibres élastiques.⎰	15.4 à 17.7
Glutine...............................	0.6 à 1.9
Albuminate, albumine coagulable à 45°.⎱ Albumine ordinaire..................⎰	2.2 à 3.0
Créatine...............................	2.7 à 0.14
Graisse...............................	1.5 à 2.30
Potasse...............................	0.50 à 0.54
Soude...............................	0.07 à 0.09
Magnésie...............................	0.04 à 0.05
Acide lactique............................	1.5 à 2.30
Acide phosphorique........................	0.66 à 0.70
Sel marin...............................	0.04 à 0.89
Chaux...............................	0.12 à 0.13

L'âge, l'état pathologique font varier ces éléments, il est incontestable que la viande provenant d'un animal trop vieux, d'une bête épuisée par la lactation et par la maladie, a perdu une grande partie de ses propriétés nutritives, ainsi que cela résulte de l'analyse suivante faite à la station agricole de Schland (Bohême) et citée par M. Baillot :

	Bœuf gras.	Bœuf maigre.
Eau...	300	597
Chaire musculaire...........................	456	308
Graisse.....................................	229	81
Matières extractives........................	15	14
	1000	1000

Enfin, voici, d'après M. de Bibra, la différence qui existe dans la composition de la chair musculaire de différents animaux :

NOM DES ANIMAUX.	FIBRES MUSCULAIRES, VAISSEAUX, NERFS.	ALBUMINE.	HÉMATOSINE.	EXTRAIT AQUEUX ET SELS.	EXTRAIT ALCOOLIQUE ET SELS.	PHOSPHATE DE CHAUX ET MATIÈRE ANIMALE.	GRAISSE.	SUBST. ALBUMINEUSE RETIRÉE DU TISSU CELLULAIRE.	EAU ET PERTE.
Bœuf (muscles).........	17.5	2.2		1.8	1.3	traces.	»	»	77.2
Canard sauvage (muscles pectoraux............	17.68	2.62		4.12		»	2.53	1.23	71.76
Carpe (cœur)..........	2	5.2		1.7	1.0	»		»	90
Cerf (cœur)...........	18.0	1.38			2.4	0.4		»	76.9
Chat (muscles)	16.39	2.0		2·93		»	1.80	1.79	75.15
Chevreuil (muscles).....	18.0	2.3		2.8		»	»	»	76.9
Cochon (cœur)..........	16.8	2.4		0.8	1.7	»	»	»	78.3
Cyprinus nasus (muscles)	9.42	1.38		4.36		»	0.54	2.13	82.17
Faucon (cœur).........	17.50	1.08		7.33		»	»	2.70	71.30
Grenouille (muscles pectoraux).............	11.77	1.86		3.46		»	0.10	2.48	80.38
Hirondelle (muscles)....	16.27	2.69		6.97		»	2.23	6.88	64.96
Marthe (muscles).......	15.74	1.99		3.13		»	2.03	2.11	75
Moineau (muscles)......	15.98	1.69		7.49		»	2.02	2.50	70.32
Pigeon (cœur).........	17	4.50		1.5	1.0	«	»	»	76.0
Poulet (cœur).........	16.5	3.0		1.2	1.4	0.6	»	»	77.3
Poule (muscles)........	16.5	3.0		1.2	1.4	0.6	»	«	77.3
Truite (cœur)..........	11.1	4.4		0.2	0.6	2.2	»	»	81.2
Renard (muscles).......	15.53	2.89		4.30		»	2.47	1.98	»

Les cendres produites par la combustion de la chair musculaire renferment, suivant M. de Bibra, les substances suivantes :

ORIGINE DE LA CHAIR.	CENDRES p. 100 DE CHAUX.	COMPOSITION POUR 100 PARTIES DE CENDRES				CARBO-NATE. DOSE.
		chlorure de sodium.	sulfate de soude.	phosphates alcalins.	phosphates terreux et oxyde de fer.	
Bœuf (muscles)................	7.71	6.50	0.30	76.80	16.40	
Canard sauvage (muscles)........	4.48	1.20	,	84.00	14.8	
Carpe.....................	6.16	1.31	12.30	44.19	42.20	
Perche....................	7.08	1.27	»	54.30	44.31	
Chevreuil (muscles)............	4.08	4.0	»	72.00	20.61	
Dindon (muscles)..............	4.30	16.63	22.20	33.25	1.46	10.46
Grenouille.................	4.96	11.0	»	64.00	25.00	traces
Lièvre mâle (muscles)...........	4.48	4.20	0.90	79.80	15.46	
Poule (muscles pectoraux).......	5.54	1.39	traces	84.72	13.80	
Veau (muscles)................	»	traces	traces	89.80	10.20	

D'après MM. Pelouze et Fremy, une petite portion du liquide de la chair s'écoule par pression, mais la plus grande partie reste dans le tissu et ne peut être extraite que par le traitement par l'eau.

Le liquide de la chair est rougeâtre, acide au papier de tournesol, coagulable par l'action de la chaleur. Il renferme différents principes qui sont la créatine, la créatinine, l'acide urique, l'urée, le sarcine, la xanthine et l'hypoxanthine, la taurine, l'acide urique, l'acide lactique et sarcolactique, l'albumine, l'inosite, le sucre, la dextrine, le glycogène.

Voici, d'après ces savants chimistes, les quantités de créatine contenues dans 100 parties de chair musculaire :

Chair musculaire.	Créatine.	
De poule....................................	3.21	2.9
De cœur de bœuf.............................	1.37	11.18
De la morue.................................	0.935	
Du pigeon...................................	0.825	
De la raie...................................	0.607	

Enfin, cette étude chimique ne peut être mieux terminée que par le tableau emprunté au *Traité de chimie physiologique* de Gorup-Besanez, qui donne la richesse en principes albumineux, c'est-à-dire en azote, des principales substances composant l'alimentation animale.

ALIMENTS TIRÉS DU RÈGNE ANIMAL.

NATURE DES ALIMENTS.	Eau.	100 PARTIES RENFERMENT			
		Matières albuminoïdes.	Corps gras.	Matières extractives et pertes.	Matières salines.
I. *Bœuf* (moyennement gras).					
Aloyau	73.48	19.17	5.86	0.11	1.38
Filet	65.11	17.94	15.55	0.62	0.78
Rognon	76.93	15.23	6.66	0.08	1.10
II. *Bœuf gras.*	55.01	20.81	23.32	»	0.86
Filet première qualité	65.05	19.94	13.97	»	1.14
Bouts de filet	32.49	10.87	56.11	»	0.53
Cœur	71.41	14.65	12.64	0.32	0.98
Poumon	78.97	17.37	2.39	0.40	1.07
Rate	75.74	19.87	2.55	0.17	1.70
Foie	71.17	17.94	8.38	0.47	2.04
III. *Veau.*	73.39	19.51	5.57	»	1.01
Poitrine	64.66	18.81	16.05	»	0.92
Gigot	70.30	18.87	9.25	0.44	1.14
Cœur	72.48	15.39	10.85	0.18	1.06
Poumon	78.34	16.33	2.32	»	1.32
IV. *Mouton.*					
Rognon	78.60	16.56	3.33	0.21	1.34
Foie	68.18	23.22	5.08	1.68	1.84
Langue	68.31	15.44	15.99	»	1.12
V. *Porc de 133 kilos.*					
Jambon	48.71	15.98	34.62	»	0.69
—	54.63	16.58	28.03	»	0.76
Côtelettes	43.44	13.37	42.59	»	0.60
Epaule	40.27	12.55	46.71	»	0.46
Tête	49.97	14.23	34.74	»	1.07
Cœur	75.07	17.65	5.73	0.64	0.94
Poumon	81.61	13.96	2.92	0.54	0.97
Foie	71.16	18.61	8.32	»	1.94
Rate	75.24	15.67	5.83	1.84	1.42

NATURE DES ALIMENTS.	Eau.	100 PARTIES RENFERMENT			
		Matières albuminoïdes.	Corps gras.	Matières extractives et pertes.	Matières salines.
VI. *Gibier.*					
Lièvre.. { Lombes	73.73	23.54	1.19	0.47	1.07
Cuisses et épaules	74.59	23.14	1.07	»	1.20
Poumon	78.56	18.17	2.18	»	1.16
Cœur	77.57	18.82	1.62	0.86	1.13
Reins	75.17	20.11	1.82	1.53	4.36
Foie	73.81	21.84	1.58	1.09	1.68
Coqs de bruyère	71.95	25.26	1.43	»	1.39
Grives	73.13	22.19	1.77	1.39	1.52
VII. *Poissons.*					
Hareng fumé	47.12	18.97	16.67	»	17.24
— saur	80.96	17.09	0.35	»	1.64
Morue salée	48.60	77.90	0.36	0.15	1.51
— fraîche	64.49	21.12	8.51	»	1.24
Sardine	51.77	22.30	2.21	»	23.72
Saumon	51.89	26.00	11.72	»	9.39
Caviar	45.05	31.90	14.11	»	8.91
VIII. *Divers.*					
Bœuf fumé	47.68	27.10	15.35	»	10.59
Langue de bœuf fumé	35.74	24.31	31.61	»	8.51
Jambon fumé	25.98	23.97	36.48	1.50	10.07
Cervelas	37.37	17.64	39.76	»	5.44
Petites saucisses	42.79	11.69	39.61	2.25	3.66
Boudin	49.93	11.81	11.48	25.09	1.69
Saucisse de 1re qualité	48.70	15.95	26.33	6.38	2.66
— de 2e —	47.58	12.89	25.10	12.22	2.21
— de 3e —	50.12	10.87	14.43	20.71	2.87
Saindoux de 1re —	0.14	0.11	99.95	20.71	traces
— de 2e —	1.26	0.41	98.33	»	traces
Œufs de poule	7.46	11.36	13.30	1.73	1.05
Lait	88.00	3.20	4.00	3.73	0.8
Beurre	42.00	0.50	86.00	1.50	1.00
Fromage	36.06	23.00	37.00	1.00	4.00

3° TRANSFORMATION DES MATIÈRES ANIMALES DANS L'ÉCONOMIE.

Après avoir fait connaître la composition de la chair des animaux, il convient de rechercher comment cette viande peut être utile à l'homme, et par conséquent il faut suivre ses différentes transformations dans l'économie. Les aliments sont d'abord broyés par les dents, puis par le mouvement des mâchoires et de la langue le bol alimentaire est préparé.

Les aliments, divisés par les dents et humectés par la salive, passent de la bouche dans le pharynx, du pharynx dans l'œsophage et de l'œsophage dans l'estomac. C'est à la succession des actes musculaires qui ont pour but le transport de l'aliment de la bouche dans l'estomac que l'on donne le nom de déglutition.

Arrivés à l'estomac, les aliments s'y accumulent et y séjournent un certain temps. L'estomac, qui, à l'état de vacuité, est notablement revenu sur lui-même, se dilate pour recevoir les aliments et, par ses mouvements de contraction, facilite l'action du suc gastrique.

M. Schultz a étudié le rythme de ces mouvements sur les chevaux, les lapins, les chiens et les chats. Chez les herbivores, les aliments sont soumis dans l'estomac à un mouvement de révolution; chez les carnivores, il n'y a qu'un mouvement de va-et-vient, de gauche à droite et de droite à gauche; M. Beaumont a étudié le rythme des mouvements de l'estomac chez un homme atteint de fistule gastrique : la masse alimentaire était mue à peu près comme chez les herbivores. C'est dans l'estomac que s'opère surtout la digestion des matières plastiques sous l'influence du suc gastrique.

« Lorsque les phénomènes de la digestion stomacale sont terminés, l'orifice du pylore s'ouvre pour laisser passer la masse alimentaire. Celle-ci s'introduit par portions fractionnées dans le duodénum. La masse alimentaire parcourt le duodénum, où elle se mélange avec la bile et le suc pancréatique; elle passe ensuite dans le jéjunum, puis dans l'iléum, et arrive enfin à la valvule de Bauhin, qui sépare l'intestin grêle du gros intestin.

» Le mouvement de progression de la bouillie alimentaire est déterminé par les contractions péristaltiques de l'intestin.

» Les matières alimentaires qui n'ont point été absorbées dans l'intestin grêle passent de la dernière portion de cet intestin, ou iléum, dans la première partie du gros intestin, ou cæcum : du cæcum elles remontent à droite dans le côlon ascendant, s'engagent dans le côlon transverse, descendent à gauche par le côlon descendant, traversent l'iliaque, puis le rectum, et sont enfin rejetées au dehors. » (Béclard.)

Les aliments que nous prenons sont généralement trop solides pour être absorbés par l'économie; il faut qu'ils deviennent liquides. Tel est le rôle des différents sucs sécrétés par quelques organes qui se trouvent le long du tube digestif. Les métamorphoses déterminées par les divers ferments digestifs commencent au point où ces sucs sont sécrétés, mais elles se continuent et s'achèvent plus loin sous l'influence des mêmes agents, qui imbibent la masse alimentaire.

La salive agit sur les substances amylacées; aussi ne sera-t-il rien dit ici de ce ferment appelé diastase salivaire par M. Mialhe et ptyaline par Berzelius.

C'est dans l'estomac que s'opère particulièrement la digestion des matières protéiques. Cet organe sécrète un liquide qui porte le nom de suc gastrique. Cette sécrétion a lieu surtout sous l'influence des aliments; à l'état de repos, la muqueuse de l'estomac en est simplement humectée. Autrefois, lorsqu'on voulait étudier ce ferment, on faisait avaler aux animaux des éponges sèches que l'on retirait à l'aide d'une ficelle.

Aujourd'hui on se procure du suc gastrique en allant le puiser directement dans l'estomac à l'aide de fistules qui sont en quelque sorte devenues classiques depuis les expériences de mon ancien maître M. Blondlot.

Je ne veux pas décrire ici la manière d'opérer pour pratiquer ces fistules, tous les traités de physiologie indiquant à l'aide de quel artifice on peut retirer du suc gastrique de l'estomac d'un chien.

La quantité de suc gastrique sécrétée dans l'espèce humaine a été évaluée à plus de 500 grammes à l'heure par MM. Bidder et Schmitz sur une femme atteinte d'une fistule gastrique.

Le suc gastrique est un liquide incolore, limpide, d'une odeur faible, rappelant celle de l'animal d'où elle provient, d'une saveur légèrement salée. La densité est de 1005 chez l'homme. Il renferme un acide libre et une substance organique particulière.

Longtemps on a cru que l'acide du suc gastrique était l'acide chlorhydrique. MM. Claude Bernard et Barreswille ont cherché à démontrer qu'il ne pouvait en être ainsi. M. Blondlot pensait que l'acidité était due à un phosphate acide. Les travaux de MM. Chevreul et Lehmann semblaient avoir mis hors de doute la présence de l'acide lactique.

Après avoir entrepris une campagne énergique pour prouver qu'il n'existe pas d'acide chlorhydrique libre dans l'estomac, les chimistes semblent aujourd'hui s'ingénier à prouver le contraire.

Gorup-Besanez admet comme parfaitement démontré que l'acide chlorhydrique libre est sécrété par les glandes pepsiques; il en est de même de M. Hoppe-Seyler dont le Traité de chimie a été également traduit par M. Schlagdenhauffen.

Les dernières expériences de M. Rabuteau, dit-il, terminent de longs débats auxquels avaient pris part diverses sociétés savantes. Cet habile chimiste a démontré que l'acide libre contenu dans le liquide stomacal est réellement l'acide chlorhydrique. La plus concluante de toutes les démonstrations au sujet de cette question controversée consiste en ce que le suc gastrique bleuit un mélange d'amidon, d'iodure et d'iodate de potasse; tout autre liquide acide dilué au $\frac{1}{1000}$ dont l'acide libre serait un acide organique comme l'acide acétique ou l'acide lactique, ne produirait pas cette réaction.

Cette expérience semble probante; malgré cela la sécrétion d'un acide minéral libre, par une glande organique, est un fait extraordinaire qui a donné lieu à bien des théories.

Évidemment l'acide chlorhydrique provient de la décomposition des chlorures de l'organisme et la difficulté consiste à expliquer leur décomposition.

M. Brucke attribue à l'influx nerveux cette séparation des liqueurs acides et basiques dans deux directions différentes, les liquides acides se dirigeant vers la surface des muqueuses et la partie alcaline vers le fond de la glande et de là dans le sang.

Cette propriété serait comparable, suivant ce physiologiste, aux vertus électromètres des muscles mis en contact avec les nerfs, ou aux phénomènes électriques de divers tissus qui, par leur rapport immédiat avec des filets nerveux, peuvent être transformés en véritables appareils électriques.

M. Ralfe fait remarquer à ce propos qu'en faisant passer le courant de la pile à travers une solution de chlorure de sodium et de bicarbonate de soude, on obtient au pôle positif de l'acide chlorhydrique et au pôle négatif du carbonate de sodium.

Pour M. Maly, l'acide chlorhydrique serait dû à l'action des mono et biphosphates de sodium sur les chlorures de calcium et de sodium.

Aucune de ces théories n'est établie d'une manière certaine ; ce qui paraît évident, c'est que plusieurs bases organiques qui se trouvent dans l'économie, jouent un rôle dans ces phénomènes de décomposition ; cela résulte, du reste, des expériences de MM. Berthelot et Rabuteau rapportées par M. le D⁰ Raymond dans sa thèse inaugurale pour l'agrégation.

On a longuement discuté sur la nature de l'acide gastrique, en particulier sur la question de savoir si c'était l'acide lactique ou l'acide chlorhydrique. M. Bichet, dans un travail inspiré par M. Berthelot, a montré que l'acide lactique n'existe pas dans le suc gastrique pur et frais.

L'acide sarco-lactique, qu'on y trouve après un certain temps, est le produit d'actions chimiques (ou peut-être d'une fermentation) ultérieures.

« L'acide lactique étant ainsi mis hors de cause, il y avait à se demander quel acide existe dans le suc gastrique. M. Berthelot a prouvé qu'il ne contient pas d'acide chlorhydrique libre dégagé de toute combinaison ; mais il renferme de l'acide chlorhydrique combiné avec des substances organiques dérivées des albuminoïdes, tyrosine, leucine, etc. En un mot, le suc gastrique contient un sel formé par une base organique faible et l'acide chlorhydrique : ce sel se dissocie partiellement, quand on l'étend d'une quantité d'eau suffisante, en leucine et en acide libre. »

Nous avons rapporté l'expérience de Rabuteau qui indique la présence de l'acide chlorhydrique libre dans le suc gastrique. Voici celle de Claude Bernard, qui justifie les travaux de MM. Bichet et Berthelot. L'illustre physiologiste ayant vu que la sécrétion, rarement acide dans les glandules mêmes, le devenait à la surface de la muqueuse, a rendu ce fait évident en injectant un mélange de lactate de peroxyde de fer et de cyano-ferrure de potassium : partout où il existe une réaction acide, apparaît le bleu de Prusse, reconnaissable à sa couleur. Or, la couche glandulaire conserve sa teinte ordinaire, tandis que la surface prend la couleur bleue caractéristique.

Au point de vue physiologique, cette question si longuement discutée n'a pas une grande importance ; en effet, Heidenhain a démontré qu'il est indifférent que cette acidité soit réalisée par tel ou tel acide, chlorhydrique, lactique ou même azotique.

La seule chose nécessaire, c'est que le suc gastrique présente une réaction acide et le degré d'acidité a son importance.

L'acidité du suc gastrique est en moyenne de 1,7 pour 100 d'acide chlorhydrique; elle varie entre 0,5 et 3,2; elle ne dépend ni de la quantité de liquide sécrété, ni de l'état de vacuité ou de plénitude de l'estomac. Elle augmente avec l'ingestion du vin et diminue avec l'usage d'aliments sucrés. Elle atteint son maximum dans l'intervalle des digestions (C. Bichet.)

A côté de l'acide se trouve un ferment particulier indiqué par Schwann et décrit par M. Wasmann. Il porte le nom de pepsine, de chymosine, de gastérose.

Son action se porte essentiellement sur les aliments azotés : malgré cela ses propriétés varient suivant l'espèce de l'animal, son âge et le genre d'alimentation.

Les effets obtenus à l'aide des différentes présures justifient cette assertion. On sait que la présure est un liquide contenant le ferment gastrique du veau dont on se sert pour cailler le lait. Or les présures allemandes, danoises sont plus actives en général que les produits français. Ce fait a donné lieu dans le *Journal de l'industrie laitière* à une discussion à laquelle j'ai pris part. Elle avait eu pour point de départ une note de M. Lhote qui expliquait ces anomalies. Voici ce qu'il résulte de ces débats.

Le ferment sécrété par la caillette du jeune veau caille le lait, mais il perd une partie de cette propriété si le veau est soumis à une alimentation végétale. Or, en Allemagne, pour préparer la présure on se sert seulement des caillettes de veaux n'ayant pas plus de quelques jours et allaités, tandis qu'en France on emploie des veaux âgés souvent de plusieurs mois, nourris de son et de riz. C'est ce qui explique l'infériorité des présures françaises. L'expérience a démontré également que la présure faite avec l'estomac de mouton ou de tout autre animal exerce une action bien moins active sur le lait de vache. En sorte qu'il est évident que le ferment sécrété par le jeune animal est destiné à agir sur le lait de la mère que la nature lui a donné.

Ces observations ont une grande importance pour la nourriture de l'enfant en bas âge ; elles prouvent combien l'allaitement par la mère est indispensable, puisque le suc sécrété par ces jeunes estomacs est destiné à la digestion de son lait; elles démontrent surtout combien l'alimentation prématurée est dangereuse, l'estomac n'étant pas prêt pour digérer des aliments solides.

Les recherches de M. le D' Coudereau sont bien conformes à ces données chimiques. L'observation clinique, dit-il, nous montre que le tout jeune enfant digère facilement le lait de femme, et très imparfaitement le lait de vache. Quand il prend de ce dernier lait, on rencontre dans les excréments de nombreux fragments, parfois très volumineux, de caséine non digérée. Dans la plupart des cas, cette caséine subit dans le canal digestif une décomposition plus ou moins avancée qui donne aux *fèces* une odeur infecte qui rappelle parfois celle du fromage de Roquefort putréfié.

L'aspect des excréments ne varie pas moins que leur odeur. Souvent on n'aperçoit pas les grumeaux caséeux et la selle a un aspect pâteux qui fait penser au mastic des vitriers, et sa couleur varie du blanc sale au jaune pâle-grisâtre.

C'est qu'en effet la composition du lait des différents animaux est loin d'être constante. Ce sont surtout les proportions d'albumine qui varient par rapport à la caséine :

```
Pour le lait de femme elles sont comme   100   est à   122.73
   —      de chèvre          —           100    —      173.09
   —      de vache           —           100    —      239.20
```

D'où cette conclusion : la caséine n'est point un aliment pour le nouveau-né pendant une période de temps dont la durée est à déterminer expérimentalement. Cette substance est une surcharge nuisible au fonctionnement régulier des organes digestifs.

C'est une alimentation prématurée; plus elle est abondante, plus elle est nuisible.

L'albumine, au contraire, reste fluide en présence des liquides digestifs; elle est séparée des autres éléments par la coagulation de la caséine. Elle est absorbée ensuite soit en nature, soit sous forme de peptone.

On comprend dès lors que l'œuf frais, et non cuit dur, serve d'aliment transitoire avant d'arriver aux viandes.

Ce n'est qu'au moment où la dentition est complète que l'estomac est réellement apte à digérer la chair tendre des animaux.

Cette digestion s'opère donc sous l'influence du ferment pepsique, mais elle est facilitée par les mouvements de l'estomac. Voici maintenant comment s'opère la dissolution des aliments plastiques.

Le tissu conjonctif des muscles est d'abord dissous; puis la chair musculaire se désagrège; elle se réduit en fibres primitives, puis en fibrilles qui diminuent peu à peu de longueur et se dissolvent incomplètement en laissant un faible résidu de nucléine. Par suite de ces modifications les matières albuminoïdes passent à l'état de peptone. Cette nouvelle solution a parfois encore la propriété de se coaguler par la chaleur, mais d'autres fois elle ne se précipite plus. Le veau se dissout plus facilement que le bœuf (Schrœder); la viande bouillie ou rôtie, plus rapidement que la viande crue (Frerichs); celle qui date de plusieurs jours est plus soluble que la viande fraîche; la viande maigre enfin disparaît plus vite que la viande grasse.

Les sels solubles contenus dans la viande, de même que les sels terreux, sont dissous par l'acide chlorhydrique du suc gastrique, et abandonnent les combinaisons qu'ils formaient antérieurement avec les matières albuminoïdes; ce qui le prouve, c'est qu'en neutralisant les liqueurs qui proviennent de ces digestions, on obtient un coagulum de matières albuminoïdes.

Tous les tissus collogènes se dissolvent pendant l'acte de la digestion. Les tendons subissent en premier lieu cette transformation, puis les cartilages et enfin les os. Il en résulte des peptones collogènes qui ne jouissent plus de la propriété de se gélatiniser, comme la gélatine d'où elles dérivent (Etzinger) Ces peptones présentent une réaction acide, elles décomposent les carbonates et se combinent aux terres alcalines pour former avec elles des combinaisons qui colorent en bleu le papier de tournesol rouge. — (Tartarinoff) Gorup-Besanez, traduit par M. Schlagdenhauffen.

On est surpris de voir l'énergie du suc gastrique qui est capable de dissoudre même les os. M. Payen, dans son livre sur l'alimentation, cite un fait qui le prouve : une portion cylindrique d'os compacte, ayant 7 millimètres de diamètre et 32 millimètres de hauteur, enveloppée d'une gaze, fut introduite pendant cinquante heures dans l'estomac d'un chien, muni d'une fistule gastrique ; au bout de ce temps on déboucha l'ajustage et le fil, attaché au bouchon, amena l'os enveloppé. Celui-ci se trouva tellement amoindri, que son diamètre était réduit à 4 millimètres, et sa longueur à 28 millimètres ; la superficie se trouvait striée de lignes légèrement saillantes, correspondant sans doute aux parties les plus dures de l'os. Ainsi, il est évident que le suc gastrique avait attaqué et dissous, par couches périphériques, la masse osseuse entière, sans ménager le tissu organique, comme l'aurait fait l'acide chlorhydrique étendu.

Ici se présente une question économique importante, celle de savoir si les matières gélatineuses sont nutritives.

« Le rôle de la gélatine et des matières collogènes dans la nutrition (Gorup-Besanez) est à peu près le même que celui des corps gras et des hydrates de carbone. La gélatine se décompose et fournit de l'urée, et empêche, par cela même, l'usure des matières albuminoïdes, des matières grasses et des hydrates de carbone. Son effet principal sur l'économie réside donc dans la transformation qu'elle subit au lieu et place de l'albumine de la circulation et, par suite, dans la réduction de l'usure de cette substance, comme aussi dans celle de l'albumine des organes (Voit). Mais, comme elle n'est pas capable de former de l'albumine des tissus, elle ne peut pas servir à l'alimentation, à moins qu'elle ne soit associée à des matières albuminoï des.

» Les tissus collogènes agissent comme la gélatine, et ont, sur celles-ci, l'avantage d'être plus facilement supportés. Une alimentation composée de tissus collogènes provoque l'usure des matières albuminoïdes de l'organisme, puisque l'on trouve dans les dépenses une quantité d'azote plus forte que dans l'osséine ingérée. Il résulte de là que l'on ne peut pas substituer les matières collogènes en lieu et place des matières albuminoïdes. »

Voici l'opinion émise dans le savant traité de physiologie de Béclard. Lorsqu'on met de la gélatine (gelée de viande ou gelée d'os) en contact avec le suc gastrique, elle ne tarde pas à être dissoute, et elle forme un liquide brun clair. Ce n'est pas une dissolution pure et simple, car le produit de la dissolution concentrée par évaporation, a perdu la propriété de se prendre de nouveau en gelée par le refroidissement. Quant aux propriétés chimiques de la gélatine, elles ne paraissent pas modifiées.

Longtemps on a nié les propriétés nutritives de la gélatine. Les expériences de Donné, en particulier, semblent démontrer que la gélatine du commerce, non seulement ne concourt point à la nutrition, mais agit à la manière d'une substance purgative plutôt nuisible qu'utile.

Mais tel n'est pas l'effet réel de la gélatine que nous prenons quotidiennement en assez grande quantité avec le bouillon, la viande, les os, la partie soluble des tendons, des ligaments de la peau, des tissus conjonctifs.

Ces substances nourrissent à la manière des autres matières azotées. La gélatine du commerce a été profondément modifiée par les manipulations qui servent à sa préparation. La gélatine obtenue par la coction des pieds de veau (tendons), par celle des os frais, et aussi par la dissolution des diverses variétés du tissu conjonctif, est réellement une substance nutritive; les expériences de Claude Bernard sont positives à cet égard.

Lehmann dit que la gélatine se transforme dans l'estomac (*gélatine peptone*).

En résumé, sous l'influence du suc gastrique, toutes les substances plastiques se transforment en produits similaires, nommés peptones par M. Lehmann et albuminose par M. Mialhe.

Aussi, généralement, attribue-t-on un rôle considérable au suc gastrique dans la digestion des aliments animaux; on en fait le dissolvant essentiel des matières plastiques.

Pour M. le docteur Raymond, son action serait limitée et l'estomac ne transformerait chimiquement, ne digérerait qu'une minime fraction des aliments azotés. Suivant ce physiologiste, son rôle véritable serait moins de peptoniser les albuminoïdes que de les réduire en pulpe et en bouillie, état qui leur permet de franchir l'ouverture pylorique.

Voici sur quoi repose cette opinion :

Dans les digestions artificielles, il faut sept à dix heures de contact avec le suc gastrique pour que l'aliment albuminoïde par excellence (chair musculaire) soit peptonisé.

Dans l'estomac, suivant M. Beaumont, le séjour le plus long pour les aliments serait de six heures; la moyenne serait de quatre à deux heures.

Beaumont a vu, par exemple, après un repas de légumes et de porc rôti, l'estomac se vider en deux heures.

Avec une ration composée de deux œufs cuits et de trois pommes mûres, l'estomac s'était vidé en une heure.

De plus, l'albumine liquide ne séjourne pas dans l'estomac et n'y est point transformée. Toutes les fois que l'état physique de l'aliment permet son passage dans le duodénum, ce passage a lieu. Les albuminoïdes solubles qui sont précipitables par les acides, séjournent seuls dans l'organe. C'est ce qui arrive lorsqu'on ingère du lait : la caséine, précipitée par l'acide gastrique, est arrêtée sous forme de flocons et de grumeaux, et ne peut continuer sa route qu'après la désagrégation qui résulte d'une peptonisation incomplète.

En résumé, si l'élément a été bien divisé par la mastication, si les fonctions mécaniques de l'estomac s'exécutent régulièrement, le séjour de l'aliment dans cet organe est de courte durée, et les transformations chimiques (peptonisation) sont réduites au minimum de temps. La digestion chimique est donc extrêmement facilitée par la digestion mécanique avec laquelle elle se trouve étroitement liée. On a même été plus loin, on a dit qu'un excès de peptone dans l'estomac provoque les vomissements.

Je crois qu'il y a là une exagération; je vais essayer de le prouver par des expériences personnelles.

1° Pendant vingt-quatre heures je n'ai pris d'autres aliments que des peptones.

A midi et le soir j'ai absorbé dans du madère, à chaque repas, 120 grammes de peptone Defresne représentant 240 grammes de viande.

Cette boisson a été tout d'abord bien acceptée. Mais au bout d'une heure on éprouve un malaise résultant de l'état de vacuité de l'estomac, c'est-à-dire la sensation de la faim, accompagnée d'une légère congestion de la tête provenant du vin alcoolique absorbé à jeun.

Aussi, je crois qu'il serait difficile de se contenter pendant longtemps de ce régime; cependant, si l'on injecte des peptones dans le sang, elles ne sont pas rejetées par les émonctoires; elles ne passent pas dans les urines, comme il arrive pour l'albumine introduite de la même manière.

Dans mes premières expériences, n'ayant absorbé que des aliments liquides, le passage dans le duodénum a été rapide, ce qui a pu empêcher les vomissements. Je les ai donc répétées dans d'autres conditions :

2° Après avoir pris à midi un repas composé exclusivement d'aliments plastiques, bœuf en ragoût et filet de porc, j'ai absorbé 60 grammes de peptone dans autant de madère. Cet excédent de peptone n'a déterminé aucune nausée.

L'estomac fonctionnant bien, la peptone a été absorbée sans doute très rapidement, ce qui a permis au suc gastrique d'exercer ensuite son action sur les autres aliments.

En conséquence, il est à présumer que si, dans les vomissements, on observe parfois un excès de peptone, ce n'est pas à ce produit qu'il faut attribuer l'évacuation, mais à un état morbide de l'organe qui fonctionne mal, et qui n'élimine pas ces peptones au fur et à mesure de leur production. En sorte qu'il arrive un moment où il y en a surabondamment, ce qui semble arrêter la sécrétion du suc gastrique, ou tout au moins son action sur les autres substances azotées.

En résumé, la présence d'une certaine quantité de peptones est nécessaire pour émulsionner les aliments et les transformer en chyme.

Toutefois, il est possible qu'un excès de peptones dans l'estomac, arrête la sécrétion du suc gastrique, ce qui justifierait l'habitude de prendre un peu d'eau-de-vie ou de liqueur après un repas copieux. Suivant M. le professeur Sée, l'alcool, dans ce cas, précipite les peptones formées, ce qui détermine une nouvelle sécrétion de ferment peptique et facilite la digestion des aliments.

L'estomac distribue le chyme aux intestins d'une manière graduée et successive, par petites portions. La composition de ce chyme est facile à déduire de ce qui a été dit de l'action du suc gastrique : les aliments gras sont chimiquement tels qu'ils ont été ingérés, les féculents n'ont pas été modifiés, sauf l'amidon cuit que la salive aura transformé en glycose; les sucres sont restés dans le même état; seuls, les éléments azotés ont subi une modification partielle qui a eu pour résultat de les dissocier, en produisant une certaine quantité de peptone.

La digestion se continue dans les intestins.

« Les deux digestions, stomacale et intestinale, sont séparées par un intervalle pendant lequel la masse alimentaire reçoit l'action d'une nouvelle sécrétion, la bile. »

La bile émulsionne les corps gras, arrête l'action du suc gastrique, en neutralisant l'acide chlorhydrique, en substituant à l'acidité stomacale celle des acides glycocholique et taurique, et enfin en précipitant le ferment pepsique.

Quelques physiologistes voulant nier complètement l'action du suc gastrique, prétendent même que les peptones sont précipitées et digérées ensuite de nouveau par les sucs intestinaux.

Là encore, il y a exagération. Étant donnée la composition du suc gastrique, il devient évident que sous l'influence de l'acide chlorhydrique, outre les peptones, il se forme de la syntonine qui n'est pas assimilable et qui est précipitée par la bile pour subir plus facilement la digestion pancréatique.

Les peptones véritables ne sont pas précipitées par la bile. En effet, lorsqu'on opère une digestion artificielle, après avoir saturé l'acide par une solution alcaline, on produit un précipité. Après filtration on obtient une solution de peptones vraies, sur laquelle la bile est sans action. On peut vérifier cette réaction sur les peptones Defresne.

Quoi qu'il en soit, on est obligé de reconnaître toute l'importance de la digestion intestinale.

Celle-ci s'opère sous deux influences, l'une mécanique, l'autre chimique.

Les mouvements de l'intestin qui commencent quatre à six heures après l'ingestion alimentaire sont de deux espèces :

1° Un mouvement des différents segments du tube intestinal, les uns sur les autres, par suite de quoi les diverses anses changent de position relative.

2° Le mouvement le plus important est la contraction circulaire et progressivement propagée, connue sous le nom de mouvement péristaltique, dont l'effet est de pousser successivement le contenu de l'intestin.

Le ferment qui opère la digestion est sécrété par le pancréas et porte pour cela les noms de suc pancréatique ou pancréatine.

Son action est remarquable, car, en effet, il est tout à la fois le véritable agent de la digestion des matières grasses et celui des substances féculentes qu'il transforme presque instantanément en glycose; enfin il peptonise, il digère les albuminoïdes.

On s'est demandé si l'action du suc pancréatique est due à un ferment unique ou au mélange de trois ferments distincts, *émulsif, glycosique, peptique*. La question a été résolue dans ces dernières années par Kühne (1876) qui a découvert et isolé le ferment albuminoïde, la *trypsine*, qui détruit et digère facilement les albuminoïdes dans les solutions alcalines, neutres ou faiblement acides.

En sorte que la pepsine acide du suc gastrique détruit l'action de la trypsine. Ce qui explique, suivant Kühne, les troubles nutritifs qui suivent l'absence d'écoulement de la bile dans l'intestin. La pepsine resterait active dans le duodénum, et détruirait la digestion pancréatique assurée habituellement par le liquide biliaire.

Enfin, dans l'intestin grêle, les glandes tubuleuses de Lieberkhün sécrètent un suc particulier agissant sur le sucre de canne qui, à ce moment, est la seule substance non modifiée.

Ce suc contient le *ferment inversif* de Claude Bernard, qui transforme le sucre de canne en deux glycoses : *glycose* et *lévulose*.

Les aliments liquides, dans l'intestin grêle, portent le nom de chyle; ils se concrètent dans le gros intestin où ils séjournent pendant un temps normalement cinq ou six fois plus considérable que dans l'intestin grêle.

Enfin, ce que l'économie n'a pas absorbé, est éliminé sous forme de fèces.

Il reste à dire comment se produit cette absorption ; nous le ferons d'après M. Béclard.

L'absorption des matières albuminoïdes transformées en peptones, commence dans l'estomac même, mais elle acquiert tout son développement dans l'intestin grêle. Elle s'opère à la fois par les veines et les lymphatiques de l'intestin, ou chylifères.

« Les veines intestinales, concourant à la formation de la veine porte, conduisent les liquides de la digestion, d'abord dans le foie, puis dans la veine cave inférieure.

» Les vaisseaux chylifères versent, par l'intermédiaire du canal thoracique, le liquide qu'ils charrient dans la veine cave supérieure, au confluent de la veine jugulaire interne. Le produit liquide de la digestion est donc versé dans le sang veineux ; il se dirige ensuite, avec le sang, vers les cavités droites du cœur, et traverse les poumons avant d'être utilisé pour la nutrition.

» Les matières azotées de l'alimentation, quelles que soient les modifications moléculaires qu'elles éprouvent au moment de leur absorption, se reconstituent promptement dans le sang, à l'état d'albumine. L'albumine, dans le sang, prend part à la formation des globules. Les globules s'organisent au sein même de ce liquide ; il est probable que c'est dans les globules, et par l'intervention de l'oxygène absorbé dans les poumons, que se forme la fibrine du sang.

» La fibrine a une tendance naturelle à la formation solide. C'est elle qui, dans les liquides entraînés hors des vaisseaux, se solidifie et concourt à la réparation des tissus. La fibrine, incessamment formée dans le sang, est incessamment exhalée hors des vaisseaux avec le liquide albumineux qui la contient, et elle se coagule spontanément hors des vaisseaux.

» La fibrine, en sa qualité de matière coagulable, joue un rôle essentiel dans la nutrition des tissus, et elle peut être envisagée comme le point de départ des phénomènes d'organisation.

» Les muscles, qui constituent une grande partie de la masse du corps (environ la moitié), sont essentiellement constitués par la fibrine légèrement modifiée.

» La base organique des divers autres tissus procède de la fibrine ou de l'albumine, en vertu de modifications peu connues (soit par une fixation d'oxygène et d'hydrogène dans les proportions de l'eau, soit par une fixation d'hydrogène et d'azote dans les proportions de l'ammoniaque).

» Ces tissus une fois formés sont le théâtre de transformations variées, et passent par une succession de produits intermédiaires qui rentrent, sous forme soluble, dans le sang, où ils constituent ce qu'on nomme les matières extractives. » (Béclard.)

Tous ces produits, devenus inutiles et même dangereux, sont rejetés de l'économie.

CHAPITRE IV

DE L'ALIMENTATION ANIMALE, CE QU'IL FAUT POUR EN FACILITER L'ABSORPTION
ET LA DIGESTION

La forme sous laquelle les aliments arrivent à l'estomac influe d'une façon
toute particulière sur la digestion, aussi un chapitre spécial sera-t-il consacré
à l'hygiène culinaire. Ici je ne parlerai donc que des préparations qu'on pourrait
appeler, avec M. le docteur Fournès, *médicaments-aliments*. Parmi ceux-ci la
viande crue est très en vogue ; en voici les raisons qui sont données par le savant directeur de l'*Hygiène pour tous*, M. le docteur de Pietra Santa.

« 1° La nécessité, pour l'homme, d'une alimentation plus substantielle, est la
conséquence immédiate des conditions d'anémie et de lymphatisme qui prédo-
minent dans les générations modernes.

» 2° La viande est l'aliment de force par excellence ; aussi le signe le plus évident de l'accroissement de richesse dans un pays, se trouve-t-il toujours en
rapport direct avec l'accroissement de la consommation de cette même viande.

» 3° Ce qui est vrai, ce qui est utile, pour l'individu en bonne santé, dans les
conditions normales et physiologiques de la vie, devient plus vrai et surtout
plus utile, alors que se manifestent les prédispositions maladives (héréditaires
ou acquises), des symptômes d'épuisement et de misères physiologiques ; alors
que surgissent des phénomènes franchement morbides.

» Quelles sont, dans de pareilles occurrences, les ressources prophylactiques
et thérapeutiques que nous offrent la viande crue et les préparations qui en
dérivent ? » D' de Pietra Santa.

Ce problème a occupé bien des hygiénistes ; nous allons suivre leur exemple.
Les premières applications de la viande crue ont été faites par le docteur Wasse
(de Saint-Pétersbourg), Stewart et Erskine (de Londres), Furster (de Montpellier), et ses meilleurs modes de préparation ont été imaginés par Yvon,
O. Reveil et de Laborde. Voici, selon moi, les moins répugnants :

1° Lorsque toute mastication est impossible et que la faiblesse est extrême, on découpe, on pile la viande, puis on soumet la pulpe à la presse. Le jus qui en découle est mélangé à du bouillon.

2° Quand la viande peut être absorbée en nature, on choisit un beau morceau de bifteck dont on enlève la peau, les tendons et toutes les parties offrant de la résistance; on le hache, et après avoir ajouté du sel et des fines herbes, on forme de petites boulettes qu'on dispose dans une assiette creuse dans laquelle on verse un bouillon bien chaud. La chaleur est suffisante pour coaguler l'albumine de la surface de la viande; celle-ci perd alors la couleur saignante qui inspire quelquefois du dégoût aux malades.

Pour vaincre cette répulsion, on a imaginé bien d'autres formules; j'en donnerai seulement quelques-unes, puisées dans le *Journal de pharmacie et de chimie* du mois d'octobre 1874 :

PROCÉDÉ YVON.

Viande crue	250 gr.
Amandes douces mondées	75
Amandes amères	5
Sucre blanc	80

On monde d'abord les amandes et on les pile, avec la viande et le sucre, dans un mortier en marbre, de façon à obtenir une pâte homogène. Pour avoir un produit d'un aspect plus agréable, et retenir, en même temps, les quelques fibres qui auraient échappé à l'action du pilon, on peut pulper la pâte.

Lorsqu'elle a subi cette opération, la pâte présente une couleur rosée et offre une saveur très agréable, ne rappelant en rien celle de la viande crue. Elle peut se conserver sans altération assez longtemps, même en été, pourvu qu'elle soit placée dans un endroit frais et sec.

Si l'on veut donner à la préparation la forme liquide, il suffit de délayer une certaine quantité de pâte avec de l'eau, en prenant les mêmes précautions que pour la préparation du looch au moyen de la pâte amygdaline. La quantité d'eau à ajouter n'a pas besoin d'être fixée; elle varie suivant le degré de liquidité que l'on veut donner au mélange.

Pour préparer directement l'émulsion, sans passer par l'intermédiaire de la pâte, on prend :

Viande crue	50 gr.
Amandes douces mondées	15
Amandes amères	1
Sucre blanc	16

On pile dans un mortier de marbre la viande, le sucre et les amandes comme précédemment, et l'on ajoute, peu à peu, la quantité d'eau jugée nécessaire, puis on passe dans une étamine.

Quel que soit le mode de préparation adopté, l'émulsion se maintient au moins vingt-quatre heures et quand elle se sépare au bout de ce temps, une légère agitation suffit. Pour rendre la pâte plus nourrissante, M. Pétel, au lieu d'eau, ajoute un jaune d'œuf et du lait, de manière à obtenir un véritable lait de poule.

M. Lailler a proposé la formule suivante pour administrer la viande crue :

Viande crue râpée .... 100 gr.
Sucre pulvérisé 40
Vin de Bagnels.. 20
Teinture de cannelle.. 3

On incorpore le sucre à la viande crue dans un mortier de marbre, puis on ajoute le vin et la teinture. On obtient ainsi un mélange qui a l'aspect d'une marmelade et une saveur agréable. La composition répond aux exigences d'une alimentation tonique et reconstituante.

En résumé, on a multiplié à l'infini les modes d'administration de la viande crue, dont on a certainement abusé. Aussi les vers, les tænia *mediocanellata* et *solium* se rencontrent-ils très fréquemment chez l'homme,

Pour obvier à cet inconvénient, M. Decroit conseille aux personnes qui ne peuvent digérer la viande cuite, et qui s'accommodent mieux de la viande crue ou saignante, de choisir de préférence la viande du cheval qui n'est point sujet à toutes les affections vermineuses du bœuf et du mouton.

Mais pour que ce régime donne de bons résultats, le cheval doit être jeune, sans quoi sa viande dure se digère bien moins facilement que celle du bœuf ou du mouton.

On a donc cherché d'autres moyens pour prévenir les dangers de la viande crue. M. le docteur Fournès les résume ainsi dans le *Journal d'hygiène* du 9 septembre 1880 :

a. Les poudres de viande, procédés Dannecy et Drayer, soit en cachets, soit en tablettes ou en biscuits.

b. Le bouillon qui, « malgré l'intempestive levée de boucliers de M. Delaunay, » restera toujours utile lorsqu'il est agréable. » (Dr Bouchardat.)

c. Le sang (pur ou préparé), qui ne se relèvera jamais de cette critique formulée par Michel Lévy :

« La théorie indiquait d'avance qu'un liquide (le sang) composé de deux séries d'éléments, les uns destinés à la nutrition, mais incomplètement élaborés (sang artériel), les autres provenant de l'usure des organes et circulant pour être éliminés (sang veineux), ne *remplit pas les conditions d'un aliment légitime.* »

d. Les extraits de viande (type Liebig) qui, malgré quelques inconvénients (inhérents principalement au choix de la matière première et aux mode-divers de confection), peuvent rendre des services aux marins et aux soldats en campagne, alors surtout qu'ils sont utilisés avec des légumes appropriés ; aux valétudinaires et aux convalescents, lorsqu'il s'agit de donner des substances nourrissantes sous le plus petit volume.

« En principe, l'extrait de viande, écrit Bouchardat, ne peut, en aucune manière, être comparé par ses effets corroborants, au jus de viande crue obtenu par l'expression à froid de cette viande. Ce dernier aliment rend de grands services dans beaucoup d'états anémiques. Il renferme des matériaux albuminoïdes sous l'état le plus favorable à l'assimilation. »

C'est pour répondre aux desiderata de l'éminent professeur d'hygiène de la Faculté de médecine de Paris que d'habiles pharmaciens se sont posé ce problème :

« Réunir dans une préparation agréable au goût, d'une digestibilité facile, d'une assimilation prompte, la viande crue et les principes alcooliques et toniques qui en complètent la valeur et la raison d'être, tout en conservant à chacun des agents ou facteurs leurs propriétés essentielles. »

Parmi ces produits on peut citer l'élixir alimentaire Ducro, le vin Aroudquina et viande, le vin Vial. (J'ajoute que tout pharmacien peut et doit pouvoir faire des préparations analogues afin de ne pas laisser envahir sa profession par la spécialité.)

« Mais la préparation qui nous paraît se rapprocher le plus des propriétés corroborantes de la viande crue assignée par Bouchardat, sans présenter les dangers du tænia, c'est l'essence de viande (*purissima*) préparée à New-York par la *London manufacturing compagny* et importée en France par l'agence américaine du Havre.

» Avant de contrôler les résultats cliniques très concluants obtenus depuis plusieurs années en Angleterre et en Amérique, nous avons demandé une analyse des produits (ext. de viande Starr et essence de viande, *purissima*) à M. Eugène Lebaigue, chef des laboratoires de la Société française d'hygiène.

» L'habile chimiste y a reconnu les éléments et les propriétés peptogènes du bouillon concentré.

» L'essence, liquide, limpide comme de l'eau, d'une couleur ambrée, d'une odeur agréable et d'une saveur légèrement salée, représente, sous un petit volume, le jus des meilleures viandes (bœuf, mouton, volailles). Les parties grasses de ces viandes ont été éliminées de manière à ne laisser que le bon goût et le parfum de la viande fraîche.

» Voici les chiffres précis de l'analyse :

	Pour 100 d'extrait.
Eau..	84.50
Matière insoluble dans l'alcool....................................	9.30
Matière soluble dans l'alcool.....................................	0.20
Matières minérales (cendres)......................................	1.60
Azote de l'extrait aqueux.......................... 1 545	
Azote de l'extrait alcoolique...................... 736	
Azote total........ 2.281	

Employées à froid, pures et sans eau, ces essences sont absorbées avec plaisir par les enfants et par les adultes ; l'estomac le plus capricieux les tolère sans la moindre difficulté

» Refroidies à la glace, elles se prennent immédiatement en gelée agréable au voyageur, au convalescent, ou au malade. »

Il ne suffit pas de prendre des aliments convenablement préparés.

La chair des animaux, mastiquée, délayée, a besoin pour être digérée de subir l'action du suc gastrique qui agit :

1° *Par son acide :* Le suc gastrique, en effet, exige pour être actif une certaine acidité ; lorsque ce degré n'est pas atteint, surtout avec une alimentation un peu copieuse, les condiments acides, ainsi que les eaux acidules stimulent l'estomac et facilitent la digestion.

« Quand on croyait que l'acidité du suc gastrique était due à l'acide lactique, on cherchait à combattre la dyspepsie à l'aide de cette substance administrée seule ou ajoutée à la pepsine, et l'on ne réussissait guère. Mais on sait aujourd'hui que l'acide chlorhydrique étant le véritable acide du suc gastrique, doit être désormais employé. D'ailleurs, l'expérience clinique avait déjà devancé la science actuelle. Il résulte en effet des observations nombreuses de Caron et de Trousseau, que l'emploi de cet acide a été suivi de succès dans les dyspepsies. Caron l'a administré avec avantage pour combattre les gastralgies liées à la chlorose, pour réveiller l'appétit chez les scrofuleux et les phthisiques, pour modérer les transpirations exagérées et les diarrhées colliquatives chez ces derniers, enfin, pour combattre le flux intestinal et les vomissements des cholériques. » (Rabuteau.)

« Dilué, l'acide chlorhydrique sert à préparer une limonade agréable ayant des qualités rafraîchissantes, tempérantes et légèrement astringentes, qu'on recherche dans ce genre de boisson. Cet hydracide rend de bien autres services aux sujets affectés de dyspepsie atonique ou d'apepsie, c'est-à-dire dont l'estomac languissant ne réagit plus sur les aliments et sécrète trop peu de suc gastrique pour les digérer. Trousseau prescrit souvent l'acide chlorhydrique dilué (1 partie pour 100 d'eau) dans l'atonie stomacale, comme stimulant et adjuvant de la fonction digestive. Je l'ai conseillé avec succès dans ce cas.

» A ce même titre, l'acide chlorhydrique entre dans plusieurs préparations hygiéniques autant que médicales, notamment dans le thé de bœuf de Liebig. » (Gubler.)

D'un autre côté, il arrive que le suc gastrique présente une réaction par trop acide, soit par une sécrétion anormale, soit par suite de fermentations particulières qui transforment certains aliments en acide lactique. Or, un excès d'acidité arrête ou diminue la sécrétion pepsique et produit des vomissements. Dans ce cas, les sels et les eaux de nature alcaline sont indiqués.

« Il paraît constant que les alcalis exercent une action spéciale pour activer la sécrétion gastrique et en augmentent la quantité. Il y a bien longtemps que ce fait avait été signalé par le chimiste Mitcherlich et confirmé par d'autres expérimentateurs. Cl. Bernard en a tiré parti pour obtenir du liquide gastrique de l'estomac extrait du corps de l'animal. La sécrétion s'exagère et finit toujours par saturer la base que l'on a introduite. Il importe de tenir grand compte de cette observation exercée par les poudres alcalines : l'explication très simple et très courante qui consiste à dire que ces poudres neutralisent l'acidité du suc gastrique est peut-être plus logique que conforme à la réalité. » (Dr Raymond.)

Tel est l'effet des alcalins lorsqu'ils sont dilués ; concentrés, au contraire, ils suspendent la sécrétion gastrique. Pris au moment des repas aux doses de 5 à 6 grammes par jour, ils entravent l'appétit et la digestion. Aussi dans les dyspepsies acides se sert-on plutôt d'eaux minérales alcalines (Vichy, Vals, etc., etc.).

2° *Par son ferment :* L'acide du suc gastrique n'est en quelque sorte que l'adjuvant du ferment peptique.

Il importe donc de dire un mot sur cet agent de la digestion. Pour étudier ce produit, il faut tout d'abord s'en procurer. On y parvient par l'opération de la *fistule*, calquée par Blondlot sur l'accident du Canadien de W. Beaumont et par le procédé des digestions artificielles d'Eberlé. — Ces procédés fournissent un liquide qui représente sensiblement la sécrétion normale; nous disons sensiblement, parce que la composition de ce liquide varie, en réalité, dans une certaine mesure, selon les conditions d'opération et l'espèce de l'animal dont il provient.

Examiné quelques instants après qu'on l'a recueilli, le suc gastrique révèle à l'analyse les substances suivantes :

PRINCIPES CONTENUS dans 10.000 parties.	HOMME. Suc gastrique débarrassé de salive. Moyenne de 2 analyses (Schmidt.)	CHIEN. Suc gastrique exempt de salive. Moyenne de 9 analyses (Schmidt).	SUC GASTRIQUE non salin. Moyenne de 3 analyses (Schmidt).	MOUTON (Schmidt).	CHEVAL (Frerichs).
Eau	994.40	913.0	971.2	986.15	982.8
Matières solides........	5.60	27.0	28.8	13.85	17.2
Matière organique......	3.19	17.1	17.3	4.05	9.8
Chlorure sodique	1.46	2.5	3.1	4.63	
Chlorure potassique.....	0.55	1.1	1.1	1.58	
Chlorure calcique	0.06	0.6	1.7	0.11	
Chlorure ammonique....	»	0.5	0.5	0.47	7.4
Acide chlorhydrique libre	0.20	3.1	2.3	1.23	
Phosphate de calcium..		1.7	2.3	1.18	
Phosphate de magnésie.	0.12	0.2	0.3	0.57	
Phosphate de fer........		0.1	0.1	0.31	

MM. Marcel et Rabuteau admettent 0,25 pour 100 d'acide chlorhydrique libre, dans le suc gastrique de l'homme. D'après M. Szabo, ce nombre serait un peu différent : 0,3 pour 100. M. Michel, enfin, indique 0,17 pour 100, moyenne comprise entre 0,05 et 0,32.

On ne connaît pas la variation de composition du suc gastrique dans les diverses conditions de la vie. On sait mieux quelles sont ses propriétés physiologiques, surtout depuis qu'on est parvenu à préparer le ferment pepsique qui a permis de faire des digestions artificielles.

M. Beaumont avait déjà observé que les substances albuminoïdes (lorsqu'elles font partie d'aliments composés) sont digérées ainsi qu'il suit : les viandes bouillies et frites de veau, de bœuf, de mouton et de porc, en quatre heures; les mêmes viandes rôties, en trois heures et demie; la viande de volaille noire en trois heures et demie ; celle des volailles blanches, en trois heures. La chair de poisson est digérée moyennement en deux heures et demie.

Toutefois on n'oubliera pas que la mastication et certaines idiosyncrasies peuvent apporter des modifications profondes dans ces tables de digestibilité.

A l'aide de digestions artificielles on a pu compléter ces résultats ; voici quelques observations relatives à ce sujet recueillies dans le *Traité de physiologie* de M. Béclard.

En soumettant la fibrine, l'albumine coagulée, ou du caséum solide, à l'action d'une digestion artificielle, on constate, si les proportions de suc gastrique sont suffisantes, qu'au bout de quelques heures, chacune de ces substances a disparu dans la liqueur, c'est-à-dire qu'elle est dissoute. Le produit de la dissolution est analogue dans ces différents cas.

La caséine (caséum) pure et liquide, débarrassée du sucre et du beurre auxquels elle est unie dans le lait, ne se coagule point sous l'influence du suc gastrique ; mais la caséine liquide, unie au beurre et au sucre, se coagule très rapidement. A cette coagulation de la caséine succède peu à peu une désagrégation, et, en définitive, au bout de quelques heures, une dissolution complète. Le produit final n'est plus coagulable par les acides ni par la chaleur.

L'albumine liquide, mise en contact avec le suc gastrique, ne se coagule pas, mais si l'on attend cinq à six heures, on trouve que, sous l'influence du suc gastrique, l'albumine a subi, comme les autres matières albuminoïdes, une transformation isomérique. Ainsi, elle ne se coagule plus sous l'influence des acides ni par la chaleur.

Si l'on ajoute à l'*albumine liquide*, ou du beurre, ou du sucre, l'albumine commence par se coaguler sous l'influence du suc gastrique, et le coagulum se dissout peu à peu. Cette coagulation est surtout très rapide quand on ajoute une quantité de sucre et de beurre analogue à celle qui existe dans le lait. On fait ainsi une sorte de lait artificiel.

Enfin nous achèverons de caractériser la pepsine en empruntant un passage du Dictionnaire de M. Wurtz :

« La pepsine est le ferment actif du suc gastrique ; son effet est de transformer en produits solubles et dyalisables presque toutes les substances protéiques. Elle agit plus activement dans un liquide acide que dans un liquide neutre. De plus, les substances qui proviennent de la digestion des matières albuminoïdes enrayent l'action de la pepsine ; ainsi, dans les digestions, une même quantité de pepsine digère, jusqu'à une certaine limite, d'autant plus d'albumine cuite, par exemple, que cette pepsine est plus étendue. M. Schiff a trouvé que, tandis qu'une quantité de pepsine constante, dissoute dans 200 grammes d'eau, digérerait dans un temps déterminé 196 d'albumine ; avec 400 grammes d'eau, cette pepsine digérerait 391 ; avec 1200 grammes, elle digérerait 888 ; avec 1600 d'eau, 870 grammes d'albumine.

» La digestion due à une même quantité de pepsine est indéfinie, suivant Brüche, à la condition que l'on enlève sans cesse par dialyse, comme cela se passe partiellement dans l'estomac, les produits solubles de la digestion. Mais Moriz-Schiff croit au contraire que l'action d'une même quantité de pepsine a une limite, ce qui paraît probable. »

La pepsine est donc nécessaire à la digestion, et lorsque l'estomac n'en sé-crète pas, le but de la thérapeutique doit tendre à exciter cette sécrétion. Les substances qui sont employées à cet effet sont appelées peptogènes. La méde-cine dispose d'abord des amers, dont l'usage est très ancien. Au dire de Murray, la gentiane était employée déjà un demi-siècle avant notre ère. On sait d'ailleurs que Gallien, médecin de Marc-Aurèle, prescrivait ces agents. Le co-lombo, pris depuis longtemps par les Indiens dans les maladies de l'estomac, et prescrit aujourd'hui dans les pays chauds aux personnes atteintes de diarrhée persistante, n'a été introduit dans la matière médicale qu'en 1667, par Fran-çois Redi ; le simarouba n'a été connu en Europe qu'en 1713 ; le quassia, qu'en 1756 ; l'angusture vraie, vers 1788.

La plupart des affections gastro-intestinales devant être rapportées à un vice de sécrétion des sucs gastriques et intestinaux, les amers ramènent ces fonc-tions à l'état normal. Ce sont donc des *eupeptiques*.

Le plus important de tous nos amers, le quinquina, n'a été connu que dans la première moitié du XVIIe siècle.

Tout le monde connaît ses propriétés. Un verre à liqueur de vin de quin-quina bien préparé, pris avant le repas, stimule l'appétit ; après, il facilite sou-vent la digestion.

Ce produit agit sur l'économie par les substances tanniques qu'il renferme, mais surtout par ses alcaloïdes, dont le plus important est la quinine.

Cet alcaloïde, pris à faible dose, par exemple à celle de 20 à 40 centi-grammes, dissous à l'état de sulfate, dans l'eau ou dans un liquide alcoolique, ne produit rien de particulier sur l'estomac, mais il rend plus impérieux le besoin de prendre des aliments, ce qui tient à une hypersécrétion du suc gas-trique analogue à l'hypersécrétion salivaire qu'il détermine.

Les alcools pris à dose modérée sont des *eupeptiques* augmentant la sécrétion du suc gastrique, et plus tard celle du suc pancréatique ; au contraire, absorbés à trop forte dose ils entravent la sécrétion de ces liquides, coagulent la pepsine et le mucus stomacal.

On a souvent associé les alcools aux amers pour former des eupeptiques puis-sants. L'absinthe est la liqueur dont on abuse le plus pour stimuler l'appétit. De tristes exemples cependant prouvent que l'usage prolongé de cette substance détermine des désordres profonds dans l'économie, et les accidents morbides si fréquents de nos jours chez les buveurs d'absinthe sont dus autant à la plante qu'à l'alcool lui même. « Cette vue est d'autant plus soutenable que, d'une part, les symptômes sont un peu différents de ceux de l'alcoolisme pur, et que, d'autre part, nombre d'espèces toxiques doivent leurs propriétés vénéneuses à des prin-cipes résinoïdes. » (Gubler.)

Nous dirons donc aux buveurs d'absinthe : — Prenez garde, cette liqueur a un attrait dangereux. On la prend d'abord étendue, bientôt il la faut plus con-centrée, et, si l'on ne résiste pas, on finit par la boire pure et souvent à verres répétés. Alors l'appétit, au lieu d'être stimulé, s'émousse, disparaît. C'est ainsi que peu à peu les maux les plus graves viennent frapper le buveur d'absinthe.

Le grand air, voilà l'eupeptique par exellence.

Mais il en est encore d'autres qui sont inoffensifs. La dextrine (Scill), le pain, le fromage, le jus de viande cuite, l'extrait de viande, et surtout le bouillon, sont des peptogènes.

Au contraire, le sucre, la purée de pomme de terre, le marc de café, ne pouraient pas agir comme peptogènes.

Cependant on voit des exceptions. Ainsi, généralement les liquides sucrés pris en mangeant arrêtent la digestion; et cependant quelques personnes ne peuvent s'en passer pendant leur repas.

Les condiments sont des eupeptiques dont il faut user avec modération.

Le sel n'est pas seulement un condiment; on peut le considérer comme un aliment essentiel.

Il est nécessaire aux différents fluides de l'économie et à la formation du suc gastrique; de plus il produit une hypersécrétion des glandes salivaires et du suc gastrique. L'accroissement de la sécrétion de ce dernier liquide, sous l'influence du chlorure de sodium, a été constaté directement par Bardeleben, en introduisant ce sel dans l'estomac des chiens par une fistule gastrique.

« Toutefois, les expériences de cette nature n'étaient pas suffisantes; on pouvait toujours se demander si, sous l'influence d'un régime plus salé, on obtiendrait le même résultat que lorsqu'on portait brutalement dans l'estomac une certaine quantité de chlorure de sodium. C'est pourquoi, dit M. Rabuteau, j'ai fait des expériences directes sur un chien muni d'une fistule gastrique, auquel je donnai alternativement des aliments plus ou moins salés. En opérant de cette manière, j'ai pu constater : 1° que le suc gastrique recueilli par la fistule pendant un temps déterminé, était plus abondant sous l'influence d'un régime très salé que sous l'influence d'un régime ordinaire; 2° que ce suc était plus acide. Je suis donc parvenu à établir expérimentalement que le chlorure de sodium, ajouté en excès aux aliments, augmentait non seulement la sécrétion, mais l'acidité du suc gastrique. En sorte que si l'on administre du phosphate de chaux insoluble on en favorise la pénétration dans le sang et son dépôt dans le tissu osseux par l'addition du chlorure de sodium. Cette pénétration était évidemment activée par l'acide chlorhydrique qui se trouvait en plus grande quantité dans le suc gastrique. » (Rabuteau.)

L'usage, du reste, a démontré depuis longtemps l'utilité du sel dans l'alimentation, seulement les doses doivent varier suivant les estomacs. Les uns exigent des aliments peu sapides, les autres au contraire demandent des mets plus relevés et plus salés.

Enfin, il est des estomacs qui, malgré tous les stimulants, se refusent à sécréter le ferment nécessaire à la digestion des substances azotées.

A ceux-là il convient de donner la pepsine en nature.

La pepsine est aujourd'hui préparée dans l'industrie, aussi est-il inutile de s'arrêter sur sa préparation.

Je laisserai donc de côté la description des procédés d'extraction de Wasmann, de Frerichs, de Schmitt, de Brucke, de Diakonow, de Wittich, et du Codex.

Je donnerai seulement les caractères qui font reconnaître la pureté du produit.

La valeur est calculée d'après la quantité de fibrine qu'elle peut dissoudre;

celle-ci varie de 1 à 300. « Comme le commerce la présente à divers degrés de force, nous proposons de désigner celle-ci sous forme de fraction renversée. Ainsi la pepsine digérant 6 parties de fibrine, sera 6/1, celle à 30 30/1 ; pour que dans le langage ordinaire on dise : pepsine à 6, à 10, à 30, 40, 50, etc., etc.

La pepsine ainsi obtenue a une force digestive très différente, selon l'animal ou son état pepsique. C'est pour cette raison qu'il est utile, afin d'obtenir des effets constants de ce produit, de la doser par sa force digestive. Toute pepsine dont l'énergie serait au-dessous de 30 devrait être conservée pour être amylacée et dosée comme telle. On arrive à ce résultat par les procédés indiqués par MM. Boudault et Corvisart à l'aide de l'amidon grillé. » (Dorvault.)

Voici la méthode de dosage de M. Brücke : « Pour déterminer la proportion de pepsine contenue dans un liquide on dissout un morceau d'albumine coagulée, de forme cubique, de dimension connue, et l'on détermine le temps nécessaire pour en opérer la dissolution à l'aide d'une solution acide étendue, renfermant 1/1000 d'acide libre. Cette solution sert de liquide normal, et sa richesse en pepsine est considérée comme égale à l'unité. Pour rechercher, d'après cela, la quantité de pepsine dissoute dans un autre liquide plus riche que le premier, on prend un volume connu du liquide à analyser, on l'étend d'eau acidulée à 1/1000 et l'on détermine le temps qu'il faut pour dissoudre un morceau d'albumine de même dimension que celui qui a servi à la première expérience. Le volume de la solution acidule, ajouté à l'unité de volume du liquide à analyser, pour obtenir l'effet digestif, produit par la solution normale, indique de combien la richesse de la pepsine de la seconde liqueur est supérieure à celle de la première. »

M. Petit propose la méthode suivante : « Prendre 25 centimètres cubes d'acide chlorhydrique à 3 grammes d'acide anhydre par litre, puis 5 grammes de fibrine humide fortement essorée et ajouter dans plusieurs flacons ainsi préparés des quantités de pepsine variant de 10 à 60 centigrammes.

Chauffer à 50° et agiter toutes les demi-heures, puis toutes les heures, jusqu'à dissolution complète de toute la fibrine.

Une bonne pepsine ne devra plus fournir de précipité par l'acide azotique après douze heures de chauffe dans les flacons qui en contiennent 25 à 30 centigrammes, ni après six heures dans ceux qui renferment 50 à 60 centigrammes. L'acide azotique doit être ajouté goutte à goutte à 10 centimètres cubes de la solution. Enfin il ne doit pas se développer le plus faible louche dans la liqueur après l'addition de l'acide. »

M. Grützner a indiqué une méthode calorimétrique pour le dosage de la pepsine contenue dans un liquide ; mais elle n'est pas encore sanctionnée par l'expérience. On colore, à cet effet, une certaine quantité de fibrine à l'aide d'une solution ammoniacale de carmin, dont on enlève l'excès par des lavages à l'eau. On fait gonfler la masse dans une solution chlorhydrique à 0,2 pour 100 et l'on soumet cette gelée à l'action d'un suc gastrique artificiel. Dès que la fibrine entre en dissolution, la liqueur se colore en rouge ; la teinte est d'autant plus foncée que la quantité de fibrine dissoute est plus considérable. En employant alors une liqueur colorée type, on peut évaluer la proportion de matière soluble.

On administre la pepsine de bien des manières, des spécialités nombreuses ont été annoncées; mais, d'après ce qui précède, on comprend qu'il vaut mieux avoir recours à un pharmacien consciencieux qui ne livre qu'une pepsine exactement titrée. Celle-ci sera prise soit sous forme de cachets, soit mélangée à un sirop de fruits acides.

« La pepsine est souveraine dans la dyspepsie asthénique ou torpide, avec insuffisance de suc gastrique; elle ne constitue qu'un adjuvant dans les dyspepsies acescentes et douloureuses, souvent compliquées, à la vérité, d'un certain degré d'apepsie, quand elles ne dépendent pas de ce dernier état morbide. En conséquence, on prescrira la pepsine lorsqu'il y aura perte d'appétit, répugnance pour les aliments, digestion lente et laborieuse avec sensation de pesanteur à l'épigastre, distension et flatulence stomacale, diarrhée lientérique ou vomissements dans lesquels on reconnaît les aliments inaltérés.

» Depuis que Lucien Corvisart a introduit ce médicament dans la pratique médicale, il a rendu des services incontestables à un grand nombre de malades atteints de dyspepsie atonique. Maintenant cette dyspepsie peut exister à l'état protopathique, comme dans l'apepsie des enfants, décrite par Ernest Barthez, ou bien à titre d'accident secondaire dans le cours ou à la suite d'une autre affection. Elle se rencontre dans la convalescence des maladies aiguës, telles que la fièvre typhoïde, où elle a été combattue efficacement par Longet, Rilliet, Godard, etc., ou comme conséquence de la gastrite; ou bien comme expression d'une névrose générale, des émotions tristes, de la chlorose et des anémies, à la suite de l'abus des plaisirs de la table ou autres, sous l'influence énervante de la chaleur ou dépressive du froid, dans les diathèses herpétique, rhumatismale et goutteuse, et dans quelques autres circonstances.

En facilitant la digestion, la pepsine fait disparaître divers symptômes locaux plus ou moins étroitement enchaînés à la mauvaise élaboration des substances alimentaires dans l'estomac : par exemple, la gastralgie, quelquefois la pyrosis, la diarrhée et les vomissements. L. Gros se loue beaucoup de l'emploi de ce remède dans le traitement des vomissements opiniâtres de la grossesse.

Malgré les nombreux succès dont la pepsine a été l'instrument entre les mains des praticiens les plus compétents et les plus autorisés, quelques médecins, s'appuyant sur les expériences de laboratoire, refusent de croire à l'efficacité de ce moyen thérapeutique. Mais l'observation clinique donne de toutes parts des résultats trop concordants pour qu'il soit permis de les révoquer en doute; nous n'avons qu'à les accepter et à interpréter. Or, il ne me semble pas que la pepsine soit utile par le seul fait de la petite quantité de fibrine qu'elle dissout; elle le devient davantage, à mon avis, par l'activité qu'elle imprime à la muqueuse stomacale, dont elle est sans doute le meilleur stimulant. » (Gubler.)

« La pepsine n'agissant que dans un milieu acide, c'est-à-dire dans l'estomac, ne peut être utile que dans les dyspepsies gastriques; elle n'agit nullement dans celles qui sont liées à un trouble fonctionnel du pancréas.

» Entre l'indigestion et la dyspepsie il y a cette différence que la première est fortuite, qu'elle n'est qu'une digestion troublée par une cause qui a empêché la sécrétion du suc gastrique ou en a neutralisé les effets; tandis que l'autre est le *symptôme d'un état morbide général ou d'une lésion.* Telles sont les dyspepsies des chloro-anémiques, des phthisiques, des sujets atteints de carcinome stomacal. Chez ces malades, le liquide gastrique, comme tous les autres produits de sécrétion, a changé quant à sa quantité, ou à sa qualité, ou dans ces deux modes à la fois. Il en est de même dans d'autres diathèses, surtout dans la diathèse cancéreuse qui a produit un carcinome stomacal. Ici, comme dans la phthisie chronique, un grand nombre de glandes à pepsine ont en outre disparu.

Telle est la manière dont il faut concevoir les dyspepsies gastriques. Ces dyspepsies sont toutes dues à un vice de sécrétion du suc gastrique. Celles dont souffrent les sujets qui éprouvent des douleurs morales ne reconnaissent pas d'autre cause, puisque nous savons qu'en agissant sur le système nerveux, en le paralysant, en sectionnant, par exemple, le pneumogastrique, on altère la sécrétion du suc gastrique.

Pour guérir ou améliorer les dyspepsies, il faut donc, de toute nécessité, s'adresser à la cause et, en attendant, donner des eupeptiques, ou même ne donner que ceux-ci quand il s'agit de lésions auxquelles on ne peut remédier. C'est ainsi que dans la dyspepsie des chloro-anémiques, on donnera le fer, puis la pepsine s'il le faut, et l'acide chlorhydrique dont il a été question. Dans la dyspepsie des phthisiques, on prescrira les amers, par exemple le quassia, le houblon, la gentiane, le lichen *non dépouillé de cétrarine*, et si l'on ne réussit pas, on aura recours à la pepsine et à l'acide chlorhydrique. Dans la dyspepsie de beaucoup de cachectiques, ceux qui souffrent d'un mal incurable, on sera souvent réduit à l'emploi exclusif de ces deux agents ; mais on agira utilement, on permettra la digestion de quelques aliments et l'on aura la satisfaction d'avoir reculé le terme fatal. Dans les dyspepsies dues à des exosmoses aqueuses, telles que celles qui ont été l'objet de recherches spéciales de la part de Leven, il faut recourir soit au sulfate de soude, soit au phosphate de soude, soit au bromure de potassium, etc., tous sels neutres qui ont la propriété de modifier les courants osmotiques.

Il est deux autres états où la pepsine rend des services : la *dyspepsie des convalescents* et l'*apepsie des enfants.*

On voit parfois chez les convalescents d'une longue maladie, chez ceux qui ont subi des saignées intempestives, une diète prolongée, survenir des vomissements qui persistent avec opiniâtreté et qui conduisent à la mort avec les symptômes de l'inanition. On a observé de ces dyspepsies et de ces vomissements chez quelques malheureux ayant trop souffert de privations pendant le siège. La pepsine, ainsi que les substances qui n'ont pas besoin de subir une élaboration dans le tube digestif, seront toujours employées avec avantage.

On rencontre parfois des enfants qui, doués d'un appétit parfait, consomment une grande quantité d'aliments, et restent cependant maigres et chétifs. Ce n'est pas ce que l'on prend qui nourrit, mais ce que l'on utilise ; or ces enfants n'utilisent pas. Ils ont d'ailleurs de la diarrhée, ils rendent les aliments presque intacts, ils ont le ventre ballonné, comme s'il était toujours rempli de substances indigestes. Pour faire disparaître cet état grave, qui est dû souvent à l'alimentation irrationnelle, à la privation de lait, il faut recourir à ce dernier liquide, seul ou additionné de sel, ou bien, à l'exemple de Barthez, administrer quelques doses de pepsine. A l'aide de ce dernier moyen, Barthez a obtenu, en peu de temps, des guérisons heureuses chez des enfants qui souffraient depuis plusieurs mois. » (Rabuteau.)

« Quel que soit le mode d'emploi de la pepsine, on doit : 1° donner avec elle des aliments; 2° la suspendre après quelques jours par contre-épreuve et la reprendre si les digestions deviennent mauvaises. » (Bouchardat.)

Doses de 0,50 à 1 gramme.

L'action thérapeutique de la pepsine a provoqué à l'Académie de médecine une discussion des plus intéressantes qu'il importe de résumer.

M. Vulpian, en présentant un travail de M. Mourrut sur ce sujet, a cru devoir faire quelques observations sur les ferments digestifs employés dans le traitement de la dyspepsie.

J'ai constaté, dit ce savant médecin, quelques faits qui me paraissent offrir un certain intérêt. Ainsi, il est facile de se convaincre que les pepsines livrées par diverses pharmacies n'ont pas toutes le même degré de puissance digestive. Il y a des pepsines qui modifient si lentement et si faiblement l'albumine avec laquelle on les met en contact, qu'on ne voit pas de quelle utilité peut être leur administration à des dyspeptiques.

Dans tous les cas, la pepsine ne doit jamais être associée aux alcooliques, car M. Mourrut, dans les recherches dont je vais parler, a reconnu que certains élixirs de pepsine des plus renommés ne contiennent qu'une dose extrêmement faible du principe actif, le reste ayant été sans doute précipité par l'alcool lors de la fabrication du médicament [1].

L'alcool retarde en outre l'action du peu de pepsine qui reste.

A la suite de cette intéressante communication M. Chatin a cru devoir ajouter : « Je suis frappé, mais non surpris, des observations de MM. Mourrut et Vulpian sur le peu d'effet des éléments de pepsine les plus renommés. Comme toutes les spécialités, ces médicaments monopolisés ont une composition inconnue des médecins, du pharmacien et du public trompé par de pompeuses et trompeuses annonces. La spécialité qui abaisse la pharmacie n'est pas moins désastreuse pour le médecin que pour le pharmacien qui se respecte. »

M. Bouchardat reprend : Je dois dire que je n'ai pas moi-même une très grande confiance dans l'action de la pepsine et des ferments digestifs. Je pense cependant que ces préparations ne sont pas nuisibles et qu'elles peuvent être employées sans danger.

M. Barthez, de son côté, a remarqué depuis longtemps que les préparations alcooliques de pepsine ne donnaient pas de résultats; il emploie de préférence la poudre de pepsine, mais je crois qu'il est bien difficile de se prononcer sur l'action thérapeutique de ce médicament.

Ainsi donc, voilà un médicament d'un prix fort élevé dont les effets thérapeutiques sont plus que douteux, et l'on ne craint pas de le prescrire sous forme de spécialités à des malheureux qui, pour les payer, sont quelquefois obligés de

---

1. Malgré ces observations, la Société de pharmacie (séance du 13 avril 1881) a inscrit au nouveau codex l'élixir de pepsine en proposant même d'élever à 90° le titre de l'alcool employé.

priver leur famille du nécessaire, ou qui sont obligés d'avoir recours à la charité des bureaux de bienfaisance. Chaque animal sécrétant un suc gastrique particulier, ce ferment n'agissant que dans des conditions physiologiques spéciales, il n'y a pas lieu de s'étonner des insuccès que l'on rencontre trop souvent. Aussi comme pharmacien praticien, je m'associe de grand cœur aux protestations de nos maîtres de l'Académie de médecine.

Sera-t-on plus heureux avec les ferments retirés du règne végétal? L'avenir seul en décidera, en attendant je vais faire leur historique en quelques mots.

En 1877, M. Francis Darwin démontra d'une façon certaine que le *Drosera rotundifolia* est une plante carnivore qui digère la viande et prend un développement tout spécial sous l'influence de ce genre d'alimentation. Mais ces expériences intéressantes au point de vue physiologique n'ont donné lieu à aucune conséquence pratique.

M. Bouchut a constaté que le suc de figuier possède également la propriété de peptoniser les substances albuminoïdes, et que les digestions de fibrines qu'il avait opérées à l'aide de ce suc n'avaient pas fermenté au bout d'un mois, qu'elles conservaient au contraire une bonne odeur de viande digérée, plus l'arome de la résine du figuier.

Mais le plus important des ferments végétaux est celui qu'on retire du suc du *Carica Papaya*, et qui a été étudié avec beaucoup de soin par MM. Wurtz et Bouchut.

Le savant chimiste, frappé des analyses de Vauquelin, des observations de Cossigny, Bajou, Endlicker, Peckolt, Roy, Moncorvo, et des travaux de MM. Gorup-Besanez et Will, a voulu faire une analyse complète du suc de cette plante. Il en a retiré un ferment soluble renfermant 10,6 pour 100 d'azote, et qui exerce une action remarquable sur les substances animales. Il lui a donné le nom de papaïne.

Ce corps ne dissout pas simplement la fibrine, mais il la transforme en peptone, et ses caractères le rapprochent du ferment pancréatique, la trypsine.

Le danger de la papaïne est qu'elle digère les tissus vivants, qu'elle les convertit en peptones, aussi bien que les matières albuminoïdes mortes.

Elle ne sera donc jamais utilisée contre les dyspepsies; mais M. E. Bouchut a trouvé d'autres indications thérapeutiques.

Ayant injecté du suc de papaya dans le cerveau, dans les tissus d'un animal, ceux-ci n'ont pu résister à son action. La partie injectée est ramollie, pulpeuse, semblable à la matière digérée.

L'auteur ayant constaté ces faits, ajoute :

« J'ai pensé que les tissus pathologiques, tels que les adénomes, cancers, etc., pourraient être digérés et dissous par la papaïne et le suc du papaya. Trois fois j'ai injecté dans les adénomes du cou la solution indiquée, soit par une seule piqûre, soit par plusieurs injections, selon le volume de la tumeur. Les effets de cette injection sont, au bout de deux heures, très douloureux, et provoquent un violent accès de fièvre. Au bout de trois jours, les ganglions sont ramollis et convertis en abcès qu'il faut vider avec l'instrument tranchant; puis, deux fois sur trois, l'abcès est guéri.

» Dans trois cas de cancer du sein et un cas de cancer des ganglions de l'aine après castration, rencontrés à l'hôpital Saint-Louis, dans le service de M. Péan, des injections de papaïne ont amené le ramollissement et la digestion de tumeurs dures, énormes. Le produit liquide, retiré par aspiration d'un de ces cancers gros comme le poing, examiné au laboratoire de la Faculté par M. Henninger, a paru être une véritable peptone. Cela démontre que l'action de la papaïne sur le tissu cancéreux a été une vraie digestion.

» Dans ces cas aussi, la solution injectée, quoique neutre, a produit de très violentes douleurs et un formidable accès de fièvre.

» Je rapporterai enfin une expérience relative à une forte grenouille vivante, en partie dépouillée de sa peau et mise tout entière dans un vase rempli de suc de papaya, dilué au cinquième. Elle était morte au bout de 12 heures, en partie digérée au bout de 24 heures, et, après deux jours, il n'en restait plus que le squelette. » (*Journal de ph. et de ch.*, mai 1880.)

On comprend qu'il serait dangereux d'introduire dans l'économie un ferment qui pourrait digérer tout à la fois l'estomac et les aliments qu'il contient. Aussi devant l'incertitude des résultats obtenus à l'aide de la pepsine, la thérapeutique, s'appuyant sur des expériences physiologiques, a fait un pas de plus et a donné aux estomacs impuissants des peptones, c'est-à-dire des aliments azotés ayant subi au préalable l'action du suc gastrique et qu'il ne reste plus qu'à faire absorber.

Ces corps sont encore peu connus, aussi allons-nous consacrer quelques lignes à leur étude.

On nomme peptones les produits de transformation des matières albuminoïdes, obtenus sous l'influence des ferments des sucs gastriques.

Il ne s'agit pas d'une simple dissolution, mais d'une transformation isomérique.

« Les peptones, après dessiccation, se présentent sous forme de matière jaunâtre transparente, cassante, susceptible d'être réduite en poudre comme la colophane.

» Elles sont solubles dans l'eau froide, plus facilement dans l'eau chaude, insolubles dans l'alcool et l'éther. Les solutions aqueuses sont entièrement neutres, non précipitables après une addition d'un acide ou d'une base faible, et non précipitables à la chaleur en présence d'un acide.

» L'alcool absolu fait naître dans leurs solutions un précipité blanc floconneux, analogue à la caséine. Chauffé encore humide à 80° ou 90°, ce précipité prend un aspect vitreux et se réduit en un liquide épais, transparent, jaunâtre, pour se transformer en une masse opaque et solide après le refroidissement. Ces changements moléculaires peuvent se reproduire aussi longtemps que le précipité contient de l'eau interposée.

» Le sulfate de cuivre très dilué, ajouté goutte à goutte à une solution faiblement alcaline de peptone, y fait naître une coloration d'un très beau rose (réaction du biuret).

» L'acide sulfurique concentré donne dans les solutions de peptones dans l'acide acétique glacial une coloration bleue violacée avec fluorescence verte. Ces solutions présentent une raie caractéristique b et F.

» Les solutions de peptones ont un pouvoir osmotique considérable; elles passent rapidement à travers les papiers parchemins ou les membranes animales, tandis que les matières albuminoïdes ne se comportent pas de même. » (Funke.)

« M. Runeberg a repris à nouveau cette question et a présenté sous forme de tableaux les résultats de ses nombreuses expériences.

» La non précipitation des peptones par l'acide azotique, par le mélange d'acide acétique et de cyanure jaune, par le mélange de ce même acide et de chlorure de sodium, semble inexacte ou tout au moins incertaine (Adamkiewiez). Le même auteur n'attache pas une grande importance à la manière dont ces substances se comportent à l'égard du réactif de Millon, ni à leur action sur la lumière polarisée. Elles présentent une forte déviation à gauche, qui ne se modifie pas quand on soumet leurs solutions neutres à la chaleur (Hoppe Seyler). » (*Chimie de Gorup-Besanez* traduct. de M. Schlagdenhauffen.)

Ces divergences n'ont rien d'étonnant en présence des nombreuses peptones obtenues.

Celles-ci peuvent très bien varier de nature suivant le ferment qui a opéré la digestion.

C'est ainsi qu'on a la peptone peptique, pancréatique, papaïque.

La nature de la substance azotée que l'on a employée apporte également des modifications dans la nature des peptones.

De ce chef, Lehmann distingue la pepto-fibrine, la pepto-albumine, la caséine-peptone, la gélatine-peptone.

Enfin, dans une même digestion il se forme plusieurs produits similaires, c'est ainsi que Meisener a distingué quatre peptones :

La peptone proprement dite, la para-peptone, qui s'en sépare sous l'influence des alcalis; la méta-peptone qui se précipite par les acides; et la dyspeptone insoluble, déposée dans la digestion de la caséine.

On comprend que ce corps introduit dans la thérapeutique ait été l'objet de falsifications nombreuses. Un grand nombre de produits ne renferment en grande partie que de la gélatine.

Lorsque la peptone est mélangée à la gélatine la séparation de ces deux corps est difficile. Cependant M. Defresne donne dans le *Journal de pharmacie et de chimie* du mois de février 1881 quelques caractères qui, suivant lui, permettent de découvrir le mélange :

1° Par la différence d'aspect : Une solution de peptone contenant 2 ou 3 fois son poids de viande pèse 18 à 26° Baumé; elle est cependant très fluide et peut couler goutte à goutte, comme de l'eau. Si nous nous trouvons en présence d'une peptone très visqueuse, qui coule comme de la colle-forte, soyons sur nos gardes.

2° Par la densité : La peptone concentrée est fluide, il est vrai, mais sa densité est élevée. Des expériences minutieuses, souvent répétées, nous ont montré que :

140 grammes de viande maigre, épuisée tour à tour par la pepsine et la pancréatine, donnent 100 grammes de solution pesant 12° et laissant 17gr.7 de peptone sèche.

Étant donnée une peptone qui ne pèse que 12° et laisse 33 pour 100 de résidu, il n'y a plus à hésiter; nous sommes en présence d'une solution qui contient des quantités énormes de gélatine.

En voici la démonstration : Les réactifs, nous l'avons vu, se comportent identiquement de la même manière en présence de la peptone et de la gélatine; mais celles-ci possèdent toutes deux une propriété qui permet de les séparer lorsqu'elles sont mélangées.

En saturant de sulfate de magnésie certaines solutions animales azotées, le principe azoté se coagule et se sépare. Celui-ci, sans doute, cède au sulfate de magnésie l'eau qui le tenait dissous ou gonflé.

La peptone est tellement soluble qu'elle se sature de sulfate de magnésie et reste limpide. La gélatine, elle, dans les mêmes circonstances, se coagule.

Si donc, nous saturons de sulfate de magnésie cette peptone qui pèse 12 degrés et donne 33 pour 100 de résidu, il se fait un précipité grisâtre abondant, qui, par le repos, vient former à l a surface une couche grise épaisse, que l'on peut recueillir et étudier : *c'est a gélatine.*

M. Chapoteaut n'accepte pas ces conclusions et répond ainsi à la note de M. Dufresne

Voici le mode de préparation qui me permet d'obtenir journellement de la peptone marquant 18° Baumé et ne contenant pas trace de gélatine. Prendre :

50 kil. de viande désossée et dégraissée,

1 kil, 200 de pepsine digérant 800 fois son poids de fibrine,

200 litres d'eau,

200 grammes d'acide sulfurique.

Mêler le tout et maintenir à une température constante de 45 à 50° pendant 14 heures ; au bout de ce temps, la dissolution de la viande est complète.

La solution débarrassée de l'acide, filtrée, évaporée rapidement à la plus basse température possible, donne 23 à 24 kil. d'une solution sirupeuse marquant 18° au pèse-sirop à la température ambiante.

Ce produit, additionné d'un peu d'alcool pour assurer sa conservation, est ce que nous nommons *conserve de peptone*, il marque 15° au pèse-sirop à la température de 15° centigrades, se prend en gelée au-dessous et se liquéfie à une température plus élevée.

Cette peptone sirupeuse contient 40 à 43 pour 100 de matière sèche, dont 30 à 35 précipitable par l'alcool à 92° (1 partie de conserve pour 2 d'alcool à 95°).

La matière précipitée possède un aspect blanchâtre, elle est de facile dessiccation ; pour nous, c'est *la peptone* véritable, elle ne contient pas de gélatine ; il est facile de s'en assurer car, redissoute dans l'eau, elle ne donne par le sulfate de magnésie aucun précipité ; par contre, la solution alcoolique qui a servi à la former, évaporée à siccité, puis reprise par l'eau, laisse séparer à son tour une masse grise par le même réactif.

S'il y avait de la gélatine dans cette conserve, cette dernière aurait été précipitée par l'alcool en même temps que la peptone, et y serait accusée par les réactifs que l'on indique pour différencier la peptone de la gélatine.

Il se forme donc dans la digestion de la viande, en même temps que les peptones précipitables par l'alcool, une matière dont nous ne connaissons pas la nature ; peut-être est-ce une modification de la peptone, qui est soluble dans l'alcool à 92°, précipitable de sa solution aqueuse par le sulfate de magnésie et qui n'est en aucune façon de la gélatine.

La peptone préparée avec les pancréas contient également cette substance ; elle renferme de plus une matière huileuse provenant probablement de la digestion du tissu pancréatique qui empêche le précipité formé par l'alcool de se dessécher complétement, comme dans le cas de la peptone préparée avec la pepsine.

C'est un moyen pratique pouvant différencier les deux modes de préparation. (*Union pharmaceutique*.)

Le fait certain qui semble ressortir de ces travaux, c'est que le sulfate de magnésie est le véritable réactif des peptones. M. Catillon n'étant satisfait des conclusions ni de M. Defresne ni de M. Petit, ajoute les suivantes dans le *Journal de thérapeutique* :

« En résumé, la densité, le poids du précipité alcoolique, le dosage de l'azote surtout, nous donnent des moyens simples et pratiques d'apprécier la valeur d'une solution de peptone pure ; mais chacun d'eux isolément ne nous fournit aucune indication sur les mélanges dont ces solutions peuvent être l'objet.

» Dans l'état actuel de nos connaissances, l'analyse élémentaire peut seule nous éclairer à ce sujet.

» Cependant, comme ce moyen, par le fait de sa complication, sera nécessairement réservé aux circonstances exceptionnelles, nous proposons de considérer comme bonne pour l'usage thérapeutique la solution qui, tout en répondant aux caractères généraux énoncés dans notre premier travail, satisferait d'une façon avantageuse à l'ensemble des caractères indiqués dans le tableau ci-dessus.

» Si en effet, la densité est donnée à la solution par une substance étrangère, la glycose par exemple, la proportion d'azote sera faible ; si, au contraire, l'azote est dû à la gélatine, la densité sera faible.

» Une solution de peptone propre à l'usage thérapeutique et capable, à la dose de 160 grammes, de constituer la ration d'entretien d'un adulte, doit donc : posséder une densité de 1.15 ou 19 degrés B ; donner 2.50 à 3 au maximum pour 10 de cendres ; 20 pour 100 de précipité par l'alcool absolu et 4 pour 100 d'azote par le procédé Will et Warentrapp. — Elle ne doit pas se prendre en gelée par le refroidissement, ne pas précipiter par la chaleur ni même par l'acide nitrique, par le ferrocyanure de potassium additionné d'acide acétique. »

Monsieur A. Petit donne dans le *Journal de pharmacie et de chimie* (juin 1881) d'autres caractères des peptones. Suivant ce chimiste les peptones pancréatiques sont bien différentes des peptones pepsiques. Le pouvoir rotatoire des produits pepsiques est beaucoup plus élevé. Par évaporation, ils ne donnent pas de produits cristallisés, ce qui a lieu pour les produits pancréatiques qui fournissent des quantités considérables de leucine et de tyrosine. D'après M. Wurtz, la papaïne, qui, en effet, se rapproche beaucoup de la pancréatine, donnerait naissance aux mêmes corps.

De plus, souvent la transformation des matières albuminoïdes, sous l'influence de la pancréatine, dégage des odeurs fort désagréables, ce qui n'a jamais lieu avec la pepsine.

Par contre les peptones pepsino-chlorhydriques retiennent une assez grande quantité de chlorure de sodium qui communique aux vins, sirops et élixirs une saveur salée désagréable.

Pour obvier à cet inconvénient M. Petit prépare des peptones peptino-tartriques d'après la formule suivante :

Pour 1 kilogramme de viande de bœuf on prend 10 grammes de pepsine de porc et 10 litres d'eau contenant 15 grammes d'acide tartrique par litre. Quand la transformation est terminée, on filtre et on partage la liqueur filtrée en deux parties. L'une est saturée par du bicarbonate de potasse et ajoutée ensuite à la seconde portion du liquide.

Il se forme ainsi de la crème de tartre dont une partie se précipite immédiatement. On filtre, on amène le liquide à consistance sirupeuse et on laisse refroidir. Presque toute la crème de tartre qu'il contenait encore se dépose à l'état cristallin ; on décante et l'on évapore à siccité au bain-marie.

Les préparations faites avec les peptones pepsino-tartriques renferment donc seulement une faible proportion de crème de tartre et donnent des préparations (vins, élixirs, sirops) bien supérieures comme goût à celles qui sont faites avec les mêmes doses de peptone pepsino-chlorhydrique.

Cette peptone peut être ramenée facilement à l'état sec et former ensuite une poudre qui s'administrera en cachets ou qui servira de base aux préparations suivantes également indiquées par M. Petit :

ELIXIR DE PEPTONE

Alcool à 95°	10
Vin de Frontignan	40
Sucre	25
Eau	20
Peptone	5

Dissolvez la peptone dans l'eau, puis ajoutez le vin de Frontignan, le sucre et filtrez. Une cuillerée à bouche de 20 grammes contient 1 gramme de peptone.

SIROP DE PEPTONE

Eau	30
Sucre	50
Peptone	4
Teinture d'écorce d'orange	5

VIN DE PEPTONE

Vin de Malaga	95
Peptone	5

Dissolvez à froid.

Le vin de Frontignan donne un produit beaucoup moins agréable.

Nous n'hésitons pas à donner la préférence aux préparations de M. Petit, car il ne faut pas oublier que les peptones sont destinées à des malades dont l'estomac délicat ne supporte aucun aliment. Il est donc de la plus grande importance d'éliminer tout ce qui peut l'irriter ou lui inspirer de la répugnance.

Je ne veux pas m'étendre longuement sur cette discussion qui pourrait dégénérer en réclame industrielle; je passe aux propriétés physiologiques des peptones.

« Le rôle physiologique des peptones provient, d'une part, de leur pouvoir ostomique beaucoup plus grand que celui des matières albuminoïdes d'où elles dérivent, et en second lieu, de leur non précipitation dans les solutions faiblement alcalinisées ou acidulées. Les matières albuminoïdes, au contraire, même à l'état de dissolution, ne peuvent être résorbées à cause de leur faible pouvoir de diffusion, et par conséquent ne sont pas assimilables. En admettant même que leur résorption fût possible, elles seraient bientôt précipitées par les liquides biliaires ou intestinaux. C'est la transformation des matières albuminoïdes en peptones qui favorise et rend possible la résorption des matières protéiques.

» Les peptones étant considérées comme des produits de dédoublement des matières albuminoïdes, il est difficile de leur attribuer la même importance physiologique qu'à ces dernières et de les envisager comme les générateurs des tissus; par conséquent, on a supposé qu'une fois entrées dans le torrent de la circulation, elles se transformaient derechef en matières albuminoïdes. Cette théorie a été l'objet de vives critiques de la part d'un grand nombre de physiologistes. On a fini par envisager les peptones comme des produits de dédoublement des substances albuminoïdes incapables de régénérer ces dernières et destinées à subir directement la métamorphose régressive. Ce qui paraissait devoir étayer cette théorie, c'étaient les résultats des expériences de MM. Fick et Goldstein, qui semblaient démontrer l'augmentation de l'urée dans l'urine de chiens soumis à des injections de peptones dans le sang et l'augmentation totale de l'azote dans le sang et dans le foie d'animaux néphrotomisés après les injections et soumis au même traitement.

» Actuellement les physiologistes n'acceptent plus cette théorie. MM. Plosz Maly, Gyergayai, ainsi que M. Adamkiewicz, ont constaté une augmentation de poids et par conséquent une formation de tissus nouveaux chez des animaux soumis à un régime composé uniquement de peptones en place d'aliments albuminoïdes.

» Ce dernier auteur, en faisant la balance des entrées et des sorties chez les animaux en expérience nourris, les uns par des peptones, les autres, toutes choses égales d'ailleurs, par des matières albuminoïdes, a reconnu que l'avantage au point de vue de la nutrition revenait de droit au régime peptonique. Les résultats obtenus concordent en tous points avec les observations cliniques de M. Leule, qui témoignent en faveur des peptones comme éléments nutritifs et susceptibles de coopérer à la formation des tissus: par conséquent elles ne prennent point part à la métamorphose régressive.

» On a dit que les peptones ne contribuaient pas, directement sous cette forme, à la génération des tissus de l'organisme, d'une part, parce qu'elles constituent des produits de dédoublement des matières albuminoïdes et que, d'autre part, elles ne se retrouvent pas dans le sang et les autres liquides de l'économie. Le premier argument tombe à néant, puisque les propriétés des matières albuminoïdes et celles des peptones présentent de très grandes analogies. Quant au second, il nous semble difficilement acceptable, puisqu'il n'existe pas de réactifs suffisamment précis pour déceler la présence de ces corps conjointement avec les matières albuminoïdes. Malgré la décomposition plus facile des peptones, au sein de l'organisme, que celle des matières albuminoïdes, M. Adam Riewicz n'attribue pas moins aux premières le rôle de véritables générateurs des tissus. » Gorup-Besanez, trad. de M. Schlagdenhauffen.)

Cette page qui résume si bien les travaux physiologiques sur la peptone, explique certainement les doutes qu'on a émis relativement à la valeur thérapeutique de ce produit.

Il est impossible cependant de ne pas ajouter ici les conclusions formulées par M. le professeur Sée après avoir expérimenté les peptones dans différents cas pathologiques.

« On peut conclure ainsi, dit le savant physiologiste :

» 1° Dans les obstructions des voies supérieures, l'alimentation par les peptones est la seule possible ; elle suffit pour prolonger la vie des malades ; mais son action locale finit par nuire en déterminant la diarrhée rectale et par empêcher ainsi l'absorption des peptones.

» 2° Dans les anus contre nature, si le bout inférieur comprend une grande portion de l'intestin grêle et la première partie du côlon, on peut espérer arriver à l'alimentation directe, c'est-à-dire à la peptonisation par le suc intestinal et surtout par le suc pancréatique.

» Si au contraire la lésion siège très bas, comme le gros intestin ne possède plus de moyen de peptonisation, la seule ressource qui reste, c'est l'emploi des peptones artificielles ; mais hélas ! la dose nécessaire pour l'entretien de la vie est si considérable qu'il est presque impossible d'y compter, au delà d'un certain temps, sans provoquer des accidents funestes d'irritation locale.

» 3° Dans les dyspepsies graves, dans les vomissements alimentaires incoercibles, les peptones constituent une ressource auxiliaire qu'il ne faut pas négliger. »

En principe les peptones servent à la nutrition, c'est ce qui ressort de cette discussion ; mais peuvent-elles être utilisées en pratique ? C'est ce que j'ai recherché en me soumettant moi-même à un régime composé exclusivement de peptone.

Le premier résultat constaté, c'est que ce produit de laboratoire n'est pas agréable. (Peptones Defresnes.)

Pris avec une quantité égale de bouillon il n'est pas supportable : pour être toléré on ne peut mettre plus d'une cuillerée de peptone par bol de bouillon.

Avec les vins sucrés j'ai pu prendre à mon repas de midi et à celui du soir 150 grammes de peptone Defresnes avec autant de Malaga et sans aucun autre aliment.

Le vin calme momentanément la sensation de la faim, mais celle-ci devient intolérable au bout de deux heures, en même temps que la tête se congestionne.

Comment en serait-il autrement ? L'étiquette de la solution porte bien qu'elle correspond à un poids double de viande. En sorte qu'on s'imaginerait volontiers manger un bifteck de 300 grammes en prenant 150 grammes de liqueur. Qu'absorbe-t-on en réalité, 25 grammes de substances solides représentant, 3ᵍʳ.60 d'azote. Si l'on ajoute que la peptone est presqu'immédiatement absorbée et que le suc gastrique dont la sécrétion a été excitée, ne trouve aucun aliment pour exercer son action, on explique la sensation de faim que l'on éprouve.

En sorte que pour un adulte bien portant la peptone non seulement ne suffit pas à la nutrition, mais encore elle peut être dangereuse pour l'estomac. En effet, elle excite la sécrétion de la pepsine qui, ne trouvant aucun aliment pour exercer son action, agit sur la muqueuse même de l'organe, la dénude en la digérant, et produit ainsi un état inflammatoire qui deviendrait dangereux s'il se prolongeait.

Dans le cas d'anémie avec inappétence, les peptones, au contraire, rendront de réels services. Mais alors je préfère la forme de poudre, prise en cachet, en ayant soin de boire, après l'absorption, le liquide qui flatte le plus l'estomac (bouillon, lait, vin, eau, etc.).

Dans la convalescence, il me semble que l'essence de viande purissina est préférable aux peptones.

A ce point de vue j'ai également essayé ce nouveau produit. Il ne peut suffire à l'alimentation de l'homme adulte; il excite rapidement la faim, c'est en un mot un peptogène puissant. Mais sa saveur est douce et agréable, et pour cela il convient à un convalescent. Sans être pour lui un aliment trop nutritif, il ramène peu à peu l'appétit et prépare ainsi l'estomac à une nourriture plus substantielle.

L'extrait de viande Starr donne également des bouillons utiles. Mais, faut-il l'avouer, à toutes ces préparations qui sortent des fabriques et qui peut-être ne seront plus un jour qu'une solution de gélatine, je préfère de beaucoup un bon consommé préparé au foyer domestique et dans lequel on a le soin d'ajouter un peu de jus exprimé d'une viande saine. Ce sera à la fois plus économique et plus hygiénique.

La liste de tous les liquides qui jouent un rôle actif dans la digestion n'est pas encore épuisée. Nous avons vu que le suc pancréatique exerce une action très importante sur les substances azotées ; aussi la thérapeutique a-t-elle introduit la pancréatine parmi les agents médicamenteux.

On obtient la pancréatine du pancréas d'animaux récemment tués, en traitant par l'alcool le liquide (suc pancréatique) incolore, visqueux et gluand, sécrété par cette glande et en desséchant dans le vide le précipité recueilli.

M. Dobelle épuise le pancréas par l'eau, en mélange l'extrait avec de la poudre de malt, puis le dessèche.

« En 1864, le Dʳ H. Dolelb a cité de nombreux cas à l'appui des bons effets de la pancréatine. Depuis cette époque, en Angleterre, en Belgique, on emploie la pancréatine comme stimulant de la digestion des corps gras, qu'elle émulsionne sous forme de crème épaisse, blanche. On l'administre aussi en solution dans l'alcool faible et aussi sous forme de poudre et de potion digestives (Van den Corput). Elle paraît être dépourvue de toute odeur au moins désagréable. » (Dorvault, officine).

Les travaux de MM. Vulpian et Mourrut ne laissent guère de doute sur le peu de valeur thérapeutique de la pancréatine [1].

Il s'agissait de savoir si le ferment, après avoir été en contact avec le suc gastrique dans l'estomac, recouvre toute son intensité d'action digestive en arrivant dans le duodénum ; et un mot, il fallait connaître dans quelle mesure l'ingestion stomacale de la pancréatine peut être utile dans tels ou tels cas de dyspepsie. Voici le résultat de ces recherches :

En ce qui concerne l'action de la pancréatine sur les matières amylacées, elle est détruite par le contact à 33 degrés ou 30 degrés centigrades, pendant deux heures, avec un liquide offrant une activité comparable à celle du suc gastrique.

Les expériences relatives à l'action peptonisante de la pancréatine dans du suc gastrique naturel ou artificiel, lorsque cette solution a séjourné pendant deux heures dans l'étuve, ont été moins nettes; mais elles parlent jusqu'à un certain point dans le même sens. Il résulte donc de ces expériences qu'il n'est guère possible de compter sur les effets thérapeutiques de la pancréatine.

Enfin, cherchant à utiliser la digestion intestinale, lorsque cette seule ressource reste pour soutenir un malade, on a imaginé de faire absorber la nourriture par les voies basses. Ce fut Abenzoare, juif de Séville, médecin à la cour des Almaravides, qui, au XIIIᵉ siècle, eut l'idée de recourir aux *clystères nutritifs* quand la déglutition est impossible.

Les médecins arabes, héritiers des traditions de l'époque gréco-romaine, avaient emprunté cet usage aux thérapeutiques d'Hippocrate, Celse, Galien, Oribase, qui recommandaient déjà les lavements comme moyen nutritif.

La légende raconte même que la cigogne ou l'Ibis auraient donné l'exemple aux médecins de l'antique Égypte.

« A la fin du XVIᵉ siècle, les médecins retirèrent cette utile pratique de l'oubli où elle paraissait tombée. Parmi ses plus ardents défenseurs on cite Bartholin, Mercuriali, Tulpius, Peyer. M. Colson (Thèse) rapporte, d'après Hildanus, l'exemple d'une femme grosse qui avait un dégoût invincible pour toutes sortes d'aliments et qui se tira d'affaire avec son enfant par le moyen des clystères nourrissants; et, d'après Tiengius, celui d'une femme qui fut nourrie avec des lavements de lait et de jaunes d'œufs. Les médecins espagnols et italiens donnaient ces sortes de lavements non seulement aux malades qu'on ne pouvait nourrir autrement, mais encore aux femmes hystériques.

» Généralement on prescrit les lavements alimentaires dans toutes les circonstances où les aliments ne peuvent être introduits dans l'estomac, comme dans les maladies organiques du pharynx et de l'œsophage, dans le cancer de l'estomac, dans le cas où le malade tombe dans un état de défaillance par défaut et impossibilité d'alimentation par les voies naturelles.

» Quand on administre des lavements nutritifs, il ne faut pas perdre de vue que le gros intestin n'est point un organe de digestion et que les liquides, pour être convertis en sang, ont, de même que les aliments solides, besoin d'être soumis au travail de la chylification. Il se trouve bien de la bile dans le

---

gros intestin, mais il n'y existe aucun des fluides salins qui servent à la digestion. Pour y suppléer, le docteur Nasse fait ajouter aux bouillons une quantité d'acide chlorhydrique suffisante pour leur donner une saveur aigre; de plus, il laisse macérer préalablement dans l'estomac de bœuf encore frais les substances végétales qui doivent entrer dans la composition de ces sortes de lavements. » (Korns, Nasse und Wagner *Archiv*. 1834) (Diction. de Dechambre, — docteur Brochin.)

Dans ce cas il est plus simple de prescrire des lavements de peptone.

Voici comment M. le docteur O. Chevalier conseille de les préparer :

1° Introduire dans un ballon en verre 500 grammes de viande aussi maigre que possible et finement hachée ;

2° Verser dessus 3 litres d'eau ordinaire ;

3° Ajouter 30 centimètres cubes d'acide chlorhydrique liquide, d'une densité de 1,15 ;

4° Ajouter ensuite 2 ^{gr}, 5 de pepsine pure du commerce, au maximum d'activité, c'est-à-dire digérant environ 200 fois son poids de fibrine humide ;

5° Faire digérer à une température de 45° pendant 24 heures soit au bain-marie, soit dans une étuve ;

6° Transvaser dans une capsule de porcelaine, porter à l'ébullition, pendant laquelle on ajoutera une solution de carbonate de soude, contenant 250 grammes de sel cristallisé par litre, jusqu'à ce que la solution présente une très faible réaction alcaline.

Pour atteindre ce résultat, il faut ajouter 165 à 170 centimètres cubes de la solution de carbonate de soude.

7° Passer le liquide bouillant à travers un linge fin et exprimer le résidu insoluble.

On obtient ainsi un liquide contenant, indépendamment des principes extractifs de la viande qui se trouvent également dans le bouillon, du chlorure de sodium et de la peptone de viande, matières qui sont toutes utiles et même indispensables à l'alimentation.

La solution représente sous un volume de deux litres et demi environ, les parties facilement digestibles de 500 grammes de viande ; elle servira à alimenter le malade pendant deux jours.

On peut donner ces lavements tels qu'ils sont préparés ; mais, comme il faut administrer 1250 centimètres cubes de ce mélange en 24 heures, c'est-à-dire cinq à six lavements de 208 à 210 grammes chacun, il est plus simple de concentrer la totalité du liquide (2 litres 1 2) par la chaleur d'un bain-marie jusqu'à 1500 à 1800 centimètres cubes, dont on administre la moitié chaque jour en trois lavements.

Pour compléter les propriétés alimentaires de ces lavements, on devra les sucrer avec 200 grammes de sucre blanc pour 24 heures.

Avant la vogue dont jouissent les peptones aujourd'hui, les formules des lavements nutritifs étaient les suivantes :

Jaune d'œuf n° 1 ; salep, 2 grammes ; bouillon de viande sans sel, 125 grammes ; — Huile de foie de morue, 20. — Thé de bœuf, 200. — Vin de Bourgogne, 200. — Jaune d'œuf.

Ce dernier lavement, suivant M. Bouchardat, donne de bons résultats dans les dyspepsies chroniques et les vomissements incoercibles des femmes enceintes.

Cependant ces formules ne portent aucun ferment, aucun acide : comment donc s'opère la digestion?

Alors même que le liquide n'arriverait pas jusqu'au pancréas, ne peut-on pas admettre que les mouvements des intestins opérés par l'injection, excitent dans cette glande la sécrétion des sucs qui, venant rejoindre les aliments fluides dans le gros intestin, déterminent leur digestion.

Ici donc, nous nous trouvons encore en face du doute au sujet des effets produits par les aliments médicamenteux. Quelle conclusion faut-il tirer? La plus sage sans aucun doute, serait qu'il convient de prévenir le mal par la modération et par une alimentation saine.

Mais une fois les organes de la digestion affectés soit par les excès, soit par une nourriture mauvaise, je crois que c'est encore à une alimentation rationnelle qu'on recourra avec avantage pour réparer les désastres organiques.

Dès lors on comprend toute l'importance de l'art culinaire, non pas à cause des sens qu'il s'agit de flatter, mais au point de vue de l'hygiène qui doit nous conserver ou nous rendre la santé.

C'est pourquoi un chapitre sur l'hygiène culinaire ne sera pas superflu.

CHAPITRE V

« C'est au foyer maternel que la science de l'hygiène doit trouver son berceau. C'est au foyer maternel que le fleuve de la santé doit couler. » Telles sont les paroles par lesquelles l'éminent docteur B. W. Richarson commence sa conférence sur le rôle de la femme comme réformatrice de l'hygiène. Tels sont les principes enseignés à la femme en Angleterre alors qu'en France on s'agite pour lui rendre ses droits dans la société moderne.

Ici, on veut la mêler à nos luttes politiques, là-bas on cherche à la retenir au foyer domestique. Chez nous on fonde des instituts de femmes, de l'autre côté de la Manche on crée des écoles de cuisine hygiénique.

L'avenir nous apprendra où se trouve la vraie sagesse.

En attendant on peut puiser des avis utiles dans la conférence du savant médecin anglais dont M. Joseph de Piétra Santa donne une intéressante traduction dans le *Journal d'hygiène* du 25 novembre 1880.

« L'homme est dehors à ses affaires, la maladie frappe à sa porte. Qui pourra l'arrêter, si ce n'est celle qui se trouve la première menacée, la femme? Pour atteindre ce résultat, quelles sont donc les notions scientifiques indispensables?

» La femme devrait connaître la physiologie et la structure générale du corps humain, elle devrait savoir distinguer les divers aliments qui lui sont nécessaires et l'influence qu'ils peuvent avoir sur l'organisme, surtout lorsqu'il s'agit des jeunes enfants pendant la période de la croissance.

» La femme doit aussi apprendre d'une façon complète l'art de la cuisine : non seulement savoir accommoder les mets, mais choisir ceux qui sont préférables suivant la saison, suivant l'âge et la constitution des personnes à nourrir, savoir distribuer les aliments en juste proportion, ni trop largement, ni avec trop de parcimonie. »

Je serais heureux si mon livre répondait à ce programme, s'il pouvait aider la mère de famille à remplir sa tâche souvent difficile. J'ai fait connaître la physiologie de la digestion, j'ai indiqué quelle est la ration normale suivant l'âge, le sexe, la profession. Je voudrais maintenant, tout en formulant les préceptes culinaires, montrer que derrière le fourneau de la cuisine on peut trouver quelque poésie.

Tout d'abord, la femme devrait songer que le repas est bien souvent le moment le plus agréable de la journée. C'est l'heure où tous les membres de la famille se trouvent réunis pour se reposer de leurs fatigues, où, tout en mangeant, ils se racontent leurs peines et leurs joies, leurs déceptions et leurs espérances.

Ne devrait-on pas donner à ce moment tout le charme possible ?

Un repas, même le plus simple, s'il est bien préparé, contribue à ce résultat. Est-il, en effet, pour l'épouse une occupation plus agréable, plus douce que celle de donner tous ses soins à une alimentation qui doit rendre à son mari, épuisé par le travail, les forces nécessaires? D'autre part chaque repas est pour un mari une occasion d'apprécier la sollicitude de celle qui le lui offre; ce qui n'est pas le moins précieux stimulant de l'appétit.

Si l'épouse est mère, quel doit être son bonheur lorsque, sous l'influence d'une nourriture saine, elle rappelle à la vie l'enfant que la mort lui disputait.

N'y a-t-il pas pour elle beaucoup de poésie à songer que sa vigilance à surveiller la flamme qui, sans cela, dessécherait la viande destinée à sa fille, rendra à sa petite figure pâle et creusée, des chairs et des couleurs reflétant la force et la santé.

Au point de vue économique, quelle que soit la position de fortune, on ne peut s'imaginer les avantages qu'on retirera, en n'abandonnant pas complètement les soins de la cuisine.

On me pardonnera donc de parler de cuisine; je ne veux pas être long, du reste, et je puiserai la plupart de mes conseils dans les ouvrages qui font autorité.

Le premier soin d'une ménagère est le choix des aliments. Cette question est tellement importante qu'elle fera le sujet d'un chapitre particulier.

Une fois en possession de la viande, il faut savoir la conserver. Parmi les moyens de conservation de la viande, les uns peuvent être appliqués dans le ménage, les autres demandent des appareils qui ne se trouvent que dans des fabriques spéciales.

1° *Conservation de la viande.* — *Procédés domestiques.* — Toutes les viandes ne sont pas d'une conservation aussi facile les unes que les autres. — On a cherché à établir approximativement le temps pendant lequel elles peuvent rester en bon état lorsqu'elles sont exposées à l'air.

	En été jours.	En hiver jours.		En été jours.	En hiver jours.
Bœuf.............	4	8	Moutons	2	3
Chapons.........	3	6	Perdrix	2	8
Chevreuil.......	4	8	Pigeons	2	4
Coq de bois.... .	6	14	Poulet.........	2	4
Dindons	4	8	Poules vieilles..	3	6
Faisans.........	4	10	Sanglier.......	6	10
Gelinottes.......	4	10	Veau...........	2	4
Lièvres..........	3	6	Agneau.........	2	4

Pour que la viande se digère facilement il faut qu'elle soit tendre et agréable au goût. Aussi, convient-il, avant de la soumettre à la coction, d'attendre une certain laps de temps, variable suivant la température atmosphérique, plus long en hiver, plus court en été. Une volaille n'est jamais tendre et délicate si elle n'est pas morte de la veille. Lorsqu'on est obligé de la tuer au moment de la mettre au feu, le moyen de l'attendrir est de la tremper dans l'eau bouillante et de la plumer dans cette eau attiédie. On peut encore lui faire avaler une cuillerée de vinaigre avant de la tuer, mais ce dernier procédé est un peu barbare.

On attendrit les grosses viandes, bœuf, mouton, veau, en les battant avec un rouleau de bois.

Si une viande tuée la veille est plus tendre que celle du jour, il faut se méfier des aliments qui commencent à s'altérer. Cependant à la campagne on est parfois très embarrassé pour se procurer de la viande fraîche. Souvent, le dimanche, il faut faire la provision de la semaine. Dans ce cas il est encore possible de tourner la difficulté. Avant tout on évitera de mettre les aliments en contact avec les métaux, la pierre, le bois, qui hâtent la corruption; on aura soin également de ne pas les mêler, de ne pas les entasser les uns sur les autres.

S'il s'agit de poisson, de gibier, de volaille, il importe de les vider avec soin, de laver le poisson avec de l'eau de puits nouvellement tirée et de l'essuyer ensuite pour enlever autant que possible l'humidité. On couvre toutes ces substances afin d'éviter l'attaque des mouches, puis on les place dans un endroit frais. On peut même les mettre dans un grand panier que l'on descend dans un puits, en ayant soin de le maintenir à un pied au-dessus de l'eau et de recouvrir l'orifice avec des paillassons ou un couvercle de bois.

Au lieu de simples lotions à l'eau, on se servira avec avantage pour laver l'intérieur des volailles, du gibier et du poisson, de vinaigre dans lequel on a fait fondre un peu de sel.

Lorsqu'on redoute l'effet d'un orage imminent, ou quand on craint que les pièces ne soient un peu avancées, on a recours à une cuisson incomplète.

Pour le bœuf destiné au pot-au-feu, après l'avoir garni d'ail, on le plonge dans l'eau bouillante pour le retirer aussitôt. Sous l'influence de la chaleur l'albumine se coagule à la surface de la viande, et forme ainsi une couche protectrice, si l'on évite toutefois de laisser la viande dans un endroit chaud.

On a conseillé de faire bouillir le bœuf pendant une heure, mais on perd ainsi une partie des substances nutritives et aromatiques.

Le mouton est cuit à moitié; quant au veau, à la volaille et aux oiseaux destinés à être rôtis, on les passe au beurre et on les met ensuite dans un pot bien fermé.

Il est possible de conserver vivant le poisson, même sans réservoirs. Pour cela on garnit la gueule du poisson avec de la mie de pain détrempée dans l'eau-de-vie. On l'arrose également avec de l'eau-de-vie, puis on l'enveloppe délicatement dans de la paille. Il se conserve ainsi pendant plusieurs jours dans une sorte d'étourdissement. Pour lui rendre le mouvement, il suffit de le mettre dans l'eau fraîche, où il revient à la vie au bout de quelques heures.

Toutefois il est inutile d'attendre ce résultat, il vaut mieux avant de le cuire, le passer simplement à l'eau.

Les moyens qui viennent d'être décrits, permettent de conserver les viandes pendant quelques jours. Lorsqu'on doit être plus longtemps sans les manger, on aura recours à d'autres procédés.

1° *Substances animales conservées par le vinaigre.* — Jusqu'alors ce procédé n'a guère été employé que pour les oies et les grives. — Voici en quoi il consiste :

Plongez les oies bien plumées et bien flambées dans de l'eau bouillante, retirez-les de cette eau après quelques instants, et arrosez-les de vinaigre, mêlé de bon vin rouge, de gelée de viande, le tout bien aromatisé. Faites bouillir jusqu'à ce que les chairs soient à moitié cuites, puis mettez dans un bocal de verre que vous soumettrez au bain-marie, à 100 degrés centigrades, pendant une demi-heure. Cela fait, versez sur la saumure une couche de cire fondue et tenez le bocal au frais; pendant six mois la chair des oies sera délicieuse.

Quant aux grives, on leur coupe la tête et les pieds, on les fait cuire à moitié sur le gril ou à la brochette; puis on les arrange dans un tonnelet, que l'on remplit de vinaigre bouilli et froid. On ferme bien le vase, puis on le retourne chaque jour pendant un certain temps.

2° *Substances animales conservées par l'huile, le beurre fondu ou le saindoux.* — Après les avoir bien préparées, on les arrange dans un vase vernissé qu'on emplit ensuite d'huile d'olive. Les cuisses d'oies et les sardines, ainsi conservées, ont un goût délicieux.

On peut également, après avoir arrangé les substances animales dans le vase, les saupoudrer, par lit, de sel fin, et couvrir chaque lit d'une couche de beurre fondu ou de saindoux.

La couche versée sur le lit supérieur sera plus épaisse que les autres.

On prépare de la même manière les cuisses d'oies, en employant la graisse d'oie de préférence.

3° *Conservation des viandes par la gélatine.* — Pendant la guerre de Crimée on a essayé de conserver de la viande en l'enroulant sous une couche épaisse de gélatine ; le moyen est très imparfait : à la moindre érosion, la décomposition commence et envahit de proche en proche la masse totale. Ce procédé du reste, est une simple modification de celui qui fut déposé en 1818 pa M. Rowder, Anglais, qui conservait les viandes en les plongeant dans une forte solution de jus de viande ou de gélatine, et en les faisant sécher ensuite à l'air libre. Aujourd'hui on est revenu à ce procédé en ajoutant à la gélatine cette terrible fuschine qui a fait condamner tant de marchands de vin à la prison et qui semble être un préservatif pour les viandes.

En effet, d'après M. Laujorroir, il suffit d'ajouter un 100ᵉ de fuchsine à une solution de gélatine pour qu'elle se conserve sans la moindre altération, même au contact de l'air. A l'appui de cette assertion l'expérimentateur a adressé à l'Académie des sciences un flacon de gélatine à la fuchsine préparée depuis onze mois. Une tranche de bœuf enveloppée dans un papier brouillard enduit d'une solution d'égélatine fuschinée a été suspendue en décembre 1872 entre une fenêtre et une persienne, à l'air libre par conséquent, et malgré la douceur relative du printemps, la chair n'a subi aucune altération. Elle s'est raccornie et a pris la consistance de la gutta-percha. Un morceau de cette tranche ainsi conservée ayant été mis à macérer dans l'eau pendant vingt-quatre heures, ne s'est point désagrégé et n'a pris aucune odeur désagréable (Académie des sciences). Dans cette expérience la dessiccation de la viande me paraît être la principale cause de conservation. En effet, on préserve facilement de la putréfaction un morceau de bœuf en le suspendant dans un ballon contenant une trace d'iode, la viande se dessèche sans s'altérer.

Depuis longtemps en charcuterie on se sert de la fuchsine, mais pour donner à la viande une teinte rose, plutôt que pour la conserver.

Charbon. — On conserve les viandes pendant quelque temps en les couvrant de poussière de charbon bien brûlé. Pour manger la viande il suffit de la laver à grande eau.

4° *Conservation par la fumée.* — Ce moyen de conservation de viandes prend encore le nom de *boucanage*, il est très ancien, mais il est surtout pratiqué dans toute sa perfection à Hambourg.

Le bois, en brûlant, dégage une foule de produits parmi lesquels se trouvent de l'acide acétique, des huiles empyreumatiques, de la créosote, en sorte que la fumée, en passant sur les substances animales, non seulement les dessèche, mais encore les imprègne de produits antiseptiques. Il y a deux procédés en usage dans les ménages : le premier consiste à suspendre dans la cheminée, à quelques pieds au-dessus de l'âtre, les pièces que l'on veut conserver, en ayant soin que celles-ci soient assez éloignées du foyer pour que la chaleur ne puisse faire fondre la graisse qu'elles renferment.

Dans le second procédé, qui est suivi par les charcutiers et par ceux qui préparent le bœuf fumé pour la marine, on dispose dans une chambre des perches horizontales, auxquelles on attache les pièces à fumer, de manière qu'elles soient suspendues sans se toucher entre elles. On fait arriver la fumée dans cette chambre par un tuyau de tôle ou de fonte de fer. Lorsqu'elle est bien remplie, on interdit tout accès à l'air. On renouvelle le feu de six heures en six heures, en ayant soin d'éventer la chambre, avant de renouveler le feu qui doit la remplir de fumée.

On a recours à une opération semblable pour fabriquer les harengs *saurs*, *rouges ou fumés*. Les poissons sont suspendus, après salaison, dans une cheminée ou dans une espèce de four dans lequel on fait un petit feu avec du bois donnant beaucoup de fumée. Quand le hareng est complètement sauré, il est sec, enfumé et d'une belle couleur.

5° *Conservation des substances animales par la salaison.* — Dans ces derniers temps on a préconisé pour conserver les viandes des composés appelés sels de conserve : les uns renferment de l'acide salicylique, les autres du borax, quelques-uns de l'alun, corps dont la parfaite innocuité n'est pas encore démontrée. Mais tel n'est pas le procédé ordinaire dans lequel le sel est le seul réactif. Il faut alors que ce produit soit pur, lourd et pesant ; le sel léger étant terreux. La dose est d'un sixième de sel sur le poids de viande à saler. On le fait pénétrer dans la chair en l'étendant sur elle, et en frappant ensuite avec force. Auparavant on a soin d'arracher le plus possible les vaisseaux sanguins qui la traversent. Les morceaux de viande étant salés, on les place dans des tonneaux ou vases où ils restent huit ou dix jours. Pendant cet espace de temps, la viande se pénètre de sel, l'excédent se convertit en saumure. Le vase doit être bien rempli, et s'il ne l'était pas entièrement on achèverait de le remplir avec du sel.

Ce procédé de salaison qui est propre à toutes les viandes, s'applique également à toutes les espèces de poisson.

Les viandes salées jouent un rôle important dans l'alimentation, cependant elles ne sont pas sans danger.

« Malheureusement, dit M. Coulier, les aliments conservés par le sel changent de nature. Ils subissent une sorte de coagulation, deviennent durs et indigestes. Il suffit, pour se convaincre de l'infériorité des salaisons au point de vue de l'hygiène, de voir le plaisir avec lequel le matelot retrouve à terre des aliments frais. Les viandes salées ont toujours un aspect grisâtre, ne rappelant nullement, lorsqu'elles ont subi les préparations culinaires, l'aspect rosé de la viande cuite à point. C'est pour remédier à cet inconvénient qu'on ajoutait autrefois au sel une matière colorante. L'instruction de l'an VIII (1799) pour la préparation des salaisons de la marine, prescrit de composer une « saumure antiscorbutique » avec du sel, de l'alun, de la gomme adragante et de la garance. Depuis, on a reconnu que le sel de nitre, ajouté au sel marin en petite quantité (environ 15 millièmes), a la singulière propriété de conserver à la viande son aspect rosé, et, comme cette proportion de nitre ne paraît pas susceptible de porter préjudice à la santé des consommateurs, cette addition est devenue la règle.

» D'un autre côté, on a signalé à plusieurs reprises des cas d'empoisonnement survenus à la suite de l'ingestion de quantités plus ou moins considérables de saumure. Tel est, par exemple, l'empoisonnement de dix-huit porcs qui avaient mangé un mélange de cette substance et de viande. Ce fait a été rapporté par Spinola, professeur à l'école vétérinaire de Berlin. Les accidents ont été attribués tantôt à la production d'un acide gras formé sous l'influence du sel tantôt au sel lui-même. (Fuchs, professeur à l'école vétérinaire de Carlsruhe.) D'autres auteurs en ont cherché la cause dans un état particulier de la matière organique dissoute dans la saumure, ou dans la production d'une plante qui peut s'y développer (*Sarcina botulina*). »

Les expériences de MM. Reynal et Goubaux, professeurs à l'école d'Alfort, prouvent que le sel à forte dose est le seul toxique.

« D'après M. Goubaux, dit M. Coulier, la saumure produit exactement le même effet toxique qu'une solution aqueuse de sel contenant la même quantité de ce dernier corps. On peut, par exemple, empoisonner un chien soit avec trois décilitres de vieille saumure administrés en nature, soit avec la même quantité de ce liquide évaporée, calcinée au rouge et reprise par l'eau.

» Cette interprétation de faits nous paraît véritable. Elle a son importance, car on sait que dans les pays à salaisons, les habitants se servent de saumure pour saler leurs aliments. Cette liqueur constitue même une sorte de panacée universelle employée dans les campagnes.

» Si l'on admet que les propriétés toxiques de ce corps sont dues à la matière organique, dénaturée et transformée en ferment, il faut sans doute combattre et proscrire cette habitude.

» Si, au contraire, on rapporte les accidents au sel, il n'y a pas plus lieu de proscrire la saumure que le sel lui-même. L'un et l'autre constituent, lorsqu'ils sont mélangés à dose convenable aux aliments, un condiment utile, et deviennent un poison lorsqu'ils sont ingérés à haute dose par un animal à jeun et qu'on s'oppose aux vomissements. L'action toxique du sel employé à haute dose explique ses propriétés conservatrices pour les aliments. Il s'oppose à l'évolution des germes qui produisent la putréfaction. » (*Dict. encyc.* de Dechambre.)

Tels sont les procédés qui peuvent être utilisés dans les ménages pour conserver les viandes.

L'industrie en emploie bien d'autres, sur lesquels nous passerons rapidement. L'acide sulfureux, l'acide salicylique font les frais de quelques-uns, mais le plus grand nombre repose sur le procédé Appert, modifié par M. Fortier, qui élève la température à 110°; par M. Chevalier, qui emploie pour bain-marie une chaudière contenant de l'eau, et susceptible d'être close par un couvercle à boulons et clavettes, portant une soupape et un manomètre, ce qui permet de varier la température suivant l'altérabilité des aliments qu'il s'agit de conserver.

Le procédé de M. Martin de Lignac a pour but de conserver le bœuf en morceaux assez volumineux, et sans lui faire subir une cuisson préalable.

On introduit un morceau de chair musculaire dans d'immenses boîtes cylindriques en fer-blanc pouvant contenir 10 kilogrammes de viande. Les intervalles libres sont remplis avec du bouillon à demi concentré; on ferme et l'on soude le couvercle; les boîtes sont alors plongées dans un bain-marie à fermeture autoclave. On assujettit le couvercle, puis on chauffe pendant deux heures à une température de 108°, et on laisse refroidir.

Dans ces conditions, le bœuf, n'ayant pas éprouvé une désagrégation trop forte, reste plus agréable à manger. Soumis, lorsqu'on veut en faire usage, à une chaleur ménagée dans quatre ou cinq volumes d'eau, il donne un bouilli succulent et un excellent bouillon.

M. Turett conserve les viandes en les faisant cuire au point de pouvoir être mangées en les exprimant fortement, en rapprochant le bouillon à consistance de gelée qu'on applique ensuite sur la viande au moyen d'un pinceau et en faisant sécher à l'étuve.

M. Wislin conserve le bœuf, le veau, le mouton, la volaille et le poisson en les immergeant dans l'eau bouillante, plus ou moins longtemps selon la texture des matières qu'on y soumet, environ cinq ou six minutes. Les viandes sont mises ensuite à égoutter pendant une heure. On place la viande sur des claies, qu'on porte dans une étuve maintenue à une température de 60° centigrades. On a soin, pour entretenir la dessiccation, de retourner les morceaux plusieurs fois par jour. Cette opération dure ordinairement deux jours; la viande a perdu alors les deux tiers de son poids. Lorsque la dessiccation est complète, on plonge chaque morceau dans une solution de gélatine concentrée. On renouvelle trois fois l'immersion, en ayant soin, après chacune d'elles, de porter à l'étuve les morceaux de viande pour les faire sécher.

M. Martin de Lignac a également fait connaître un autre procédé de conservation des viandes qui les réduit en même temps à un très petit volume.

On découpe la viande fraîche en bandelettes épaisses de 2 à 3 centimètres au plus, que l'on étend aussitôt sur des châssis garnis de canevas ou de filets, placés dans une étuve. Là, sous l'influence d'un rapide courant d'air chauffé seulement à 35°, la chair laisse évaporer graduellement une partie de son eau. Lorsqu'elle a perdu ainsi la moitié de son poids (ou 50 d'eau sur 77 qu'elle renferme), on la place dans des boîtes cylindriques en fer-blanc, en l'y comprimant jusqu'à ce que la capacité d'un litre contienne huit rations représentant 2400 grammes de viande fraîche, puis on a soin de mettre assez de bouillon a demi concentré à chaud pour remplir exactement les vides.

Les boîtes étant en cet état, on les ferme en soudant le couvercle à l'étain; elles sont alors placées dans un bain-marie à fermeture autoclave, où la température est portée à 108° environ; on laisse refroidir au-dessous de 100°, puis l'obturateur de la chaudière servant de bain-marie est ôté. On peut alors retirer les boîtes et les expédier. La viande préparée ainsi peut être mangée telle qu'elle sort des boîtes, ou chauffée une ou deux heures à 100° dans six ou huit volumes d'eau, et fournir ainsi un très bon bouillon. En mai et juin 1855, un million de rations de ces conserves à 70 centimes, représentant chacune 300 grammes de viande fraîche, plus le bouillon interposé, ont été livrées à l'armée d'Orient.

Ces différents procédés présentent tous des inconvénients. Quelquefois on peut craindre qu'ils soient insuffisants pour conserver les aliments. Or si une viande altérée ayant subi un commencement de putréfaction, peut perdre par la cuisson ses propriétés nuisibles; une fois cuite et imprégnée de jus ou de liquides gélatineux, lorsqu'elle s'altère spontanément, elle occasionne des accidents graves chez les personnes qui en ont mangé. Les accidents qui se sont produits dans ces circonstances ont pu faire croire à un empoisonnement par des oxydes de sels métalliques provenant de la présence du cuivre ou du plomb dans les alliages ou les couvertes (vernis) des vases où les aliments avaient séjourné.

Ce ne sont pas là des craintes chimériques Ainsi il y a deux ans, M. le docteur C. Bancel observait des accidents saturniques chez un de ses malades. Le diagnostic était certain, il fallait connaître la cause du mal. Pour cela, une gamelle ayant servi à préparer la viande dont l'absorption paraissait avoir déterminé l'empoisonnement m'a été remise. L'analyse a démontré que le métal de l'étamage renfermait environ 20 % de plomb et que des traces de ce toxique étaient passées dans les aliments.

Le *Journal de pharmacie et de chimie* du mois de mai 1881 contient une expertise analogue, mais beaucoup plus complète, qui a été faite par MM. Schutzenberger et Boutney.

Il s'agissait d'examiner les conserves destinées à la marine. Les boîtes provenaient des quatre ports de guerre français.

L'analyse du métal des boîtes a prouvé qu'il était très plombifère : la proportion de plomb trouvée oscillait entre 8 et 38 %, le cuivre entre 1 et 12 %.

Il fallait vérifier si la viande avait emprunté aux parois des boîtes *du plomb ou un autre métal* qui l'aurait rendue toxique.

Pour le vérifier, on a détaché de chaque masse alimentaire la couche de viande immédiatement en contact avec l'étamage, et l'on a détruit l'élément organique par l'action prolongée de l'acide nitrique pur et bouillant. Les essais ont porté sur des quantités de bœuf qui ont varié entre 100 et 150 grammes. Ils ont conduit aux résultats suivants :

QUANTITÉS DE MÉTAUX TROUVÉES DANS 100 PARTIES DE VIANDE DE BŒUF.

1re série. Bœuf provenant de l'arsenal de Toulon.

	Bœuf de la boîte n° 1.	Bœuf de la boîte n° 2.	Bœuf de la boîte n° 3.	Bœuf de la boîte n° 4.	Bœuf de la boîte n° 5.
Étain pour 100..	0,010	0,021	0,035		0,023
Plomb..........	0,013	0,118	0,013	Perdu.	0,010
Cuivre..........	traces notables				traces notables

2 série. Bœuf provenant de l'arsenal de Toulon.

	Bœuf de la boîte n° 12.	Bœuf de la boîte n° 13.	Bœuf de la boîte n° 14.	Bœuf de la boîte n° 15.	Bœuf de la boîte n° 16.
Étain pour 100..	0,005	0,080	0,125	0,075	0,014
Plomb..........	0,008	0,019	0,023	0,023	0,021
Cuivre..........	traces	traces	0,000	0,000	traces

3e série. Bœuf provenant de l'arsenal de Cherbourg.

	Bœuf de la boîte n° 6.	Bœuf de la boîte n° 7.
Étain pour 100..	0,016	0,013
Plomb..........	0,025	0,012
Cuivre..........	traces	traces très notables

4e série. Bœuf provenant de l'arsenal de Rochefort.

	Bœuf de la boîte n° 9.	Bœuf de la boîte n° 10.	Bœuf de la boîte n° 8.	Bœuf de la boîte n° 11.
Étain pour 100..	0,052	0,045	0,081	0,037
Plomb..........	0,031	0,010	0,034	0,010
Cuivre..........	traces notables	quantité notable	traces	traces

Il est donc évident que les métaux qui composent la boîte d'enveloppe passent dans les conserves. Ce qui prouve l'importance de suivre à ce sujet les prescriptions de la police.

L'étain qui sert à souder les couvercles des boîtes de conserve est suffisant, lorsqu'il est impur, pour introduire du plomb dans les viandes qui deviennent nuisibles, ainsi qu'on en a eu de nombreux exemples dans ces derniers temps. Mais le cuivre et le plomb ne sont pas seuls en jeu. La cause réelle, dit

M. Payen, paraît devoir être attribuée aux moisissures à peine visibles à l'œil nu qui se développent sur ces viandes dont les jus, analogues au bouillon, acquièrent facilement, en effet, le caractère acide très propre au développement de ces petits êtres végétaux, et notamment de champignons vénéneux.

Telle paraît être aussi (d'après les délibérations du conseil d'hygiène publique et de salubrité de la Seine) la cause de la propriété toxique observée dans la saumure ancienne appliquée aux préparations alimentaires.

Plus loin, on verra que les conserves préparées avec des viandes peu fraîches contiennent, suivant quelques chimistes, des alcaloïdes toxiques.

Quelle que soit la cause des accidents, on fera bien de ne jamais manger de viandes cuites imprégnées de jus et gardées assez longtemps pour être couvertes de moisissures.

On peut rattacher aux conserves de viandes un produit fabriqué à Bordeaux sous le nom de conserve Duprat et Morel, ou soupe-pâté, répondant jusqu'à un certain point aux besoins de la troupe en campagne.

La boîte conserve-Duprat, qui contient 1 kilogramme de conserves, est à deux compartiments : dans l'un est une sorte de poudre brune obtenue par l'extraction et la dessiccation du jus de viande de bœuf, et pouvant être utilisée pour la confection de la soupe; l'autre compartiment contient une pâtée composée de viande de porc hachée et fortement épicée.

Le pain à la viande ou pain-soupe, présenté en 1880 à l'Académie des sciences par M. Scheurer-Kestner est une préparation du même genre.

Il consiste dans une pâte formée de farine et de viande hachée en poids égal, additionnée d'un peu de lard. Cette pâte est mise à lever, puis cuite. Après la cuisson on reconnaît que sous l'influence d'une sorte de ferment digestif, toutes les fibres musculaires ont été pour ainsi dire désagrégées et sont devenues solubles. Ce pain se dessèche à la manière d'un biscuit, et il suffit de le faire bouillir dans l'eau avec du sel pour obtenir une soupe excellente, d'après l'inventeur.

On doit ajouter que M. le général Chanzy a fait expérimenter ce pain en Algérie avec un certain succès.

« Le pain-soupe, écrit-il, est d'un usage très prompt, très pratique et très commode, mais la soupe ainsi obtenue, quoique très mangeable, n'est peut-être pas d'un goût assez appétissant. Il y aurait à craindre que le soldat ne s'en fatiguât promptement. »

Tablettes de bouillon. — Pour arriver à la dessiccation de la viande, on a proposé de nombreux moyens; le baron Rostaing employait la garance, depuis on a recommandé l'amidon, la dextrine, etc., etc.

Voici la méthode que M. Ed. Moride a proposé il y a peu de temps à l'Académie des sciences :

Le procédé consiste à faire passer, dans des machines appropriées, de la viande crue désossée et privée de tendons, avec des substances alimentaires azotées et qui ont la propriété d'absorber l'eau de constitution de la viande, et peut-être de former avec elle certaines combinaisons organiques encore indéterminées. On sèche le tout à l'air ou dans une étuve chauffée à basse température; on pulvérise ensuite et l'on tamise.

La poudre qui provient de cette opération est d'une belle couleur grise ou jaunâtre, d'un goût agréable et d'une utilisation facile. En l'agglomérant avec de l'eau gommée, de l'albumine ou des graisses, on en constitue des tablettes, des cylindres et des cubes de tous poids, qu'on peut diviser ensuite, selon les besoins, pour en faire des potages, des sauces et des biscuits.

« 1° Cette poudre, dit l'auteur, à laquelle on a donné le nom de *nutricine*, renferme tous les éléments contenus dans la viande crue et à l'état où ils s'y trouvent; cela est si vrai, que le sang ainsi transformé conserve toutes ses propriétés de solubilité, de coloration et de coagulation sous l'influence de la chaleur; 2° la viande qui constitue la nutricine n'ayant pas subi de cuisson est d'une assimilation plus parfaite que la viande cuite; 3° à poids égal, la nutricine est plus azotée et plus nourrissante que la viande elle-même.

» L'azote de la nutricine s'élève donc à plus de 5 pour 100, quand l'azote dans la viande fraîche n'est au maximum que de 4 pour 100.

» Le même système de conservation, appliqué au sang ou à la viande de cheval, aux débris des abattoirs, donne des résultats avantageux pour la nourriture des chiens, des porcs, poulets et canards. »

M. Michel Lévy ne goûte pas trop ces poudres de viandes. « J'ai eu à me prononcer, dit-il, sur une poudre de viande envoyée de Paris à Constantinople, et destinée à entrer dans la ration alimentaire des colonnes en expédition. Le docteur Fauvel a goûté avec moi le bouillon qui avait été préparé avec cette substance, assaisonné d'un peu de julienne conservée. Il était passable, mais le résidu de la décoction, espèce de bouillie noirâtre, n'avait rien d'analogue à la viande et manquait entièrement de saveur. »

DES VIANDES CONSERVÉES ET IMPORTÉES D'AMÉRIQUE.

C'est l'Amérique surtout qui nous envoie des conserves alimentaires. La viande est à bon marché au nouveau monde; aussi cherche-t-on à l'expédier sur les autres continents sous toutes les formes.

Les quantités de conserves préparées par le procédé Appert sont innombrables. C'est ainsi que nous arrivent le bœuf, le porc, la volaille, la dinde et le homard.

Malgré cela ces procédés sont insuffisants; il en a fallu d'autres à l'activité américaine.

La nature semble avoir indiqué à l'homme le moyen le plus simple pour conserver les substances alimentaires. En effet, dans les déserts des pays brûlés par le soleil on observe souvent des cadavres desséchés par la chaleur et devenus si légers, qu'au rapport de Volney un seul homme peut soulever aisément d'une main la charpente d'un chameau. Ce qui fait dire à Bécher : *Nam cadavera in Oriente, in arena, apud nos, arte, in furnis siccari, et sic ad finem mundi usque a putredine preservari.*

Les peuples ont donc utilisé tout d'abord des moyens de conservation fournis par la nature.

C'est ce qui se faisait déjà du temps d'Hérodote en Égypte où la siccité de l'air et la chaleur du climat agissent de telle manière sur les viandes, qu'étant exposées, même en été, au vent du nord, elles ne se putréfient point, mais se dessèchent et se durcissent comme du bois.

Les Tatars et les Mexicains, depuis des siècles, font dessécher leurs viandes pour les garantir, les premiers des effets de la gelée, les seconds de ceux de la chaleur. Dans une partie de la Tartarie, cette dessiccation est poussée si loin qu'on réduit aisément les viandes en poudre.

La dessiccation de la viande est surtout employée dans l'Amérique du Sud, dans le Paraguay et l'Uruguay, pour préparer des produits appelés *carne seca* et *tasajo*.

La carne seca est de la viande de bœuf coupée en lanières longues et minces qui, après avoir été saupoudrées de farine de maïs, destinée à absorber les sucs épanchés à leur surface, sont exposées aux rayons du soleil sur des traverses. 100 parties de viande fraîche se réduisent par ce moyen à 26 parties de viande sèche.

La carne seca ou carne dulce se conserve, paraît-il, pendant un ou deux mois, et fournit un rôti dur et de peu de goût. Cuite à l'eau avec des légumes, elle fournit un bouillon assez agréable, mais elle n'a conservé ni goût ni odeur.

Tasajo. — Le tasajo ou charque se fabrique dans de vastes établissements appelés *saladeros*.

C'est de la viande salée, séchée et pressée.

Le tasajo se mange généralement avec des légumes, surtout avec des haricots ; il communique à ces substances une saveur agréable et appétissante, mais la fibre charnue n'a presque plus de saveur. Consommé sous forme de rôti, il est succulent et assez agréable quoique dur. Enfin, pour donner un bouillon limpide et convenablement sapide, il a besoin d'être additionné d'un poids égal de viande fraîche. (*Encyclopédie* Roret.)

On voit donc que, si toutes ces conserves peuvent être utilisées, toutes présentent des inconvénients, aussi a-t-on cherché à nous expédier la viande à l'état frais en la conservant par le froid.

Les premiers essais ont été faits sur le vaisseau appelé *le Frigorifique* à cause de sa destination. Les résultats obtenus ont donné lieu à un savant rapport de M. Poggiale ; une raison économique seule a fait échouer ces tentatives, et *le Frigorifique* a été vendu à l'enchère.

Depuis, beaucoup de conceptions nouvelles sont écloses afin de favoriser l'importation des viandes d'Amérique.

En 1879, deux grands bateaux à vapeur commandés par la Compagnie transatlantique sont en construction, et destinés spécialement à l'importation de la viande en France.

Au sujet de ces transports, M. A. Legarde, vice-président du conseil d'hygiène du Havre, a fait de nombreuses observations intéressantes.

Aussi je m'empresse de les emprunter au *Journal d'hygiène* du 26 juin :

« Divers moyens sont employés afin de conserver la viande et de pouvoir, après une traversée plus ou moins longue, l'apporter intacte dans nos ports et digne de rivaliser avec celle de notre pays.

» Le premier moyen consiste à déposer la viande dans une glacière, couchée en quelque sorte dans la glace ; cette viande, ainsi conservée, est susceptible d'une prompte altération. Elle ne sert guère que comme alimentation pour les besoins de la traversée.

» Le second emploie l'air froid. Dans la cale d'un navire, on ménage un espace d'une certaine étendue où l'on suspend les animaux fraîchement tués. Cette sorte d'appartement est munie d'un double fond en zinc que l'on emplit de glace en morceaux. Le compartiment étant fermé, un ventilateur en aspire l'air qui n'en sort bientôt qu'après avoir traversé la glace. Cette ventilation est continuée jusqu'à ce que la température, dans l'espace où se trouve la viande, soit aux environs de 0°, et cette température est maintenue durant tout le voyage, en faisant manœuvrer de temps en temps le ventilateur.

» Par un troisième moyen, on arrive à congeler la viande par des procédés de dégagement chimique, qui, se répartissant dans tout l'intérieur du navire, dont les panneaux sont exactement clos, y produisent un froid excessif de 25° à 30° au-dessous de zéro.

» Ces trois moyens sont-ils également bons pour conserver la viande et pour l'apporter sur nos marchés, susceptible d'être livrée à la consommation ?

» Nous avons déjà dit que la viande déposée dans la glacière, conservée dans la glace, ne pouvait servir que pour l'alimentation du personnel durant la traversée, et encore ce temps est-il souvent assez court. Quoique l'aspect de cette viande soit irréprochable, qu'elle ne répande aucune odeur d'altération, il arrive qu'au bout de quelques jours elle prend un goût particulier (un goût de bord, comme disent les marins) qui devient tellement insupportable, qu'on voit souvent des gens de l'équipage lui préférer la viande salée. On la prend promptement en un dégoût absolu ; elle finit par compromettre l'appétit ; l'anorexie est complète et, si l'on persiste à en manger, il en résulte des accidents dyspeptiques rebelles, même des désordres graves de l'estomac.

» Un officier de marine a affirmé à notre collègue, M. Leudet, à la complaisance duquel je dois plusieurs utiles renseignements contenus dans ce travail, que dès le troisième jour de l'usage de la viande, il était pris de tranchées.

» Un autre officier, capitaine employé dans le service des Messageries nationales sur l'Inde, ne balançait pas à assurer qu'à sa connaissance, dans l'espace de vingt années, plus de 50 officiers étaient morts des suites de désordres intestinaux causés par l'usage exclusif de ces viandes [1].

» On ne doit attacher qu'une importance restreinte à ces assertions qui, en partie, sont positivement exagérées. Mais, quoi qu'il en soit, on peut dire que cette viande conservée dans la glace à une température voisine de 0° subit une modification que nous ne connaissons pas, qui est de la rendre nuisible en certains cas. Pareil effet ne se produit-il pas sur les œufs ? Un œuf frais déposé dans une glacière pendant plusieurs jours conserve sa fraîcheur apparente. Mais

1. Une remarque importante fut faite, c'est que, quand le navire faisant relâche, renouvelait ses provisions de viande, cette viande fraîche s'altérait beaucoup plus promptement que celle qu'elle remplaçait, comme si dans la glace qui, elle, n'était pas renouvelée, restaient des agents de décomposition.

il prend une saveur tellement désagréable, qu'il devient impossible de le manger. Depuis longtemps on savait que, dans la glace, on pouvait conserver le poisson, mais retiré de la glace et cuit, ce poisson avait perdu de sa saveur.

» Le système de la ventilation conserve parfaitement la viande, et cette viande arrive sur nos marchés présentant un aspect des plus satisfaisants, n'exhalant aucune odeur étrangère et se débitant facilement. Cependant débitée, elle s'altère plus promptement que la viande de nos abattoirs, et contracte un goût particulier que nous désignons sous le nom de goût de bord, qui est sensible surtout dans le pot-au-feu.

» Recherchée dans beaucoup de nos ménages, même malgré ce goût, la généralité en mange habituellement, sans en ressentir le moindre inconvénient; pour un plus petit nombre, l'usage habituel finit par fatiguer et inspirer du dégoût. Quatre personnes de la même famille qui en mangeaient pour la première fois furent prises d'accidents qui simulaient le choléra. Le chien même de la maison, qui en avait mangé, fut également très malade. Quoique ces faits soient rares, ils demandent, nonobstant, qu'avant de fixer son opinion d'une manière définitive sur le système de la ventilation, il soit procédé à de nouvelles études.

» Arrive la viande conservée par la congélation, importée congelée dans nos ports, et qu'à diverses reprises et toujours avec succès on a débitée sur nos marchés. Une occasion nous a permis de faire une étude plus approfondie sur ce système de congélation dit système réfrigérant Julien-Carré.

» En 1878, un steamer, *le Paraguay*, faisant usage de ce système, s'était rendu dans la Plata. Là, il avait fait son chargement de moutons du pays, race petite comme celle que nous observons en Bretagne, et de quelques pièces de bœufs. Ce navire revenant en France fut surpris par le mauvais temps qui, lui occasionnant des avaries graves, le força de relâcher aux îles du Cap-Vert, afin de se faire réparer; cette relâche dura près de deux mois, et quand il aborda au Havre il y avait plus de trois mois qu'il avait quitté la Plata.

» Arrivé et placé à quai dans un de nos bassins, les armateurs de ce navire convoquèrent les autorités de la ville et beaucoup de notables, afin d'assister à l'ouverture des panneaux et de constater l'état des viandes et du poisson qu'il y avait à bord; car durant sa relâche aux îles du Cap-Vert, on avait profité du séjour dans ces îles pour recueillir une certaine quantité de poisson qu'on avait soumis au système réfrigérant employé et qui, comme la viande, était complètement congelée. En ma qualité de membre du conseil d'hygiène publique et de salubrité de l'arrondissement du Havre, je fus requis avec deux de mes collègues pour assister aux opérations qu'allait amener l'ouverture des panneaux du *Paraguay*, et je transcris ici le rapport que mes collègues et moi nous dressâmes à ce sujet.

» Nous soussignés, membres du conseil d'hygiène publique et de salubrité de l'arrondissement du Havre, désignés par M. le préfet de la Seine-Inférieure, et appelés en commission à l'effet d'examiner les viandes fraîches importées au Havre de la Plata par le navire *Paraguay*, ayant eu des avaries en mer et obligé de faire une relâche de près de deux mois dans une des îles du Cap-Vert;

» Après avoir, le 8 mai 1878, assisté à l'ouverture de plusieurs panneaux du steamer le *Paraguay*, qui contenaient quelques quartiers de bœufs et principalement des moutons entiers, avons constaté la congélation parfaite de ces sortes de viandes.

» Un de ces moutons entiers fut mis à notre disposition dans la journée du 9, et transporté dans le caveau appartenant à l'un de nous, où nous avons pu procéder à un premier essai.

» Le lendemain, 10 du même mois, ce mouton suspendu à l'air frais, à l'abri du soleil, présentait à l'intérieur une température de — 10°, la température de l'air extérieur étant à 16°; son aspect laissait à désirer : la chair était molle et le suc de la viande s'en séparait sous la moindre pression. Il n'exhalait aucune odeur étrangère; un morceau de filet mangé le soir a été trouvé tendre et excellent au goût.

» Le 11, malgré un orage assez violent dans la nuit et une température extérieure assez élevée, l'aspect de la viande était beaucoup plus satisfaisant; les flancs de l'animal, mous la veille, avaient repris de la fermeté. La graisse ne dégageait aucune odeur. Débitée devant nous, la viande ne faisait découvrir aucune altération. Plusieurs personnes en mangèrent et la trouvèrent excellente.

» Le 12, aucune altération n'est constatée. La saveur par la cuisson reste toujours parfaite. Soumises à l'action du microscope, les cellules étaient intactes pour la plus grande partie.

» Le 13, après 96 heures depuis le premier examen, une légère odeur commence à se produire. Un des gigots mangé est cependant trouvé parfait.

» Le 14, la viande est trop avancée pour être vendue.

» Un deuxième essai fut fait sur un autre mouton qui nous fut livré le samedi 18 mai. On le suspendit au même endroit que le premier, en le laissant enveloppé d'une toile.

» Après 54 heures, le lundi 20 mai, le mouton est séparé en deux. On en débite la moitié. L'aspect de la chair ne laisse rien à désirer ; elle est ferme, ne donne lieu qu'à un léger suintement; aucune odeur ne s'en dégage. Cuite, elle est excellente à la dégustation.

» Le mardi 21, même aspect, même saveur.

» Le mercredi 22, une des moitiés conservées dans une cave obscure commence à contracter une odeur de moisi. Aucune sensation particulière ne se fait sentir en en mangeant la chair qui est trouvée excellente. L'autre moitié, exposée dans un courant d'air et dans un lieu éclairé, ne participe pas à la même odeur; la chair en est également parfaite au goût.

» Le jeudi 23, une certaine odeur est perçue sur l'une et l'autre moitié, et cependant l'apparence de la chair est satisfaisante, et à la coction, cette chair ne présente aucun goût particulier.

» Le vendredi 24, cette odeur de commencement d'altération est assez forte pour que la viande cesse d'être recherchée. Néanmoins, aucune putréfaction n'existe encore.

» Le samedi 25, les progrès de l'altération de la viande sont encore augmentés, et ne permettent plus de la livrer à la consommation.

» De ce double examen fait sur deux bêtes différentes, à quelques jours de distance, nous inférons que la viande congelée par les procédés employés sur le navire le *Paraguay* est parfaitement conservée; que l'action du passage à une température plus élevée ne lui fait subir aucune altération; qu'elle est parfaite au goût, et que débitée, elle se conserve tout autant que la viande sortie de nos abattoirs.

» Il est excessivement remarquable que cette viande glacée par le procédé employé conserve tout son parfum, tandis que celle conservée dans nos glacières perd rapidement sa sapidité.

» C'est surtout remarquable pour le poisson, comme nous avons pu le constater sur des poissons importés par le même navire et congelés d'après le même système.

» Il n'y a donc plus de doute à avoir : la viande congelée par un procédé quelconque se conduit comme la viande fraîche exposée sur nos marchés. Elle ne s'altère qu'au bout de six ou sept jours; elle conserve toute sa saveur, est tout aussi nourrissante et ne peut donner lieu à aucun phénomène de digestion difficile.

» Nous venons de relater qu'à bord du *Paraguay* on avait conservé, par la congélation, du poisson pêché aux îles du Cap-Vert, qui avait gardé sa fraîcheur et sa saveur ordinaires. Il nous a été donné de manger un échantillon de ce poisson; c'était une dorade. Son goût était parfait. Il serait donc possible d'importer en France le poisson des climats chauds. Mais à cet égard, la pêche de ce poisson devrait subir une réglementation particulière; car on sait que, dans certaines zones, l'usage de certains poissons, désignés par les naturalistes, pourrait déterminer des accidents graves.

» CONCLUSIONS. — Trois procédés sont employés pour conserver la viande fraîche : 1° la glacière; 2° la ventilation; 3° la congélation.

» De ces trois moyens, les deux derniers seulement permettent d'importer la viande en France, puisque la viande de la glacière, s'altérant assez promptement, ne peut servir d'aliment qu'au personnel du navire où se trouve la glacière, et encore pour un temps déterminé, si l'on veut éviter des inconvénients sérieux.

» La viande importée, conservée par la ventilation, est, dans la plupart des cas, un excellent aliment. Néanmoins quelques accidents, tout rares qu'ils aient été, font qu'il reste encore quelque étude à faire à son égard.

» Jusqu'ici, la viande congelée s'est conduite comme la viande de nos abattoirs, et n'a donné lieu à aucune récrimination. Son seul inconvénient est d'être obtenue par un genre d'armement dispendieux qui oblige à maintenir la viande à un prix encore trop élevé.

» Le poisson peut être également conservé avec toutes ses qualités par le système de la congélation. Il serait donc à désirer qu'on pût en faire venir des régions qui passent pour être poissonneuses. Seulement, il serait nécessaire que le public fût renseigné sur le genre et l'espèce de poisson conservé. »

Nous reviendrons à plusieurs reprises sur ces importations de l'Amérique surtout en parlant des altérations de la viande, mais il est impossible de mieux terminer cette question des conserves alimentaires qu'en faisant connaître l'opinion du docteur Saffray.

Les conserves sont appelées à jouer un grand rôle dans l'alimentation et cependant, malgré cela, peu de progrès ont été accomplis à ce sujet; pour s'en convaincre il suffit de lire dans le *Journal d'hygiène* ces lignes qui sont dues à la plume du savant médecin que nous venons de nommer :

« Les progrès agricoles nous permettront certainement d'augmenter de beaucoup notre production de viande, mais en attendant, les économistes doivent chercher le moyen d'importer à bas prix, morts ou vifs, les animaux de boucherie des grands pays de production, la Plata, Buenos-Ayres, Monte-Video, Rio-Grande, le Texas, l'Australie et bien d'autres.

» En parcourant les galeries de l'alimentation au Champ-de-Mars, j'espérai constater quelques progrès pratiques indiscutables dans cette branche d'industrie. Je n'y ai trouvé rien de plus qu'en 1867.

» On n'a pas encore résolu commercialement en France le problème déjà posé en 1855, d'apporter sur nos marchés des viandes américaines ou autres, sous une forme acceptable et à des prix notablement inférieurs au cours des viandes fraîches.

» Que d'essais cependant depuis vingt-cinq ans! Combien de procédés infaillibles (sur le papier) n'avons-nous pas vu annoncer! Combien de compagnies se sont fondées avec bruit et ont disparu! Demandez-le aux bons actionnaires.

» Au premier abord la question est bien simple : il y a des pays où l'on paye un bœuf 10 francs, un mouton 3 francs; il suffit de les amener à la côte pour les embarquer, ou de les abattre pour les expédier, soit en quartiers dans un navire réfrigéré, soit en boîtes de fer-blanc d'après le système Appert.

» D'où vient donc que nous ne sommes pas plus avancés qu'il y a vingt-cinq ans? Les raisons sont nombreuses. Un bœuf qui coûte 10 francs et même 5 francs dans les pampas revient à 20 ou 25 francs à la côte. Pour l'amener vivant, il faut le nourrir pendant une longue traversée, et les frais absorbent à peu près la différence de prix d'achat et de revente; si l'on tue l'animal pour l'expédier en quartier dans un navire réfrigéré par la glace ou l'air froid, il faut créer un établissement, employer des ouvriers du pays, gens peu travailleurs, et faire subir les frais d'un transport spécial. Dans les conditions actuelles, l'opération la plus pratique et la plus rémunératrice consiste à renfermer les viandes cuites dans des boîtes de fer-blanc que l'on n'achève de souder qu'après une nouvelle ébullition qui chasse complètement l'air.

» Les viandes ainsi préparées sont très bonnes sous tous les rapports, avec le temps elles deviennent, il est vrai, un peu fades; il leur manque l'arome, le parfum, qui excitent la sensualité gastronomique, mais on peut aisément y remédier par un assaisonnement improvisé : l'important, c'est d'avoir tous les éléments nutritifs de la viande, conservés à l'abri de toute désorganisation.

» Cependant l'ouvrier français repousse les conserves.

» Quant aux viandes salées, séchées et comprimées exposées par les républiques de l'Amérique du sud, *charque*, *tasajo*, etc., il faut avouer qu'elles ne payent pas de mine, mais en fait d'alimentation on doit être un peu positif. On pourrait vendre au détail en France les viandes ainsi préparées au prix moyen de 50 à 60 centimes le kilogr., non compris les droits d'octroi. Or cette viande desséchée représente à poids égal au moins un tiers de matières nutritives de plus que la

viande fraîche. Des gens qui peuvent déjeuner avec un filet grillé et dîner avec
un aloyau de bœuf normand, trouvent spirituel de dire que le *tasajo* et la
charque sont des aliments de sauvages ; ils répéteraient volontiers « *quand je
dîne personne n'a faim* ». Eh bien ! c'est à ceux-là que je m'adresse, pour leur
dire ceci : le *tasajo* et la *charque* bien préparés et bien soignés, pendant le
transport, puis apprêtés avec un peu d'industrie par des procédés faciles à
varier, suivant les pays et les goûts, constituent un aliment sain, à très bon
marché.

Voilà une source d'azote qu'il faut connaître, vulgariser, et pour y arriver, il
n'y a qu'un moyen, c'est de le servir sur vos tables : tout bon exemple doit venir
d'en haut. De plus, toute bonne action se met naturellement sous le patronage
des femmes. Eh bien ! mesdames, voici une occasion nouvelle qui se présente,
trouvez une manière agréable d'apprêter les viandes américaines. L'État ne
vous donnera pas de prix comme l'on faisait jadis en Perse à celui qui inven-
tait un plat nouveau, mais vous aurez rendu un grand service à l'hygiène publique ; si par hasard vous hésitez devant cette tâche réaliste, souvenez-vous que
Mme de Genlis, surprise par des visiteurs au milieu des soins domestiques,
aimait à les faire attendre en disant : « Permettez que je finisse mon pot-au-feu ;
avant d'être femme de lettres, je suis femme de ménage. »

» A côté des conserves pratiques on voyait des rangées de galantine, de foies
gras, des pâtés de Brives, de Chartres et de Pithiviers : mais n'est pas gourmand
qui veut, disait avec raison Brillat-Savarin ; ces superfluités de la table eussent
été dignes assurément d'être chantées dans feu l'*Almanach des gourmands*,
c'étaient des spécimens choisis de ce que Rabelais appelait « l'art de la gueule » ;
l'hygiène ne peut encourager ces produits d'un art compliqué et luxueux. Ce
qu'il importe de récompenser, de vulgariser, ce sont les découvertes applicables
à l'alimentation des masses ; le jury des récompenses était-il donc si gastronome
qu'il se soit laissé affriander par ces appétissants produits réservés à ceux qui
peuvent être gourmands ? (D. Saffray, *Journal d'hygiène*, 58, 1878.)

Le moment est venu de laisser tous ces produits d'importation étrangère,
pour tracer les règles générales de la cuisine française, nous réservant de dire
au chapitre suivant quelles sont les préparations qui conviennent à chaque
aliment en particulier.

La cuisson de la viande s'exécute surtout de deux manières fort différentes,
suivant que l'aliment est ou non plongé dans l'eau. Dans le premier cas on
obtient deux aliments : la viande elle-même, privée de tout ce que l'eau a pu
dissoudre, et le bouillon dans lequel la cuisson s'est opérée. Ce mode de préparation sera l'objet d'une discussion spéciale.

La cuisson sans eau constitue le rôtissage ; elle est le plus ancien et le plus
parfait des procédés culinaires. Pour que le produit soit bon, le feu doit être
assez vif pour saisir et coaguler la surface de la pièce, ce qui a le double avantage de former une enveloppe qui s'oppose à la déperdition de l'osmazome et
de produire un arome particulier, agréable et stimulant les fonctions digestives.
Le rôtissage peut être arrêté selon la méthode anglaise, alors que la partie
centrale de la pièce, qui doit être la plus grosse, est encore saignante. On peut
au contraire continuer l'action du feu jusqu'à ce que l'albumine soit coagulée

profondément; alors la viande revêt une teinte grise jusqu'à sa partie centrale. Dans le premier cas, l'aliment est tendre, très savoureux et succulent; dans le second, il est plus dur, moins sapide et plus desséché.

Le goût de chacun peut décider entre ces deux méthodes, dont la première, appliquée dans une juste limite, parait préférable. Les sucs qui s'écoulent, pendant cette préparation, forment le condiment naturel de l'aliment ainsi préparé.

Il existe un troisième mode de préparation intermédiaire entre ceux que nous venons de décrire, c'est la cuisson à la vapeur ou à l'étuvée. Dans ce mode de préparation, l'aliment est plongé dans une atmosphère de vapeur d'eau, qui porte uniformément sa température à 100 degrés, sans s'emparer des principes alibiles solubles. Pour obtenir cet effet, l'aliment, additionné d'un peu d'eau et placé dans un vase plat et mal fermé, est introduit dans un four de boulanger convenablement chauffé et qui ne tarde pas à se remplir de vapeur. Celle-ci qui, par sa nature se prête si bien au transport du calorique, opère avec une régularité remarquable la cuisson de la viande tout en conservant son arome. Cet excellent mode de préparation, très usité en Angleterre où il est pour les boulangers une source d'importants bénéfices, mériterait d'être appliqué surtout dans les grands établissements. Pour imiter imparfaitement en petit ce procédé, on place l'aliment dans un vase convenable avec un peu d'eau. Celle-ci en se vaporisant ne tarde pas à remplir le vase et opère la cuisson. L'excédent de l'eau, transformé en une sorte de bouillon concentré, forme le condiment normal de la préparation qui se prête très bien à l'addition de légumes et qui facilite l'ingestion d'un forte proportion de pain. Bien que ce mode de cuisson soit inférieur à celui qui s'exécute dans le four, il est presque exclusivement employé par le pauvre; c'est dire qu'il est réellement le plus économique, et ses produits sont assez bons pour ne pas déparer les tables plus aisées. (Coulier.

Au point de vue de l'hygiène, ces préparations sont les plus recommandables. Elles ont été modifiées de mille manières, soit pour stimuler l'estomac paresseux et affadi, soit pour relever les mets naturellement fades, soit enfin pour utiliser les restes d'un repas précédent.

C'est ainsi qu'on a les roux, les blanquettes, les salmis, les marinades, les daubes, les hachis, les ragoûts de toutes sortes toujours plus ou moins indigestes, et que nous laissons aux livres de cuisine le soin de décrire pour passer à l'étude des différents aliments tirés du règne animal.

DEUXIÈME PARTIE

ÉTUDE SUR LES ALIMENTS TIRÉS DU RÈGNE ANIMAL

CHAPITRE PREMIER

DES ALIMENTS TIRÉS DU RÈGNE ANIMAL. — HISTOIRE

Autrefois tous les animaux vivaient en liberté, mais aussitôt que l'homme apparut sur la terre, il fit un choix parmi les êtres vivants et soumit à la domesticité ceux dont la chair devait un jour lui fournir un aliment précieux.

Les plus gros appartiennent aux familles des ruminants et des pachydermes ; on leur a donné le nom d'animaux domestiques.

A côté d'eux se trouvent des oiseaux de la famille des Gallinacés, des Palmipèdes, qu'on appelle oiseaux de basse-cour ou volaille.

Quant aux autres animaux qui vivent encore à l'état de liberté, ils comprennent le gibier et le poisson, auxquels on peut rattacher quelques mollusques.

Enfin certains produits dérivés des animaux servent également à l'alimentation.

Telle sera la division de cette étude sur les aliments de provenance animale.

ANIMAUX DOMESTIQUES

Bœuf.

Le bœuf a servi de tout temps à l'alimentation ; originaire de l'Asie, il a été transporté par l'homme dans les différentes parties du monde. Il n'est donc pas étonnant que, chez certains peuples, le bœuf soit devenu un animal sacré.

Le taureau est un des signes du zodiaque qui a joué un grand rôle dans l'antiquité. Les Gaulois nos pères adoraient, parmi leurs divinités, le taureau revêtu de l'étole sacerdotale et surmonté de trois grues prophétiques, comme on le trouve représenté sur une des pierres de Notre-Dame. Le bœuf Apis était adoré dans les temples égyptiens des Pharaons, et c'était un sacrilège que de le tuer. Cependant les soldats de Cambyse, peu religieux à ce qu'il paraît, commirent ce crime à Memphis. Les Chinois dans une fête du printemps promènent un bœuf et l'immolent ensuite pour le dépecer en morceaux que l'empereur envoie à ses mandarins.

Nous avons aussi notre bœuf gras que nous promenons entouré de masques joyeux. Les uns ont vu dans cette fête un reste du culte astronomique, car cette mascarade a lieu ordinairement à l'époque du printemps et sous le signe du taureau, époque vénérée dans les religions antiques, à cause de la nature qui se réveille et semble rendre la vie aux plantes desséchées.

Pour les autres, la mort du bœuf gras, tué le mercredi des cendres, se rapporte bien à la fin des jours gras, auxquels va succéder le carême qui était autrefois si rigoureux que les boucheries étaient fermées [1]. N'est-il pas vraisemblable que les garçons bouchers aient célébré la fête de leur confrérie comme les clercs de la basoche qui plantaient le mai à la porte du Palais de justice ?

Quoi qu'il en soit, cette fête est très ancienne et le bœuf gras a pris bien des noms : on l'a appelé bœuf villé, parce qu'il allait par la ville ; ou bœuf viellé, parce qu'il marchait au son des vielles ; ou enfin bœuf violé parce qu'il était accompagné de violes ou violons.

Les princes et les empereurs européens, à certains jours, savaient également distribuer du bœuf à leur peuple. Voici, par exemple, quelle fut la part du peuple dans les fêtes du couronnement de Maximilien I*r*, à Aix-la-Chapelle, en 1486. Durant le festin servi à la table impériale, une foule de pauvres était rassemblée sur la place du palais, on lui jetait par les fenêtres des poissons, des lièvres rôtis, des agneaux, etc. Dans ce même temps, un bœuf entier rôtissait à la broche sur la place publique. Il était farci d'un porc gras, d'oies, de poules, d'oiseaux. Quand il parut cuit à point, on en coupa un morceau pour l'empereur, puis il fut livré au peuple. Même chose eut lieu au couronnement de

---

1. Pour compléter ce qui a été dit au chapitre I*er*, je crois bien faire de reproduire une note qui m'a été communiquée par M. l'abbé Eloy, aumônier de l'armée :

« Il faut distinguer entre l'usage du jeûne quadragésimal et son obligation.

» L'*usage* de ce jeûne se rattache, par son antiquité, à l'établissement même du christianisme. Les Pères en parlent comme d'une chose généralement admise. Suivant saint Jérôme, saint Léon, saint Augustin et la plupart des Pères du IV*e* et du V*e* siècle, le carême a été institué par les apôtres. Voici comment ils raisonnaient : Ce que l'on trouve établi dans *toute* l'Église, sans qu'on en voie l'institution dans aucun concile, doit passer pour un établissement apostolique. Or, tel est le jeûne du carême ; le concile de Nicée tenu en 325, celui de Laodicée en 365, en parlent comme d'un usage observé dans toute l'Église.

» Quelques écrivains catholiques veulent que l'observation du carême ait été constamment *une loi* ; mais ils n'ont pas réfléchi que, dans les deux premiers siècles, les chrétiens se dévouaient à cette pénitence quadragésimale avec une telle ferveur, qu'un précepte formel eût été superflu et inutile. Ce n'est donc qu'au III*e* siècle, lorsque la piété commençait à se refroidir, qu'on en fit *une obligation* rigoureuse.

» Toutefois, on remarque que si la date de cette obligation ne remonte pas au berceau de la foi chrétienne, il est cependant vrai que le carême est d'institution apostolique. »

Maximilien II, la pièce était tellement énorme qu'ayant commencé à rôtir le dimanche matin, elle ne se trouva cuite que le lundi à 3 heures de l'après-midi où elle fut livrée au peuple.

En 1744, pour fêter la présence de Louis XV à Strasbourg, on offrit encore un bœuf à la population pauvre.

« Dès que le roi fut arrivé au palais de l'évêque, un détachement de bouchers se rendit le sabre au poing au Windhof, près de l'esplanade, pour y chercher un énorme bœuf que l'on rôtissait depuis 36 heures, en l'arrosant de cent livres de graisse. Il pesait 800 livres. Il était orné de rubans et de fleurs et il était couché dans une écuelle de bois artistement fabriquée, longue de 14 pieds, large de 8, doublée de fer-blanc et dorée sur les bords. Autour de ce bœuf, on avait disposé 100 livres de saucisses, 12 oies, 12 canards, 6 cochons de lait et 36 poules. Le bœuf lui-même était farci de deux moutons rôtis. Ce gigantesque rôt fut présenté au roi dans la cour du palais, de là on le conduisit à l'hôtel de ville : quatre bouchers le découpèrent et le distribuèrent au peuple. » (*Album alsacien*, 1822, in-4° p. 85. — Piton, *Strasb. illust. ville*, p. 190.)

Le bœuf farci, appelé bœuf à la Troyenne qui est une imitation du sanglier à la Troyenne, a sans doute inspiré Joséphine Beauharnais. Cette souveraine imagina de renfermer une olive et des filets d'anchoix dans une mauviette, la mauviette dans une caille, la caille dans un perdreau, le perdreau dans un faisan, le faisan dans une dinde, et la dinde dans un cochon de lait. Ces préparations culinaires ressemblent fort aux inventions gastronomiques des Lucullus de l'antique Rome.

Mais pour revenir à notre sujet, les faits qui précèdent prouvent que le bœuf en Europe a toujours été un aliment populaire. Il n'en est pas ainsi pour l'Amérique, car ce ruminant n'existait pas au nouveau monde, quand les Espagnols en firent la découverte. Depuis il s'est prodigieusement multiplié; aujourd'hui l'homme l'a transporté partout.

Cette race a dû singulièrement se modifier sous l'influence de climats si variés; aussi trouve-t-on des bœufs de toutes les tailles, de toutes les couleurs. Les cornes varient en grandeur et en direction, et quelquefois manquent tout à fait.

Les variétés sont même tellement nombreuses que dans les usages domestiques on distingue les bœufs des différentes provinces, les uns étant préférables pour les boucheries, les autres pour l'économie rurale.

D'après M. L. Baillet, savant vétérinaire [1] de la ville de Bordeaux, le charolais et le limousin constituent les types par excellence de la boucherie française.

Ceux de la race Salers prennent la graisse plus lentement et moins uniformément.

Par le croisement de certaines races, avec le durham par exemple, on peut livrer à la boucherie les bœufs beaucoup plus jeunes convenablement engraissés.

M. Dumpière caractérise ainsi la race garonnaise : elle est une de nos plus

---

1. *L'inspection des viandes de boucherie*, par J. Baillet, 1881. Asselin, libraire-éditeur.

belles races françaises, elle est une des meilleures du monde. Elle manque de finesse, elle peut être perfectionnée encore, mais elle doit l'être par elle-même, toute infusion de sang étranger n'est pas sans péril et ne sera tentée qu'avec une grande réserve.

La race charolaise s'améliorera aussi sans l'intervention du sang étranger.

« Le durham a incontestablement certaines qualités pour la boucherie, mais la science aussi bien que la pratique démontrent que le mélange de sang durham avec nos races bovines de l'Ouest et du Midi détruit en partie la qualité pour elles si précieuse des races travailleuses, et cependant il n'y a pas incompatibilité entre les formes à rechercher chez un bœuf de boucherie et celles qui caractérisent un bœuf de travail. »

Le bœuf doit être livré à la boucherie entre 4 et 6 ans.

Le bazadais, qui est le *durham* du Midi, donne les plus beaux résultats comme poids, jeunesse et qualité entre 3 et 7 ans, tandis que le durham accuse le plus de qualité entre 3 et 5 ans.

Aussi, les agriculteurs ont-ils dit : « Faisons vite et bien, sachons profiter de la précocité inhérente aux races anglaises, *spécialisons* la production et l'élevage du bœuf de boucherie et nous aurons des sujets que nous livrerons à la consommation dès l'âge de trente-six mois, au lieu d'être obligés d'attendre jusqu'à 4, 6 ou 8 ans, ainsi que l'exigent les races de travail ; en un mot, faisons du durham. »

« S'il y a avantage au point de vue de la précocité du rendement à livrer le plus tôt possible les animaux de boucherie, il n'en est plus de même au point de vue de la qualité. Un bœuf de 2 à 3 ans ne peut fournir à la consommation une viande de qualité égale à celle d'un bœuf ayant atteint l'âge de 6 à 8 ans, engraissé après avoir travaillé quelques années. »

C'est à cela qu'est attribuée la supériorité accordée, à l'étranger, à nos races du Limousin, du Périgord et de la Garonne.

Baudemont reconnaît que les jeunes sujets ont généralement plus de tendance à prendre de la graisse extérieure, tandis que les animaux adultes ont plus de disposition à se l'approprier à l'intérieur.

« Cette qualité intérieure, inhérente à nos bonnes races françaises, rencontre chez nous une consécration réelle, tant de la part du boucher que de la part du consommateur. »

« Voici à ce propos ce qu'écrit à M. Baillet, un boucher des plus compétents et les mieux placés du commerce de la boucherie de Paris :

« Mon opinion sur la race durham peut se résumer ainsi : viande d'un gras huileux, passable rôtie, mauvaise à bouillir : sa graisse est molle sans consistance et domine trop, surtout lorsque le suif est à un prix aussi bas que celui auquel il est aujourd'hui ; sa viande est souvent brune, à graisse peu serrée, elle n'est pas marbrée, persillée ; aussi la boucherie de Paris accorde-t-elle une grande préférence aux mérites des races nivernaise, charolaise, limousine, garonnaise, bajadaise, normande, mancelle, etc. Je crois, ajoute le boucher, que le pays qui convient le mieux aux durham est la Normandie, où les bœufs *ne travaillent pas* et ont une conformation défectueuse qui ne fait que gagner par le croisement avec le durham. » (Baillet.)

On voit qu'en France il y a bien des variétés de bœuf qui présentent des caractères, des qualités différentes. Dans le chapitre suivant, les modifications apportées aux qualités de la viande par l'âge, le sexe, l'état pathologique, seront étudiées. Maintenant, pour compléter cette étude historique, il reste à dire comment se prépare le bœuf.

Le bœuf est l'animal qui joue le plus grand rôle en économie domestique, c'est lui qui fournit en général les éléments du bouillon, qui ranime l'estomac du convalescent, qui forme la base de la soupe bourgeoise ainsi que des potages aristocratiques, qui nourrit le pauvre et le riche. Aussi est-il tout naturel de consacrer quelques pages à l'étude de cet aliment.

Tout d'abord comment se prépare le bouillon ? Il y a deux méthodes principales qui diffèrent suivant le but qu'on se propose.

1° Lorsqu'on veut avoir un excellent bouillon, il est nécessaire de sacrifier un peu le bœuf. Pour cela on met la viande dans un pot contenant de l'eau froide, et on élève lentement la température, de manière à la faire cuire à petit feu pendant quatre ou cinq heures. Dans ces conditions, l'eau s'est chargée de tous les principes solubles du bœuf et les principes aromatiques ont pu se développer.

La viande, de son côté, est tendre, se désagrège facilement, mais a perdu une grande partie de sa saveur et de sa propriété nutritive. Cependant elle est encore agréable à manger lorsqu'on a eu soin de la piquer avec une gousse d'ail. Du reste, quand on emploie du bœuf de première qualité, la chair est tellement tendre que c'est un avantage pour les personnes privées d'une partie de leurs dents.

2° Veut-on au contraire avoir un bouillon plus léger, mais conserver au bœuf plus de saveur, on porte l'eau en pleine ébullition et seulement alors on plonge le bœuf dans le liquide. La chaleur coagule les matières albumineuses qui se trouvent à la surface de la viande, ce qui forme une couche protectrice qui empêche les matières solubles de passer dans le bouillon.

Pendant la préparation du bouillon, il se développe de l'ammoniaque, un produit sulfuré, un acide volatil, un principe doué de l'odeur prédominante de la viande et qui se fixe d'une manière remarquable sur une lame d'argent, et enfin un principe odorant ambré que M. Chevreul a signalé dans la graisse de bœuf.

Un bouillon préparé sans sel et avec de l'eau distillée a une densité de 1,0045 et contient, suivant M. Payen :

Eau et petite quantité de matières volatiles......................		988,570
Substances organiques séchées dans le vide : sec à + 20°...		12,700
Matières inorganiques solubles { potasse, soude.............. / acide phosphorique .... / traces d'acide sulfurique... }		2,900
Matières inorganiques insolu- bles dans l'eau............... { phosphate de magnésie......		0,208
— de chaux........ / oxyde de fer................. }		0,100

Pour préparer un bon bouillon, il faut environ 500 grammes de bœuf pour deux litres.

D'après M. Chevreul, l'eau de Seine convient beaucoup mieux à sa préparation que l'eau de puits ; cette dernière rend la viande plus dure, moins sapide
et moins odorante ; généralement les eaux sont d'autant plus défavorables qu'elles
sont plus séléniteuses.

Afin de relever le bouillon, on ajoute certains légumes qui, au contraire,
dégagent à la coction une odeur désagréable ; la vapeur qui s'en exhale contient
du soufre, probablement à l'état d'acide sulfhydrique : les choux, les navets, les
oignons brûlés sont particulièrement dans ce cas.

Tous les légumes en général, du reste, altèrent la saveur du bouillon et le
rendent plus altérable.

Toutefois leur addition a un autre but. Lorsqu'on plonge la viande dans l'eau
froide, celle-ci dissout une partie des principes organiques et des sels solubles
que la chair renferme : acide lactique, albumine, hématosine, créatine, créatinine, inosite, acide inosique, principes organiques susceptibles de développer
l'osmazome, phosphate, chlorhydrate, etc., etc.

Sous l'influence de la chaleur, l'albumine coagulée monte à la surface sous
forme d'écume, entraînant les substances tenues en suspension et particulièrement le carbonate de chaux dissous par un excès d'acide carbonique qui est
chassé par l'ébullition.

C'est alors qu'on ajoute le sel et les légumes. Le sel renferme des produits
terreux insolubles, il se détache encore des produits organiques non dissous,
mais en même temps les légumes cèdent à l'eau de l'albumine végétale qui, en
se coagulant, forme une nouvelle écume qui entraîne tous ces produits et clarifie
le bouillon.

Sous l'influence de la cuisson, les cartilages et les tendons se transforment en
gélatine soluble, la graisse devient fluide et forme les œils du bouillon.

On enlève une partie de cette graisse en écumant le pot-au-feu.

L'habitude veut que l'on ajoute à la viande des os qui cèdent à l'eau de la
gélatine ou de la graisse ; quelques physiologistes ont regardé cette addition
comme superflue, nous verrons un peu plus loin quelle est sa valeur.

Liebig, dans les *Annales de physique et de chimie*, t. XIII, 3ᵉ série, indique
une formule pour préparer en quelques heures un bouillon riche en principes
tirés de la viande, et doué d'un arome prononcé et très agréable.

Un kilogramme de viande de bœuf dépourvue de sa substance grasse étant
coupé en morceaux très menus ou haché, on le délaye dans un litre d'eau froide,
on chauffe lentement jusqu'à l'ébullition ; les écumes sont enlevées, puis on
ajoute le sel et, au bout de quelques minutes d'une ébullition légère, on obtient
un bouillon plus fort et plus aromatique qu'en suivant les procédés usuels.

Ce bouillon, évaporé au bain-marie, donne un extrait d'une consistance molle ;
30 grammes de cet extrait dissous et chauffés dans un litre d'eau produisent
un bouillon doué d'un arome assez agréable et contenant un peu plus de principes sapides.

Il résulte des expériences de M. Payen que le cœur de bœuf contient des
quantités notables de substances grasses et qu'on peut tirer un bon parti de cet
organe pour préparer un bouillon économique et salubre.

Des cœurs de moutons traités exactement de la même manière ont donné un bouillon de bonne qualité, mais dont l'arome était un peu moins délicat, par suite d'une très légère odeur hircique.

On vend également dans le commerce des tablettes dites de bouillon, qui ne sont, en réalité, que de la gélatine colorée par un peu d'oignon brûlé.

Souvent, dans certains établissements de dernier ordre, le bouillon n'est également qu'une simple solution de gélatine.

Enfin, il peut arriver, soit dans les hospices, soit dans les casernes ou dans quelques grands établissements, que des cuisiniers ou des fonctionnaires indélicats réduisent la portion de bœuf destinée à la préparation du bouillon. Dans ce cas, on obtient un bouillon peu agréable et par trop léger.

Magendie rapporte qu'anciennement, d'après ses observations, le bouillon de l'hôpital Saint-Louis aurait dû être refusé trois fois sur neuf.

Aujourd'hui, dans nos hôpitaux militaires, le bouillon est goûté journellement par le médecin et le pharmacien en chef, souvent même la marmite est fermée par un cadenas dont un sous-officier de planton, changé tous les jours, garde la clef pour ouvrir lui-même le cadenas chaque fois que cela est nécessaire.

Dans ces conditions, la fraude devient difficile, mais ces précautions ne sont pas toujours prises, et une expertise est quelquefois nécessaire.

La dégustation doit précéder toute opération, et avec un peu d'habitude, l'expert reconnaîtra facilement la saveur particulière due à la matière extractive de la viande et à l'osmazome.

On prend ensuite la densité : un litre de bon bouillon doit peser 1013,^{gr}50, suivant M. Chevreul. Puis on dose la matière grasse, la matière organique et les sels. Pour cela on laisse refroidir le bouillon, la graisse monte à la surface, se fige et forme une sorte de croûte qu'on enlève par filtration.

Le liquide est évaporé tout d'abord au tiers : en laissant refroidir, il se prendra en gelée s'il a été préparé avec de la gélatine; cela n'aura pas lieu quand la chair musculaire a seule servi à sa préparation.

Après cet essai, on continue l'évaporation de manière à pouvoir doser l'extrait de bouillon qui doit, ainsi que le fait observer Magendie, avoir bon goût et bonne odeur. Par incinération on aura le poids des sels qui, d'après M. Chevreul, pèsent de 11 à 12 grammes lorsqu'on opère sur un litre, tandis que le poids total des matières solides desséchées est de 28 à 29 grammes.

On peut avoir également à faire l'analyse de l'extrait de viande.

Voici, d'après MM. Chevalier et Baudrimont la manière d'opérer :

« L'extrait de viande, qui n'est qu'un bouillon réduit à siccité par l'évaporation, ne doit contenir ni corps gras qui l'exposeraient à rancir, ni gélatine en excès, afin d'être moins disposé à moisir : 100 parties de viande fournissent 2 parties 1/2 d'extrait d'une conservation facile, d'une couleur brun rougeâtre, d'une odeur forte comme est la chair des animaux sauvages.

» L'extrait de viande de bon aloi se distingue de l'extrait falsifié en ce que celui-ci n'abandonne à l'alcool que 4 à 5 pour 100 de matière soluble, tandis que le premier cède à l'alcool près de 80 pour 100 de substances extractives; il donne au plus 16 pour 100 d'eau. Il renferme environ 10 pour 100 d'azote et 18 à 22 pour 100 de cendres (phosphates de chaux, de magnésie, et chlorures alcalins).

» L'*extractum carnis* renferme en outre de la créatine et de la créatinine.

» La propriété de cette dernière d'être précipitée par le chlorure de zinc fournit un nouveau caractère qui sera corroboré par la nature des sels obtenus en incinérant l'extrait de viande. »

Valeur nutritive du bouillon. — Il reste maintenant à discuter la valeur nutritive du bouillon.

Le plus grand nombre des physiologistes refusent au bouillon et au bœuf bouilli toute valeur nutritive, cependant quelques-uns des plus illustres, Claude Bernard et Béclard, ont défendu ces aliments.

Pour eux, tandis que la gélatine du commerce, modifiée, transformée par des actions chimiques, a perdu toute valeur nutritive, celle qui se produit pendant la cuisson de la viande est, au contraire, extrêmement assimilable.

MM. Robin et Verdeil dont les noms font également autorité ne pensent pas ainsi. Pour eux (*Chimie anat.*, t. III, p. 363, Paris, 1853), la fibre musculaire n'est plus qu'un produit de la viande plus ou moins voisin de la gélatine. M. Malaguti ajoute, de son côté : « Ni le bouillon, ni la viande ayant supporté pendant longtemps la température de l'eau bouillante, ne représentent plus, tant s'en faut, la chair musculaire primitive et, partant, ses propriétés. Lorsque la viande a été transformée en bouilli, la musculine n'est plus qu'un produit d'altération qui, par cela même, a perdu une grande partie de ses propriétés nutritives. »

Il ne faut pas oublier de rapporter ce que dit Brillat-Savarin à ce sujet : « Le potage est une nourriture saine, légère, nourrissante et qui convient à tout le monde; il réjouit l'estomac et le dispose à recevoir, à digérer. Les personnes menacées d'obésité n'en doivent prendre que le bouillon.

Le bouilli est une nourriture saine qui apaise promptement la faim, se digère assez bien, mais qui seule ne restaure pas, parce que la viande a perdu dans l'ébullition une partie de ses sucs assimilables.

Les professeurs ne mangent jamais de bouilli par respect pour les principes et parce qu'ils font entendre en chaire cette vérité incontestable : « Le bouilli est de la chair moins son jus. »

» Il n'y a que les routiniers, les impatients, les inattentifs et les dévorants qui mangent du bouilli. »

Comment donc expliquer que le bœuf bouilli et la soupe constituent le repas le plus ordinaire des familles bourgeoises et ouvrières :

M. Coulier justifie cette habitude de la manière suivante :

« En résumé, il paraît très probable que la cuisson exagérée de la viande dans l'eau diminue considérablement son pouvoir nutritif, même en comprenant dans l'évaluation de celui-ci les propriétés alibiles du bouillon. Ce mode de préparation n'a d'autre avantage que celui de fournir pour une seule denrée deux plats, dont l'un est mauvais et l'autre incessamment falsifié. Il n'est nullement économique, sinon en apparence, bien qu'il soit généralement employé là où la question d'économie vient en première ligne. Si l'on veut continuer à fournir du bouillon indistinctement à tous les malades, on arrivera probablement à un meilleur résultat en divisant la viande en deux parts. La première sera hachée et épuisée selon la méthode de Piédagnel; la seconde cuite à l'étuvée avec des légumes ou rôtie et distribuée à la place du bouilli ; mais il vaudrait encore mieux rôtir ou étuver la totalité de la viande, et ne préparer de bouillon que pour les grands malades. » (*Dict. encyclop.* de Dechambre.)

Malgré toutes ces raisons, il m'est impossible de dire à l'ouvrier : Renoncez à la soupe et à votre pot-au-feu ; vous gaspillez inutilement votre argent. Pour cela j'ai des motifs qui me semblent sérieux.

1° Un excès de fatigue amène quelquefois un peu de paresse de l'estomac ; pour réveiller cet organe, la soupe est le meilleur des excitants.

La soupe stimule la muqueuse de l'estomac, amène la sécrétion du suc gastrique ; en un mot elle est un peptogène qui permet à l'estomac de digérer des aliments, alors qu'il ne pourrait le faire sans elle.

2° Pour un homme robuste, pour un ouvrier qui travaille, il importe que l'estomac soit rempli par un certain volume de nourriture, et que cette nourriture reste un certain temps dans les organes digestifs ; car le sentiment de vacuité est une gêne pour le travail. Or la soupe permet d'absorber des légumes qui augmentent la ration alimentaire.

3° Enfin le bouillon est le meilleur excipient que l'on puisse choisir pour faire absorber le pain. Le pain avec le bouillon, le bœuf et les légumes forment un aliment complet très hygiénique.

Sans doute ce que je viens de dire ne s'adresse qu'au journalier se livrant à un travail actif, ou au campagnard vivant sans cesse au grand air.

Ce régime ne pourrait s'appliquer à l'apoplectique, à l'homme de bureau, à celui qui est menacé d'un excès d'embonpoint, ou à la femme anémique supportant à peine la vue des aliments. A ceux-là il faut des mets légers, nourrissant sous un petit volume, et pouvant être digérés facilement.

Le bouillon cependant convient encore à ces constitutions. Au lieu de la soupe épaisse chargée de légumes, on prend comme peptogène un tapioca ou une julienne faite avec quelques légumes frais et jamais avec des légumes secs. Ce potage fournira des matières comburantes en quantité suffisante ; on prendra les substances plastiques en mangeant soit une côtelette de mouton, soit un bifteck rôti, ou un œuf frais.

Dans un autre ouvrage en parlant des enfants j'ai dit : Nous leur faisons des nerfs et point de muscles. Donnons-leur de la soupe et bannissons le café.

Pour le malade le bouillon est d'un précieux secours ; c'est lui qui le soutient et lui permet de supporter les longueurs de la convalescence.

Il n'y a pas encore longtemps, tout malade était condamné à une diète absolue, en sorte qu'au moment de guérir, il n'avait plus la force de prendre la moindre nourriture, et il était ainsi destiné à mourir de faim.

Le bouillon prépare l'estomac à tolérer les aliments plus substantiels, sans exiger le moindre travail pour être digéré. En sorte qu'alors même qu'il ne serait pas nutritif, il ne constituerait pas moins une boisson alimentaire de premier ordre.

Proust a fort bien dit : « Rien dans tout ce que nous connaissons des choses alimentaires ne saurait remplacer ce précieux jus de la viande rouge. Qu'il y a loin de l'assaisonnement fourni par nos plantes potagères au principe savoureux des muscles, à cet arome animal que l'on peut qualifier sans exagération de quintessence dans l'art de la cuisine. »

Parmentier n'est pas moins explicite . « A la suite d'un corps de troupes, les tablettes de viande (bouillon évaporé) offriraient au soldat grièvement blessé un restaurant qui, concurremment avec un peu de vin, relèverait momentanément ses forces épuisées par une grande effusion de sang et le mettraient en état de supporter le transport dans l'hôpital le plus voisin. »

Quand le bouillon léger devient insuffisant, avant de prescrire des aliments solides, on a recours avec avantage aux consommés, aux bouillons concentrés obtenus, par exemple, à l'aide du procédé Piédagnel.

Dans les hôpitaux anglais on prescrit une préparation analogue faite avec partie égale de viande et d'eau. Elle porte le nom de beef-tea ou thé de bœuf.

En résumé, malgré toutes les critiques, le bouillon doit rester dans nos hôpitaux, ne serait-ce que comme tisane alimentaire.

Il doit continuer à faire partie de nos repas, alors même qu'il ne serait qu'un simple peptogène. A ce titre seul, il mériterait d'être conservé.

Bœuf rôti. — Le bouillon est la préparation culinaire qui a donné lieu aux discussions scientifiques les plus importantes, je ne ferai que passer les autres en revue.

Pour préparer un bon rôti, il est très important que la surface du morceau passe rapidement à une température de 100 à 130°, la partie interne est alors seulement échauffée à 50 ou 65°. On obtient ainsi des viandes tendres, juteuses et sapides par les motifs suivants qui sont donnés par M. Payen : « La coagulation de plusieurs matières organiques et la contraction ou le retrait des tissus dans la couche superficielle auront suffi pour empêcher l'évaporation ou la dessiccation des parties internes ; celles-ci, en présence des sucs liquides, auront subi une macération et une température capables de désagréger les fibres et de coaguler seulement en partie l'albumine, laissant dans le liquide l'hématosine qui le colore en rouge, enfin développant assez l'arome pour rendre la substance alimentaire fort agréable au goût. »

Ce mode de cuisson, qui peut s'appliquer au mouton, au lièvre, aux oiseaux des champs et de basse-cour lorsqu'ils sont jeunes, serait insuffisant pour le veau. Cette viande, peu aromatique, donnerait un jus beaucoup moins agréable au goût si la température intérieure n'était pas portée à 90° ou 95° ; en sorte que les couches extérieures supportant une chaleur plus élevée éprouvent une sorte de caramélisation qui leur donne une teinte rousse et une odeur agréable ; ce qui justifie ce dicton populaire : Mouton saignant, veau brûlant.

Sous l'influence de la chaleur, la viande, lorsqu'elle est rôtie, perd la moitié de son poids.

Du reste, M. Payen a fait l'analyse d'une des meilleures et des plus usuelles parmi les préparations des viandes rôties.

Composition du bœuf rôti en tranches de 3 centimètres d'épaisseur (bifteck) provenant d'une portion de filet exempte de tissu adipeux.

100 parties ont donné à l'analyse les quantités suivantes d'eau, de carbone, d'azote, de matières grasses et minérales :

Eau.	Carbone.	Azote.	Matières grasses.	Matières minér.
69,89	16,76	3,528	5,19	1,05

Composition immédiate.	Viande entière.	Substance sèche.
Eau..........................	69.89	0.00
Matières azotées.................	22.93	76.18
Substances grasses..............	5.19	17.25
Matières minérales..............	1.05	3.50
Matières non azotées, soufre et perte....	2.01	3.07
	100	100

La chair musculaire contient en outre de l'acide lactique libre ; le soufre est uni à la matière organique azotée.

Sans aucun doute les viandes rôties sont celles qui se digèrent le plus facilement, celles qui doivent apparaître le plus souvent sur nos tables. Les préparations faites avec des sauces artificielles, autres que le jus naturel, sont certainement plus indigestes, mais faut-il les proscrire complètement pour cela ? Ce serait fort injuste, car la variété dans l'alimentation est une nécessité, et en hygiène tout, en quelque sorte, est une question de mesure.

Nous donnerons donc une place très honorable au bœuf braisé et au bœuf à la mode.

Il est également impossible de condamner d'une manière absolue une mère de famille qui, pour nourrir un mari bien portant et un fort gaillard de quinze à vingt ans, utilise les restes d'un morceau de bœuf en préparant tantôt un hachis, tantôt une persillade, une vinaigrette, ou qui confectionne une blanquette avec le veau qui reste d'un rôti de la veille.

Mouton.

Le mouton dérive-t-il d'une souche unique, ou bien a-t-il des origines variées ? La question n'est pas résolue.

« Si le mouflon est la souche de nos moutons, dit Cuvier, on pourra trouver dans la faiblesse de jugement qui caractérise le premier, la cause de l'extrême stupidité des autres. »

La Corse, la Sardaigne et quelques autres îles de la Méditerranée sont les lieux où vit l'espèce la plus anciennement connue et qu'on s'est accordé à considérer comme étant la souche primitive de nos moutons domestiques.

La chaîne de l'Atlas en nourrit une autre. Les montagnes de la Sibérie et du

Kamschatka en renferment une troisième. Enfin une dernière a été découverte il y a un petit nombre d'années dans le Canada.

Parmi les races anglaises les plus perfectionnées au point de vue de la boucherie, il faut citer : 1° Le mouton *Dishley* ou *New-Leicester*, dont le poids moyen varie entre 60 ou 80 kilogr. et peut atteindre jusqu'à 100 et 150 kilogr., dont le rendement en viande nette atteint jusqu'à 75 p. 100 et celui du suif de 6 à 9 p. 100;

2° La race *Southdown* dont les produits à l'âge de douze à quinze mois atteignent communément un poids de 60 à 70 kilogr. D'après Weckerlin, le poids moyen en viande nette d'un mouton gras southdown est de 80 à 100 livres : le southdown est le mouton dont la viande est la plus estimée en Angleterre;

3° La race de *Cotswald* dont la taille est plus élevée que celle du dishley fournit une viande dont la qualité est, dit-on, meilleure que celle de ce dernier.

A la tête de nos races françaises pures, il faut placer, comme la plus propre à donner des animaux de boucherie, la race berrichonne, puis la solognate; bien loin après, au point de vue de la qualité, viennent la race *flamande* et ses dérivés.

Il faut citer aussi :

Le mouton Poitou, si recherché par la boucherie bordelaise;

Le champenois, le gâtinais, dont la viande est très estimée;

Le mouton de l'Ariège, dont la chair jouit d'une grande réputation, attribuée aux plantes aromatiques qu'il consomme sur le pâturage des montagnes;

Le languedocien, venu sur les coteaux rocailleux du département de l'Hérault.

Nous nommerons encore le petit landais si susceptible d'acquérir des propriétés remarquables au point de vue de la finesse de la viande;

Le champenois, dont les bouchers de Bordeaux font grand cas, et le mouton du Périgord également très estimé.

Baudement a fait remarquer avec raison que le croisement de la plupart des races françaises par les races anglaises est le meilleur moyen d'obtenir de bons moutons de boucherie.

M. Dupont préfère le croisement des races indigènes par le bélier anglo-mérinos ou le mérinos pur, reprochant au southdown de donner à l'agneau une chaire rougeâtre et molle sans être tendre.

En Espagne et en général dans l'Europe méridionale, le mouton passe pour être meilleur que dans le Nord et remplace souvent le bœuf sur la table des riches. Du reste, le mouton compose la nourriture animale presque exclusive des peuples pasteurs de l'Asie et de l'Afrique.

Le gigot de mouton à la broche, ou les côtelettes sur le gril sont les meilleures préparations du mouton.

Le gigot braisé, les côtelettes sautées dans la poêle viennent ensuite, ce qui ne veut pas dire qu'on ne puisse utiliser en ragoût les débris d'un gigot.

La poitrine de mouton grillée est une préparation que peu d'estomacs supportent, elle est indigeste. Ordinairement la viande a d'abord servi à préparer une soupe beaucoup moins agréable que celle du bœuf. C'est la soupe aux choux du vendangeur lorrain, la soupe de l'ouvrier du Midi.

Ce n'est qu'après cette cuisson à l'eau que la poitrine, généralement beaucoup trop grasse, est mise sur le gril, puis mangée, couverte de ciboules, de persil haché, de sel et de poivre.

Ces assaisonnements ne sont pas de trop pour permettre à l'estomac de supporter un tel aliment. Mais toute chose a son bon côté; ainsi la poitrine de mouton est recherchée parce qu'à certains moments de l'année cette viande est à très bas prix. C'est pourquoi les vignerons, les cultivateurs l'utilisent lorsqu'ils ont à nourrir un grand nombre d'ouvriers au moment des récoltes. Le grand air activera la digestion.

Le mouton peut devenir un mets de luxe, l'habileté des fraudeurs est, en effet, appelée à faire merveille; elle transforme facilement un gigot de mouton en gigot de chevreuil que l'on sert pompeusement dans toutes les *restaurations* à bon marché.

Voici le tour de main qui permet d'opérer ce changement.

On larde le mouton, puis on le met dans un plat avec genièvre, marinade relevée et vinaigre, on laisse le tout ensemble pendant plusieurs jours. On a soin d'égoutter lorsqu'on retire la viande. Il ne reste plus qu'à faire cuire et à servir avec une sauce piquante. Quand on n'est par gourmet la méprise est facile.

Les Chinois, plus habiles encore que les Européens, font avec le mouton un vin doué de propriétés thérapeutiques vantées dans le Pun-tsao.

Ils ont du reste un grand nombre de liqueurs (chin) préparées avec des animaux. C'est ainsi qu'on trouve dans le Pun-tsao : « Le vin de mouton, le vin de chien, le vin de cerf, le vin d'os de tigre, le vin de serpent noir, le vin de serpent fleuri, le vin de serpent hi et le vin de tortue. »

Le vin de serpent est préconisé comme vermifuge et comme remède contre les effets de la malaria.

Wuhu, sur le Yang-Tse est grandement renommé pour son vin de serpent.

On emploie un vin de vipère contre la paralysie et la folie.

Le vin de tortue est d'un bon usage contre la bronchite chronique.

Le vin de chien est signalé comme échauffant et stimulant.

Mais le vin le plus estimé qui peut servir de type à tous les autres est celui de mouton; c'est pourquoi nous allons donner sa préparation d'après une note pleine d'intérêt publiée dans l'*Union phamacuetique* par le D^r. J. Macgowan de Shang-Haï.

Le *vin de mouton* officinal, dont on trouve la formule dans la Pharmacopée, est, par le fait, préparé avec de la viande de chèvre, car en Chine la chèvre et le mouton sont souvent confondus l'un avec l'autre. Il semble même que les anciens Chinois n'aient pas connu ce dernier animal.

Le *Pun-tsao* et les pharmacopées chinoises signalent diverses es▓ moutons comme ne devant pas être macérées dans le vin ; entre autres, ils indiquent le mouton à grande queue des montagnes du Kwan-Lun, dont l'appendice caudal passe pour peser trente livres, et gêne l'animal dans ses mouvements. De plus, à ce qu'on dit, il faut tous les ans enlever les énormes masses de graisse qui s'y trouvent, sinon l'animal en mourrait. On ouvre la queue par une entaille, on retire la graisse et l'on réunit par une suture les deux lèvres de la plaie.

Voici les prescriptions et la manière de procéder pour préparer les vins de mouton et de chèvre : Prenez 10 cattys (le catty vaut 604 gr. 784) de riz humecté, 7 cattys de viande de chèvre ou de mouton, 14 oignons, 1 chou de Shan-Tun et 1 catty d'amandes. Mêlez le tout et abandonnez le mélange à lui-même, laissez-le mariner pendant dix jours sans ferment. En ces dix jours il se produit une petite quantité de liqueur onctueuse à saveur douce : c'est le vin de mouton. Cette formule est adoptée dans la préparation de toutes les liqueurs animalisées dont nous venons de faire mention.

Selon le *Pun-tsao*, « le vin de mouton ou de chèvre est un reconstituant admirable : il fortifie l'estomac, les reins, etc. » L'auteur de cette note ajoute :

« Il y a quelques années, je trouvai une jarre de vin de mouton dont le propriétaire, un mandarin mongol, faisait grand cas. J'entrepris des recherches quant au mode de préparation et aux usages de cette liqueur chez les nomades du Nord ; mais ce fut en vain jusqu'à ces derniers mois. A cette époque, le Rév. J. Gilmour, sur la demande que je lui en avais faite, entreprit courtoisement l'étude de cette question ; il prit la peine de se procurer cette denrée, après en avoir lui-même surveillé la préparation.

Les ingrédients furent les suivants : Un mouton, 40 cattys de *vin de lait de vache*, 1 pinte (57 centilitres, de crème du lait aigri et caillé, 8 onces (227 grammes) de cassonade, 4 onces (113 grammes) de miel, 4 onces du fruit d'un dimocarpe (l'*Euphorbia Litchi*, Desf.), 1 catty de raisins et une demi-douzaine d'autres drogues pesant ensemble à peu près 1 catty. Le mouton doit être mâle et châtré, âgé de deux ans, ni plus ni moins.

Matériel nécessaire à l'opération. — Un grand pot en fonte, la moitié d'un baril sans fond [1] (*boorher*), un petit pot en fonte, un vase en terre, des bandes de feutre, de la bouse de vache, du feu.

Manière de procéder. — Mettez le *boorher* (le demi-baril) sur le grand pot ; couvrez d'abord le joint avec du papier ; puis, au dehors, faites un enduit avec de la bouse et des cendres ; rendez le booher imperméable à l'air en y gâchant partout au dehors de la bouse de vache.

Versez le *vin de lait de vache*, ajoutez la moitié des raisins (c'est-à-dire 10 onces ou 283 grammes) coupés ou écrasés, la moitié de la cassonade, la pinte de crème et les os des jambes du mouton au-dessous du genou, après les avoir brisés de manière à mettre la moelle à nu.

Enlevez toute la graisse et la plus grande partie de la viande des autres os, de manière toutefois qu'il en reste encore ; suspendez tous ces os, y compris la tête à l'intérieur du booher, assez haut pour qu'ils soient hors du vin, assez bas pour qu'ils soient encore à certaine distance au-dessous du pot supérieur. ez les matières en petits morceaux (sans cependant les diviser à l'extrême) et mettez-les dans le vaisseau de terre. Dans ce pot, mettez aussi le miel, du sucre blanc, un œil de dragon et ce qu'il reste (la moitié) de cassonade et de

---

1. Ce demi-baril a environ 2 pieds (61 centimètres de haut). Il est de forme conique, assez large dans le bas pour tenir sur le bord du grand pot, assez petit dans le haut pour supporter un petit pot sans que celui-ci tombe à travers. Cette partie de l'appareil s'appelle *Boorher.*

raisins. Suspendez le pot en terre au centre du bûcher, mettez le petit pot par-dessus et interdisez l'accès de l'air par le joint en bouchant celui-ci avec du papier, de la toile et des bandes de feutre. Mettez le grand pot sur le feu. Quand vous éprouvez une sensation de chaleur en touchant le pot supérieur, emplissez-le d'eau froide que vous agitez à la main. Quand l'eau devient trop chaude, enlevez-la avec une cuiller et remplacez-la par de l'eau froide. Quand cette seconde potée arrive à un degré de chaleur que la main ne peut supporter, modérez le feu, enlevez le pot supérieur, et vous verrez le pot en terre plein d'un liquide brun qui bout à gros bouillons. Sortez le pot en terre, versez le liquide y contenu, replacez le pot en terre, replacez le pot supérieur et emplissez-le d'eau froide. Quand cette nouvelle potée d'eau est chaude, l'opération est terminée. Le pot en terre est à moitié plein d'une nouvelle quantité de liqueur que vous videz et que vous laissez refroidir. Quand elle est assez froide, vous la versez dans les bocaux que vous fermez avec une vessie de bœuf ou de mouton.

Observations. — La majeure partie de la viande de mouton est restée sans emploi; il en est de même de toute la graisse. On brise tous les os à moelle de manière à en découvrir le dedans. On ne rompt pas le crâne, et la langue n'est pas retirée de la tête. A la fin de l'opération, la viande est mise à cuire sur les os, mais elle a mauvais goût. La quantité de vin de lait de vache n'est pas beaucoup diminuée, mais le liquide a pris un goût fort, et ce qu'il en reste est bon à jeter.

En quelle saison le vin se fabrique. — « On ne doit pas le préparer avant le septième ou le huitième mois des Chinois. On le fabrique le 12 du neuvième mois. Les gens âgés peuvent seuls en boire. Chaque jour on en prend une, deux ou trois petites coupes à vin de la capacité de celles des Chinois, jusqu'à ce que la provision soit épuisée. Le premier hiver que le malade en use, il ne doit pas en boire plus de deux ou trois cattys. Si le malade s'en est bien trouvé et s'il en prend un second hiver, on peut augmenter la dose de 1 catty. Ainsi le premier hiver, la ration est de 2 cattys 1/2, de 3 cattys 1/2 le second hiver, et de 4 1/2 le troisième hiver. Au printemps, l'usage en est non seulement inutile, mais même dangereux. Beaucoup de gens en usent mais peu en boivent plus d'un hiver. Il paraît avoir pour effet de remédier aux infirmités de la vieillesse. »

Cas de guérison. — Le professeur Rév. J. Gilmour, à l'âge de cinquante ans fut affligé d'un tremblement sénile de la tête. Il but de 2 à 3 cattys de vin de mouton à la fin de l'hiver; il recouvra la santé, et maintenant il se porte très bien.

La liqueur ainsi préparée a une très forte odeur de mouton; elle est d'un goût douceâtre et onctueuse. Densité : 0,98873. Quantité d'alcool (*Percentage* comme disent les Anglais), 9,14 pour 100. (*Moniteur scientifique.*)

Cochon. — De tous les animaux domestiques, le porc est celui qui répond le mieux aux besoins des sociétés primitives et imparfaites. Il se multiplie avec rapidité, et son entretien est facile dans les contrées peu peuplées et couvertes de forêts. Aussi retrouve-t-on ses ossements dans tous les débris de festins de l'homme primitif. Les Celtes en élevaient d'immenses troupeaux et faisaient un grand commerce de salaisons avec l'Italie. Celles de la Séquanie (Franche-Comté) étaient les plus recherchées. Les gourmets de Rome les faisaient venir de cette contrée.

Les Romains faisaient, dit-on, manger de la chair de porc à leurs athlètes, jusqu'à six fois par jour, dans l'espoir de leur donner de la force et de la souplesse.

Au moyen âge la consommation de la chair de porc était considérable. Charlemagne avait ordonné aux régisseurs de ses fermes d'élever de nombreux troupeaux de porcs.

La Souabe et la Lorraine ont toujours été renommées pour le nombre et la qualité de leurs porcs, dont une partie était consommée dans le pays et le reste expédié au loin, mais surtout en Alsace, où les habitants en ont fait de tout temps une grande consommation.

Le cochon, du reste, se trouve dans tout l'univers. Bougainville et Cook en on rencontré jusque dans les îlots de l'immense océan Austral ; les habitants le faisaient cuire, ou plutôt rôtir dans de petits fossés où ils avaient brûlé du bois auparavant. Tous les peuples ont des cochons, mais ces utiles et malpropres animaux n'ont pas de maîtres qui les traitent avec autant de distinction que les Mexicains. Dans cette heureuse contrée, les cochons qu'on se propose de conduire au marché sont bottés avant le départ ; les hommes qui les conduisent marchent pieds nus.

En France les porcs sont une richesse pour une ferme. Ce sont eux qui utilisent les eaux grasses, le petit-lait et tous les débris, les restes de l'alimentation domestique.

Les variétés de porcs sont nombreuses. Nous allons les décrire, empruntant nos renseignements à l'excellent livre de M. Baillet (*L'inspection des viandes de boucherie*).

En France, ainsi que l'a dit Jacques Valserres, nous avons deux types de porcs bien caractérisés, savoir : le porc de montagne et le porc de plaine.

« Nous considérons la race craonnaise pure comme le meilleur de nos types français, parce que l'expérience enseigne que cette race jouit de la faculté de s'engraisser assez facilement eu égard aux conditions errantes dans lesquelles elle est élevée, et aussi parce qu'elle est l'idéal du porc paysan, de ce porc qui donne beaucoup de viande proportionnellement à la quantité de saindoux. Cependant M. Gustave Henjé a dit : on lui reproche avec raison de se développer lentement ; bien engraissée, cette race fournit dès l'âge de dix-huit mois une masse considérable d'aliment ; M. Jamet dit même que bien nourris les cochons craonnais peuvent donner 125 à 150 et même 160 kilogrammes de chair et de graisse à l'âge de dix mois.

Il faut cependant reconnaître que nos races françaises manquent de précocité et qu'à ce point de vue les races anglaises sont infiniment supérieures aux nôtres.

Parmi celles-ci nous citerons :

La race *New-Leicester* dont le croisement avec plusieurs de nos races indigènes donne les meilleurs produits.

Le porc d'*Essex* à robe noire, que l'on a quelquefois employé pour diminuer la taille de plusieurs de nos races.

Le *Berkshire* blanc, dont nous avons vu des produits de trois semaines à un mois atteindre le prix de 25 à 30 francs.

Le *Hampshire*, un peu plus rustique que le précédent.

Le *Middlessex*, petite boule de graisse, se mouvant sans laisser apercevoir les agents du mouvement.

» En résumé on peut adopter les croisements anglais, si l'on veut bien soigner les produits et bien les nourrir; dans le cas contraire on doit se contenter de choisir les reproducteurs dans les races indigènes avec la meilleure conformation possible pour avoir à l'abatage le plus de viande et le plus de graisse associées à la plus petite proportion relative d'os.

Pour être saine la viande de porc doit présenter un tissu musculaire à fibres serrées entre lesquelles la graisse pénètre encore, mais en moins grande quantité que dans la viande de bœuf. Cette graisse s'accumule particulièrement à l'intérieur pour constituer ce qu'on appelle la panne ou graisse de dessous dans la région de la poitrine ou celle des reins, le lard entre la chair et la peau. La graisse de porc est blanche, molle, fade et d'une odeur très peu prononcée.

Tout le monde n'est pas d'accord sur la valeur hygiénique de la viande de porc.

Le Lévitique et le Coran défendent l'usage de la chair de porc, et le législateur semble redouter les affections de la peau que pourrait provoquer cette viande.

Hippocrate a consacré ce paragraphe au porc :

« Sa chair est bonne aux gens de peine et à ceux qui se livrent aux exercices athlétiques, comme leur donnant embonpoint et vigueur; mais pour les malades et les gens du monde elle est trop forte. La chair du cochon de lait est bilieuse et dérange le corps. »

L'école de Salerne s'exprime ainsi à ce sujet :

> Le porc avec du vin est mets comme remède,
> Mais il lui faut unir ce vaillant intermède;
> Sans cela le cochon ne vaut pas le mouton.
> Remède est le cochon à la sauce d'oignon.

Suivant Oribase, « le cochon est très mauvais après le printemps jusqu'au coucher automnal des Pléiades; depuis cette époque jusqu'au printemps, il est très bon. »

« La charcuterie, dit Merlin Coccaie, contraint de vider souvent les bouteilles. Rabelais déclarait que « les andouilles, les cervelas, les saucissons, toute ceste tripaille, compulsoires de buvettes, n'estait point viande moult louable. »

M. Félix Brémond dans son *Hygiène pour tous* fait connaître l'opinion des médecins modernes.

Quand elle est prise en petite quantité, la charcuterie, quoique peu nutritive, n'est point mauvaise. Elle exerce, au contraire, une action heureuse sur les organes digestifs. Par les condiments qu'elle contient, elle stimule les papilles gustatives, facilite l'insalivation et concourt au but final de la nutrition, en activant la sécrétion des sucs qui doivent dissoudre les parties assimilables des aliments.

Souvent il nous a suffi de conseiller, à des personnes atteintes d'anorexie, de commencer leur repas par quelques ronds de saucisson ou une tranche de galantine, pour les voir reprendre de l'appétit.

Autant nous approuvons l'usage des préparations de porc salé comme parties accessoires de l'alimentation, autant nous le repoussons s'il s'agit d'en faire la base de sa nourriture.

Les produits chéris des buveurs, vendus par les membres de la corporation qui fête saint Antoine, nourrissent peu; ils sont d'une digestion difficile; ils constituent un aliment échauffant, rendant le sang âcre et prédisposant aux affections dartreuses. Les pauvres diables qui n'ont à manger, avec leur pain, que du fromage d'Italie, de la hure ou du boudin, ont une physionomie spéciale, pâle et maladive. Ils ont beau engloutir des quantités énormes de « matériaux de gueule », les quantités ne suppléant point à la qualité, ils maigrissent et sont tourmentés par des diarrhées rebelles. Tous les matelots et les soldats en campagne, qui ne peuvent se nourrir que de salaisons, sentent leur énergie musculaire s'affaiblir. S'ils sont, de plus, dans de mauvaises conditions de vêture et d'habitation, ils jaunissent, une prostration insurmontable s'empare de leur être, leurs gencives se mettent à saigner, des ecchymoses se montrent en divers points de leur corps, ils ont le scorbut.

Le porc frais se mange surtout rôti ou cuit sur le gril.

Pour lui donner un goût de sauvage et le faire passer pour du sanglier, on a également une recette fort simple : on met seulement la viande dans une forte marinade avec clous de girofle, ail, laurier, échalottes, genièvre, thym, menthe et vinaigre. La couleur de la chair n'est jamais aussi foncée, mais il ne faut pas être trop exigeant.

La viande de porc donne lieu à de nombreuses préparations d'une digestion généralement difficile et qui deviennent dangereuses lorsqu'elles sont anciennes. Il n'est donc pas inutile de connaître les caractères qu'elles doivent présenter.

D'une manière générale, lorsque les préparations de charcuterie sont bien faites, elles sont fermes, leur cassure est nette et leur odeur aussi bien que leur saveur dénotent les propriétés inhérentes à la nature des assaisonnements plus ou moins épicés ou antiseptiques qui entrent dans leur composition.

En ce qui concerne un premier degré d'altération on ne saurait s'en rapporter essentiellement à la consistance et à la coupe du saucisson, car il est encore ferme et sa coupe est nette, lisse et brillante; souvent son odeur est aigrelette et si l'on en mange un morceau, il accuse une saveur piquante, âcre, qui prend à a gorge; c'est à ce degré d'altération que nos charcutiers bordelais donnent le nom de *piqué*. A un degré plus avancé, le saucisson altéré a une teinte extérieure terne et terreuse; il n'est plus aussi ferme, quelquefois même il est sensiblement humide à la main, la coupe est terne particulièrement sur les bords, une légère teinte verdâtre s'accuse notamment au milieu des morceaux de lard entrent dans la préparation. Son odeur est acide et sa saveur piquante, désagréable; lorsqu'on le casse le saucisson altéré a une cassure d'autant plus terne et filandreuse que l'altération est plus prononcée; on dit dans ce cas que le saucisson est *échauffé*. Lorsque le saucisson est complétement *décomposé*, il est mou et sa surface est couverte d'une sorte de vernis gras et grisâtre de mauvaise odeur.

J'ai constaté sur l'enveloppe de saucisson ainsi avarié une infinité de moisissures et d'acariens voisins des sarcoptes et des psoroptes de la gale, appartenant au genre *Tyroglyphus*, lesquels se meuvent avec une rapidité remarquable. L'acarien dont nous parlons ici nous paraît être le *Tyroglyphus longior*, qui vit sur les fromages et sur les autres matières organiques ayant fermenté. Dans ce cas aussi la cassure du saucisson est filandreuse, terne; la viande est d'un brun gris, les morceaux de lard sont particulièrement mous et verdâtres, l'odeur est repoussante et ammoniacale, l'examen microscopique dénote au milieu de la préparation de nombreux microphytes, joints à de non moins nombreux parasites vivants, semblables à ceux que je signalais plus haut.

On estime aussi dans le Midi l'odeur et la saveur rances du saucisson, du cervelas ou simplement de la graisse de porc. Ce goût n'est pas partagé par tout le monde.

Pendant l'été, la charcuterie cuite se conserve rarement plus de trois à quatre jours, moins encore si à la chaleur s'ajoute un état électrique de l'atmosphère.

Pendant l'hiver cette préparation se conserve pendant dix jours, mais on peut dire que les causes de la décomposition agissent avec d'autant plus de promptitude que la viande employée pour la préparation est moins fraîche.

Enfin lorsqu'il s'agit de charcuteries cuites on peut dire que celles dont la cuisson a été faite trop rapidement ne se conservent pas; on remarque même que la chaleur forcée qui a cuit l'extérieur a favorisé la décomposition de l'intérieur. »   L. BAILLET.

La charcuterie abandonnée dans un endroit humide se couvre bientôt de moisissures oranges (*Mucor mucedo*) ou d'un long duvet blanc et soyeux (*Penicillum glaucum*).

A l'intérieur des morceaux de lard on aperçoit quelquefois des microphytes qui ont la plus grande analogie avec les productions verdâtres qui croissent sur l'adipocire ou gras des cadavres.

Toutes ces altérations de la charcuterie peuvent produire des accidents graves. Boutigny (d'Évreux) rapporte dans les *Annales d'hygiène* de 1839 le récit d'un empoisonnement s'étant manifesté simultanément sur un grand nombre de personnes après avoir mangé de la charcuterie.

Lui-même a été victime de ces effets toxiques; c'est ce qu'il rapporte en ces termes. « Je n'étais pas sorti de table qu'un froid glacial courait déjà sur toute la surface de mon corps; mon pouls était petit, serré, une sueur froide m'inondait, mon teint était livide, mes traits exprimaient un état d'anxiété indicible ; enfin je vomis abondamment et j'eus des selles copieuses. Mes facultés intellectuelles n'éprouvèrent aucune altération et tous les accidents cessèrent à l'emploi de boissons délayantes, chaudes et de quelques opiacés : le lendemain la guérison était complète. » Boutigny ne peut expliquer ces accidents qui sont les mêmes que dans l'empoisonnement par l'acide hydrocyanique.

En 1830, le Dr Ollivier (d'Angers) signala aux médecins de véritables empoisonnements survenus après l'ingestion de charcuterie.

A l'occasion d'accidents graves (vomissements, sueurs froides, soif ardente, douleurs abdominales, etc.) constatés sur toute une famille ayant déjeuné d'un pâté de jambon, l'autorité chargea MM. Baruel et Ollivier de rechercher les causes de cette intoxication. Ils croyaient la trouver dans la présence d'un sel de cuivre produit au contact d'un ustensile malpropre : il n'en fut rien. Les experts cherchèrent vainement, et l'un après l'autre, les divers produits toxiques que fournissent le règne minéral et le règne végétal ; ils furent obligés d'avouer qu'ils se trouvaient en présence d'une altération organique inconnue jusqu'à ce jour. Deux ans plus tard, le *Journal de médecine et de chirurgie pratiques* donnait l'histoire d'un empoisonnement par un morceau de porc salé et fumé. Peu de temps après, M. Chevallier réunissait, dans sa *Revue de chimie médicale* plusieurs faits analogues. Dans l'un, il s'agissait d'une vieille femme et de sa fille, qui avaient mangé des couennes ; dans l'autre, d'une personne ayant fait son repas d'une tranche de fromage d'Italie.

Si l'on ajoute à ces accidents tous ceux qui sont produits par les parasites qui vivent dans la chair du porc, on verra que l'usage journalier de cette viande n'est pas sans danger.

Cheval. — La plupart des peuples ont éprouvé de la répugnance pour la viande de cheval, ce sentiment a été partagé par quelques hygiénistes.

Toutefois Parent-Duchâtel, Giraud, Parmentier, à la fin du siècle dernier, et plus tard le baron Larrey ainsi que Pariset ont déclaré que la viande de cheval est bonne pour la consommation. Malgré cela personne ne voulait en manger et les chevaux mis hors de service étaient jetés à la voirie.

Geoffroy Saint-Hilaire a eu le mérite d'étudier et d'approfondir la question à tous les points de vue ; il affirme qu'à une certaine époque la viande de cheval a été consommée dans le monde entier, et que cet usage n'a cessé dans l'Europe occidentale que depuis le viii° siècle.

Les habitants dont la conversion au christianisme était récente continuaient, en mangeant du cheval, certaines pratiques superstitieuses, rappelant la religion païenne de leurs pères et analogues à celles des Juifs mangeant l'agneau pascal ; ces pratiques étaient contraires à la religion chrétienne. Aussi, le pape Grégoire III, au viii° siècle, ordonna-t-il à saint Boniface, alors évêque de Mayence, d'interdire de la façon la plus formelle l'usage de la viande de cheval. Cette interdiction visait une question religieuse qui n'existe plus aujourd'hui.

La question économique restant seule dans ces siècles derniers, la population étant peu dense, l'usage de la viande de cheval n'était pas une nécessité ; du reste on ne le sacrifiait qu'âgé, fourbu ou malade, c'est-à-dire lorsqu'il était impropre à la consommation.

Aujourd'hui, dans toutes les grandes villes, on trouve des étaux où se débite le cheval ; ce résultat est dû en grande partie à l'active propagande faite par M. Decroix, vétérinaire principal.

En Angleterre même, dans ce pays où tout est schoching, où l'on n'a pas encore l'habitude de manger champignons, grenouilles ou escargots, une boucherie chevaline a été ouverte à Londres le 4 mars 1878. En trois mois, le boucher a livré à l'alimentation publique 45 chevaux, 7 ânes et un mulet, en tout 53 animaux qui ont donné 13 326 kilogrammes, soit 26 000 livres de viande nette, c'est-à-dire non compris le foie, le cœur, la langue, la cervelle.

Dans un autre chapitre on verra quelle est la consommation en France.

La viande de cheval se prépare comme celle de bœuf. Lorsqu'il est jeune, il donne un excellent bouillon, mais la viande qui a servi à la préparation n'est pas agréable. Par contre, ses rosbifs et ses boxstecks ne sont pas à dédaigner. Un haricot de cheval n'est pas mauvais; mais M. Decroix nous donne la formule par excellence : « Le filet de cheval, bien mariné, bien préparé, a le goût de gibier de chevreuil; plusieurs personnes qui n'avaient pas été prévenues ont dit en le goûtant : il y a longtemps que je n'avais mangé d'aussi bon filet de bœuf. »

Ane. — L'âne a été à toutes les époques utilisé dans l'art culinaire. *L'hygiène pour tous* du 27 novembre 1880 contient à ce sujet un article des plus spirituels que je vais reproduire. Parlant de la publication de *l'âne* de Victor Hugo et de *l'Étude rétrospective de l'âne à travers les âges*, par M. Paul de Saint-Victor, l'auteur qui signe du nom d'Uterque dit :

« S'il eut été médecin, M. Paul de Saint-Victor aurait pu ajouter diverses particularités relatives à l'hygiène ou à la médecine notées par Hippocrate, Galien, Oribase, Dioscoride, Razès, Matthéole, etc.

Ces singularités animales omises, les voici :

Dans le livre II du *Régime*, le père de la médecine écrit :

La chair d'âne se digère facilement, celle d'ânon passe encore mieux.

Galien enseignait que l'urine d'âne était bonne pour le mal de reins.

Oribase n'aurait pas usé de ce remède malpropre, s'il faut en juger par ce passage de ses œuvres :

« La chair des ânes sauvages se rapproche de celle des cerfs; quelques personnes mangent aussi la chair des ânes domestiques, quand ils sont devenus vieux, ce qui constitue un mets fortement imprégné d'humeurs mauvaises, difficile à digérer, nuisible à l'orifice de l'estomac, et, en outre désagréable ainsi que la chair des chevaux et des chameaux; ceux qui mangent de ces viandes ressemblent eux-mêmes aux ânes tant par le corps que par l'âme. »

Dioscoride faisait le plus grand cas de l'animal à longues oreilles.

« Le foie de l'âne rôti, disait-il, est bon pour ceux qui sont épileptiques, mais les malades doivent le manger à jeun. »

Razès en voulait non au foie, mais au sabot. C'est au médecin directeur des hôpitaux de Bagdad que la thérapeutique absurde doit cette formule :

« La cendre des ongles d'âne bue plusieurs jours de suite à la dose de deux cuillerées, fait le plus grand bien aux gens atteints de mal caduc. »

Quant à Matthéole, il dépassait Gallien en malpropreté. Dans la traduction de ses *Commentaires*, imprimée à Lyon en 1572, on peut lire ceci :

« La fiente d'âsnes, tant crue que brûlée, estanche tout flux de sang, avec vinaigre. Que s'ils sont nourris à l'herbe, leur fiente sèche, démeslé au vin, et prinse en breuvage, est bonne aux pointures des scorpions. »

« De toutes ces belles recettes, la médecine moderne n'a rien gardé. Le *Traité de zoologie médicale* de Moquin-Tandon nous apprend cependant que l'âne n'est pas tout à fait banni des officines. En effet, l'hippocolle qui nous arrive de l'Inde ou de la Chine et dont on a essayé de composer une tisane adoucissante est retirée des cartilages de l'âne ou du zèbre.

« J'aime mieux le lait d'ânesse, le seul produit sérieux des quadrupèdes d'Arcadie, le seul dont on a oublié de parler. »

A la suite de cet article, M. le Dr E. Bertherand (d'Alger) adressa à son confrère de *L'hygiène pour tous* une lettre des plus curieuses sur l'emploi de l'âne dans la médecine et l'alimentation des Arabes.

« Les anciens, notamment les Arabes, est-il dit, faisaient une grande différence entre l'âne domestique et l'âne sauvage, au point de vue des qualités thérapeutiques, voyez plutôt :

1° Ane domestique (*himar ahly*). On fait prendre avec succès, d'après El-Khouj, une décoction de la chair de cet âne, en bains de siège (!), aux sujets affectés de convulsions. Les ordures de l'oreille d'un âne administrées à un enfant, à la dose d'un huitième de drachme, font qu'il ne pleure plus (Athourselles).

D'après un autre médecin arabe, la fiente d'âne exprimée à l'état froid, puis administrée à l'intérieur sous forme liquide, dissout les calculs.

Mais voici qui est plus fort : Si quelqu'un piqué par un scorpiom, saute sur un âne la tête tournée vers la queue, il lui passe son mal... Il en est de même si l'individu piqué s'approche de l'oreille de l'âne et lui dit : « j'ai été piqué », alors le mal disparaît. (*Agriculture persane*.)

Voici ce qu'on lit dans Ald-Errezzag, médecin algérien du XVIIIe siècle : « La chair de l'âne est froide et sèche... son usage est utile contre le tétanos et la lèpre noueuse. »

2. L'âne sauvage (*Hémos* ou *Hachy*) jouissait de propriétés bien plus merveilleuses : « Diriger son regard vers l'œil d'un âne sauvage, dit Ald-el-Malek-iba-Johr, conserve la santé de la vue et prévient l'invasion de la cataracte. »

Le prophète Mohamed avait reproché à la chair de l'âne d'être chaude et sèche ; il considérait sa graisse comme avantageuse contre les douleurs lombaires et rénales.

Ibu Mussouch préconisait cette graisse en friction contre le lentigo. Un médecin arabe prétend que les frictions avec le fiel de l'âne sauvage sont utiles, dans l'alopécie et les varices.

Quant à Ald-Errezzag, déjà cité, il dit que « la chair de l'âne sauvage engendre des humeurs grossières, mais que sa graisse convient contre les refroidissements. »

L'âne aujourd'hui ne fournit pas seulement ses produits à l'officine ; sa chair arrive presque dans nos cuisines. A Paris, les boucheries débitent cette viande, et certains saucissons renommés sont fabriqués avec elle.

Chameau. — Le chameau, quand il est jeune, peut se manger ainsi que le cheval : une fois un certain âge, sa chair dégage une odeur désagréable qui le fait rejeter de l'alimentation.

Chien. — La viande de chien est très estimée en Chine. Cependant M. Boulay affirme que toutes les personnes qui ont mangé du chien ont déclaré cette viande détestable et affectée, crue ou cuite, d'une odeur insupportable.

Suivant M. Decroix, il n'en serait pas ainsi. On mange sans aucun dégoût du chien accommodé en haricot de mouton, c'est-à-dire cuit avec des pommes de terre, des oignons et des carottes.

Lapin et chat. — Dans cette nomenclature il ne faut pas oublier le lapin dont la chair blanche fait les délices de l'ouvrier. En gibelotte il est souvent remplacé par le chat volé sur les gouttières.

Langue de kangourou. — Un nouveau mets australien commence à être en vogue sur les marchés de Londres, ce sont les langues de kangourou. La queue et la peau de ces animaux sont depuis longtemps employées, la première comme aliment, pour une sorte de soupe, l'autre comme cuir. De plus, la queue du kangourou fournit un solide catgut pour l'emploi chirurgical. L'énorme destruction de kangourous qui a eu lieu récemment a donné une activité considérable au commerce de ces deux articles.

Un colon frappé de la perte énorme d'aliments causée par le massacre de tant de milliers de ces marcassins, a eu l'idée de faire un essai sur des langues de kangourous, et cet essai a si bien réussi qu'il a donné lieu à un grand commerce. On fait ordinairement sécher ces langues à la fumée, comme en Russie les langues de rennes, mais il semble beaucoup préférable de les conserver dans des boîtes d'étain, comme les langues de bœuf et de mouton que l'Angleterre reçoit d'Amérique. La langue du kangourou se prête à ce traitement mieux qu'aucune autre partie du corps de l'animal, et elle supporte l'excès de cuisson à l'eau bouillante mieux que le bœuf et le mouton. (*Union pharmaceutique.*)

Pour terminer l'histoire des aliments fournis par les animaux qui appartiennent aux ruminants, il faudrait parler du lait, du beurre et du fromage, mais cette question est tellement importante que j'ai cru devoir lui consacrer un livre spécial [1].

GIBIER.

On distingue le gros et le menu gibier : le premier comprend les bêtes fauves, comme le sanglier, le cerf, le daim, le chevreuil ; le second concerne le lièvre, le lapin, la perdrix, le faisan, le canard sauvage, la bécasse et la bécassine, les pluviers et autres oiseaux.

La désignation de gibier à poil et de gibier à plume est celle qui est le plus en usage. On appelle venaison la chair du gibier : il y a la haute et la basse venaison. On dit encore gibier de terre et gibier de marais.

Tous les genres de gibier constituent des aliments savoureux, de haut goût, très substantiels, très riches en osmazôme et en principes alibiles. En général, ils sont sains et de facile digestion lorsque l'animal est jeune et bien préparé ; mais si l'on use de cette nourriture d'une manière trop continue ou trop abondante, elle devient échauffante et même nuisible.

Les chairs du gibier sont généralement colorées, quelques-unes sont presque noires. La saveur est d'autant plus prononcée et elles fournissent d'autant plus

---

1. *Le lait, la crème et le beurre.* Librairie Asselin. 1878.

d'osmazôme, que l'intensité de la couleur est plus grande. Le sexe influe sur les qualités nutritives et les femelles sont généralement plus tendres que les mâles.

Le gibier frais est moins sapide. Il a besoin, en général, d'être un peu mortifié. Toutefois s'il l'est par trop, il affecte désagréablement la membrane pituitaire, devient difficile à digérer, provoque le vomissement et peut même produire des maladies. Il importe donc de savoir le conserver. Voici deux procédés dont on se sert avec avantage suivant les localités. Dans le premier on l'enveloppe d'un linge fin et on le couvre de poussière de charbon. Lorsqu'on le retire du linge on le brosse si le charbon l'a noirci. L'autre procédé consiste à vider chaque pièce, à la remplir de froment, et, après l'avoir recousue, à la placer dans un tas de blé. On a vu après cinquante et quelques jours, du gibier se trouver dans un état parfait de conservation.

Le gibier tire une grande partie de son prix de la nature du sol où il se nourrit : le thym, le romarin, le serpolet et une multitude de plantes aromatiques sont propres à lui communiquer une saveur délicieuse. Le goût d'une perdrix rouge du Périgord, dit l'auteur de la *Physiologie du goût*, n'est pas le même que celui d'une perdrix rouge de Sologne ; et tandis que le lièvre tué aux environs de Paris ne paraît qu'un plat assez insignifiant, un levreau tué sur les coteaux brûlants du haut Dauphiné est peut-être le plus parfumé de tous les quadrupèdes. Le gibier contribue aux délices de nos tables ; voici les caractères principaux qu'il présente, empruntant pour ce travail l'ordre adopté par le *Cuisinier parisien*, ouvrage technique de premier ordre, où l'on trouve de véritables connaissances scientifiques.

Du gibier à poil.

Le *sanglier* était en honneur chez les Romains. On dit que ce fut Servilius Rullius qui, le premier, le fit servir sur sa table. Sa chair est ferme, meilleure que celle du cochon. Plus il a été couru à la chasse, plus tendre il est. Les meilleurs sangliers sont ceux qui sont jeunes, gras et qui se sont nourris de glands, mais surtout de chiendent, de blé et de fruits. Les Italiens estiment beaucoup ceux de Toscane. Le filet est un morceau de choix ; celui-ci, comme les autres morceaux, se fait cuire à la braise après avoir été mariné. La chair du sanglier, qui par elle-même ne convient déjà qu'aux bons estomacs et aux personnes dont la vie est active, devient, surtout par cette dernière préparation excitante, d'une digestion difficile. La partie la plus recherchée est la hure : ce mets, où ce qui appartient au sanglier disparaît au milieu de tous les ingrédients qu'on y ajoute, a tous les inconvénients des préparations de charcuterie. Le marcassin est un aliment assez agréable, mais de mauvaise digestion, parce que sa chair est très-muqueuse : on la fait cuire à la broche.

L'ours. — A Rome on servait sur les meilleures tables la chair rôtie des jeunes ours, à laquelle on trouvait le goût de sanglier. Petum en parle dans le festin de Thimoléon. Un ourson est aussi fort estimé en Allemagne. Les habitants des Alpes mangent les ours qu'ils prennent à la chasse. C'est un alimen froid, grossier et indigeste. Élien met au nombre des aliments les plus délicats les pieds de devant; il paraît que les Chinois les estiment aussi beaucoup.

Le *cerf*, quand il est jeune, donne une chair nourrissante et sapide, surtout quand il habite des lieux élevés. Toutefois c'est un aliment d'une digestion difficile et qui ne convient qu'aux chasseurs. Celle du vieux cerf est sans valeur. La jeune *biche* a une chair agréable, mais détestable à l'époque du rut. Cette venaison a généralement besoin d'être marinée, ce qui la rend excitante et chaude. La chair du *faon* est plus digestible, elle est tendre et d'excellent goût. Les pousses encore molles de ses bois se mangent en friture et par leur saveur présentent beaucoup d'analogie avec les champignons; elles doivent être gélatineuses et ne rien offrir d'irritant.

Le *daim* est rare en France. Sa chair contient beaucoup d'osmazôme. Celle des jeunes daims est excellente, supérieure, dit-on, à celle du chevreuil. D'après Rédi, la cervelle du daim, frite dans du lard, serait un morceau délicat.

Le *chevreuil* a une chair exquise, elle nourrit modérément et se digère généralement bien, lorsqu'elle est rôtie. On croit qu'elle favorise la liberté du ventre. Le chevreuil, à six mois, constitue un manger délicat, mais à dix-huit mois ou deux ans il a beaucoup plus de sapidité. Les chevrettes sont tendres. Les vieux *brocards* ont la chair dure et de mauvais goût. Les qualités des chevreuils dépendent sensiblement du pays où ils vivent. Ceux des pays montagneux sont plus savoureux. Les plus renommés sont ceux de l'Ombrie et du Padouan, parce qu'ils se nourrissent d'olives, de lentisques et de fruits rouges. Ils sont meilleurs au printemps. La chair du chevreuil cesse d'être aussi délicate et d'aussi facile digestion lorsqu'elle a été marinée.

Le *chamois*, ou chèvre des Alpes, a une chair qui ressemble à celle du chevreuil, si ce n'est que sa saveur est plus prononcée. Elle se digère bien si l'on en mange modérément et si elle provient d'un jeune animal. Il y a beaucoup de chamois dans le Dauphiné et les Pyrénées, ainsi que sur les coteaux du Rhône où ils prennent le nom d'*isards*. On peut rapprocher tout à fait du chamois le *mouflon* qu'on trouve dans les montagnes de la Grèce, des îles de Chypre, de Sardaigne et de Corse. La graisse surtout a une saveur délicieuse. Le chevrotain est un des plus petits quadrupèdes ruminants. Il n'est pas plus gros qu'un lièvre et a, en petit, la forme du cerf. Il ne vit que dans les pays très chauds. On en trouve beaucoup dans les Indes orientales, où les peuples de ces contrées estiment fort sa chair, qui est très délicate et se digère facilement.

Le *lièvre*, estimé des Romains, est encore en honneur chez les Orientaux : sa chair est nourrissante, d'une saveur agréable. Celle des levrauts de deux à quatre mois est très délicate ; les plus estimés sont ceux qui naissent en janvier. En général il faut manger le lièvre avec modération, quoique sa digestion soit facile ; beaucoup de personnes l'accusent de faire rêver. La chair des vieux lièvres est sèche et noire, peu agréable et d'une digestion difficile. Le filet du lièvre simplement rôti est le seul morceau que l'hygiène recommande à un estomac qui a besoin de quelque ménagement, mais les gourmets le font piquer de lard fin et l'assaisonnent avec une sauce faite avec le foie et des olives. Quoique le civet soit fort en usage, sa confection, qui exige du vin, du poivre, des champignons, du lard, des oignons et du sang de l'animal, en rend la digestion assez difficile.

Le filet en civet, si les condiments sont bien choisis, est fort estimé et un peu moins condamnable. La daube et le pâté de lièvre sont deux mets de ménage contre lesquels nous n'oserons nous élever, si la composition en est bien raisonnée et si l'on nous promet de n'en pas trop manger.

Le *lapin*, pourvu qu'il soit de garenne, rentrerait dans notre domaine. Sa chair est blanche et bien moins sapide que celle du lièvre. Elle est assez nourrissante et de facile digestion. Les préparations culinaires qu'on en fait ont de l'analogie avec les précédentes. Nous préférons encore le rôti. Nous ne donnerons pas notre assentiment à la gibelotte, mais nous permettons aux estomacs irritables, le lapereau au blanc, en hachis, en croquettes.

Nous ne pouvons refuser aux ménagères la galantine et le pâté de lapin. Enfin nous ferons quelques réserves sur la marinade et la salade de lapereau aux anchoix.

Du gibier à plume.

La *perdrix* comprend trois espèces. La *grise* a une saveur plus prononcée, mais elle a besoin d'être un peu plus mortifiée. Elle est à son apogée d'excellence avant son entier développement; tandis que la perdrix rouge, au contraire, a besoin de son entier développement. Le mâle est plus estimé que la femelle. Elle est aphrodisiaque, on en fait du bouillon pour ceux qui sont dans l'épuisement. La chair de la perdrix rouge est plus délicate. Elle est meilleure au temps de la moisson et en automne.

Il y a une perdrix blanche qu'on appelle perdrix des Alpes. Les perdreaux sont plus délicats et se digèrent encore mieux. La poitrine est le meilleur morceau. Ce gibier, bien vidé et mis dans une cave non humide, se conserve assez bien.

La Faculté conseille, par ses préceptes et son exemple, les perdreaux rôtis avec une barde de lard et arrosés d'un peu de citron. Elle ne désapprouve pas les perdrix aux choux, celles qui sont braisées avec quelques assaisonnements raisonnables, voire même placées sur des purées; mais elle signale aux estomacs susceptibles les salmis où entrent comme parure, les cervelas, les débris de volailles pilées, le lard, les champignons, etc., et abandonne aux gourmets le perdreau truffé.

Le *faisan* était en grand honneur à Rome. On rapporte qu'il devint si commun, qu'Héliogabale en nourrissait ses lions et ses léopards. Vitellus, dit-on, aimait à faire servir sur sa table la cervelle de faisans. La chair de cet oiseau nourrit beaucoup, fournit un bon suc. C'est un manger délicat et de facile digestion. Le mâle est préférable à la femelle, surtout en automne. Le faisandeau a une chair encore plus délicate. La femelle s'appelle poule-faisane. Le faisan a besoin d'être mortifié avant d'être cuit, ce qui le rend plus tendre et de plus facile digestion.

D'après Brillat-Savarin, un faisan, mangé dans les trois jours qui suivent sa mort, ne vaut ni une caille, ni une perdrix, ni une poule; mais s'il est présenté à point, il est au-dessus de tous les autres oiseaux. Le point si désirable pour le gourmet est celui où le faisan commence à se décomposer, ce qui se reconnaît au changement de couleur du ventre. Alors son arome se développe. Il ne faut le plumer qu'à cette époque, le contact de l'air neutralisant toujours quelque portion de cet arome. La chair est alors tendre, exquise, de haut goût et tient à la fois de la volaille et de la venaison. Le faisan aux truffes, d'après cet auteur, n'est pas un morceau de premier ordre, l'oiseau étant trop sec pour cuindre le tubercule, le fumet de l'un et le parfum de l'autre se neutralisent par leur union, ou plutôt ne se conviennent pas. Si le faisan moyennement mortifié et rôti dans les conditions ordinaires, mérite l'approbation des hygiénistes, il n'en sera pas de même du salmis, où entrent le vin blanc, la muscade et d'autres condiments; du faisan *à l'engoumoise*, qui est lardé, paré, rempli de truffes ou de marrons, assaisonné de vin de Malaga et autres ingrédients, et surtout de la fameuse préparation appelée, *à la première alliance*, et dont le célèbre professeur se complaît, dans son célèbre ouvrage, à donner la pompeuse description.

La *caille* est, parmi les oiseaux, ce qu'il y a de plus délicat. Bien grasse, elle plaît par son goût, sa forme et sa couleur; elle l'est tellement parfois qu'elle devient pénible à digérer. La caille n'est bonne que rôtie ou en papillotes, parce que son parfum très fugace s'évapore toutes les fois que l'animal est en contact avec un liquide.

Le canard sauvage, la bécasse, la bécassine, le bécasseau, les pluviers, les guignards, les vanneaux, le râle d'eau, etc., constituent le gibier de marais. Ces oiseaux sont presque tous de passage. Leur chair est noirâtre, sapide et d'assez facile digestion, sauf toutefois la bécasse. Beaucoup d'estomacs ne s'en accommodent pas. La chair de la bécassine et des pluviers est plus délicate. Tous ces oiseaux se préparent rôtis ou en salmis et veulent être mangés tout de suite.

Le *coq de bruyère* est d'un goût fort agréable, mais il ne se digère pas facilement.

Les *ramiers* ont une chair noirâtre, sapide, nourrissante, d'une digestion assez facile; elle s'aromatise par l'usage que ces oiseaux font de certains fruits.

La *gélinotte* est rare dans nos climats, mais commune en Russie, où elle vit au milieu des pins. Elle est un peu plus grosse que la perdrix rouge et a sa chair blanche. Varron nous apprend qu'on l'apportait à Rome dans des cages. En Allemagne elle est le seul gibier qu'il soit permis de servir deux fois de suite sur la table des princes. Pour la conserver on la vide sans l'ouvrir; on introduit dans son intérieur du poivre et des aromates et on lui conserve ses plumes.

Elle convient à tous les estomacs.

Les *grives*, dont Lucullus faisait ses délices, sont un mets délicat, nourrissant et d'une digestion facile. Elles sont excellentes en automne, parce qu'elles sont bien nourries de fruits, notamment de figues qu'elles aiment beaucoup, ainsi que de raisin; celles qui ont fait usage de baies de genièvre et de myrte ont un parfum particulier. Horace dit que rien n'est comparable à la grive grasse (*obeso nil melius turdo*). On lit dans Martial : *Inter aves turdus,... inter quadrupes gloria prima lepus.* A Rome, on les conservait dans des volières qui en contenaient plusieurs milliers; on les privait de la vue de la campagne, pour que la distraction ne les empêchât pas de s'engraisser ; on les nourrissait de pâtées de millet, de figues, de lentisques et de plantes aromatiques, pour rendre leur chair succulente et de meilleur goût. Un filet d'eau traversait leur volière pour les désaltérer. Vingt jours suffisaient pour les engraisser.

La *grivette*, espèce de grive commune aux États-Unis, a une chair d'excellent goût quand elle est grasse, ce qui arrive au printemps; en ce pays, d'autres oiseaux engraissent à cette époque de l'année.

Les *merles* sont un manger moins délicat; les Romains les conservaient cependant commes les grives; ceux qui nous viennent de Corse, pendant l'hiver, sont parfumés par le myrte.

La chair de l'*alouette* est molle et de peu de valeur.

Nous ne nous arrêterons pas sur les petits oiseaux, le rouge-gorge, le rouge-queue, la mauviette, etc., bien qu'à divers titres ils soient estimés des friands. Peu de gens savent les manger, dit Brillat-Savarin; voici la méthode qu'il indique : « Prenez par le bec un petit oiseau bien gras, saupoudrez-le d'un peu de sel, ôtez-lui le gésier; enfoncez-le dans votre bouche et mâchez vivement; il en résulte un suc assez abondant pour envelopper tout l'organe.

Les petits oiseaux de passage, pour être bons, doivent être mangés frais ; un rouge-gorge de la veille n'a pas la même valeur que celui du jour. Il est surtout excellent lorsque, pris au bois, il est mangé sur place. On comprend que dans les grandes villes ces petits oiseaux tués depuis quatre ou cinq jours, commençant à se décomposer, ne soient pas estimés à leur juste valeur.

On ne sait pas les cuire généralement, il faut qu'ils soient saisis et non desséchés par la chaleur, autrement il ne reste qu'un squelette.

Le plus fin de tous les petits oiseaux est le *bec-figue*. Il s'engraisse au moins autant que le rouge-gorge et l'ortolan, et la nature lui a donné en outre une amertume légère et un parfum unique et exquis. Cet oiseau privilégié se voit rarement à Paris, le peu qui y arrivent manquent de graisse qui fait tout leur mérite, et l'on peut dire qu'ils ressemblent à peine à ceux que l'on voit dans les départements de l'est et du midi de la France. Les Romains les faisaient cuire dans un œuf de paon.

L'*ortolan*, suivant le conseiller gastronome que nous nous sommes plu à mettre à contribution, renchérit en délicatesse sur la caille. Il est savoureux, succulent, il restaure et fortifie. Il passe au printemps avec les hirondelles et devance les cailles. Il est célèbre par sa graisse qu'il doit plus à l'art qu'à la nature, car il est presque toujours maigre quand on le prend. Au temps des Lucullus et des Hortansius l'art de l'engraisser était connu. La méthode est fort simple : on place ces petits oiseaux dans une chambre bien close appelée mue, où le jour extérieur peut à peine pénétrer. Elle est éclairée par une lampe entretenue sans interruption, afin que les prisonniers ne puissent distinguer le jour de la nuit. On ne leur donne que la clarté nécessaire pour trouver leur manger, leur boisson, leur juchoir. Il ne faut que huit jours pour qu'ils soient suffisamment engraissés; sans le talent du nourrisseur, l'ortolan le mieux à point perdrait beaucoup de son mérite. Il faut savoir conserver à sa graisse sa saveur, son fumet et son goût exquis; pour cela on le fait cuire soit au bain-marie, soit au bain de sable ou de cendres, et même dans une coque d'œuf. Les ortolans ne sont pas d'une digestion difficile. Ils sont très communs et parfaits en Italie et surtout à Florence; dans cette ville, on les fait quelquefois cuire dans le corps d'une grosse truffe, ce qui forme alors un mets exquis, mais indigeste.

À Paris, que de vulgaires pierrots bien lardés sont vendus comme ortolans!

Oiseaux domestiques. — Après avoir parlé des oiseaux sauvages, il est juste de dire un mot des oiseaux domestiques qui sont un accessoire précieux dans l'alimentation.

La volaille, en particulier, fournit une nourriture utile au convalescent; un peu de blanc de poulet est souvent le premier aliment solide qui soit permis au malade. « Quel est celui d'entre nous qui, condamné par la Faculté à la diète des pères du désert, n'a pas souri à l'aile d'un poulet proprement découpé qui lui annonçait qu'enfin il allait être rendu à la vie. » (Brillat-Savarin.)

Aussi parmi les animaux de basse-cour le poulet est celui qui contribue pour la plus large part à l'alimentation publique.

La chair des alectrides, celle des chapons surtout, tenait chez nos pères un des premiers rangs dans la série des préférences gastronomiques, ce qui explique les innombrables redevances en poules et en chapons auxquelles étaient assujetties presque toutes les maisons et toutes les terres. Les pigeons, les canards, les oies étaient bien loin de jouir des honneurs d'une égale estime. Leur chair lourde et grossière, dit Jérôme Bock, exige des estomacs robustes et ne convient qu'à des gens très bien portants. Au XV⁰ siècle, on ne trouvait le paon que dans les basses-cours des nobles, qui les faisaient servir dans les repas de fête; pendant tout le moyen âge, il eut l'honneur de passer pour la nourriture des amants et la viande des preux; mais au XVI⁰ siècle, il était déjà au déclin de sa gloire.

Trois pays de l'ancienne France se disputent l'honneur de fournir les meilleures volailles, savoir : le pays de Caux, le Mans et la Bresse.

« Relativement aux chapons, il y a du doute, et celui qu'on tient sous sa fourchette, dit Brillat-Savarin, doit paraître le meilleur ; mais, pour les *poulardes*, la préférence appartient à celles de Bresse qu'on appelle *poulardes fines* et qui sont rondes comme une pomme. C'est grand dommage qu'elles soient rares à Paris où elles n'arrivent que dans des bourriches votives. »

Les qualités du poulet varient suivant les races, l'âge, l'alimentation et certains procédés d'élevage.

Quelques variétés sont spécialement précieuses, soit pour les œufs qu'elles pondent, soit pour la chair qu'elles fournissent : ce sont les poules et coqs Crève-Cœur ou de Pavilly, de Padoue, de Houdan, de la Flèche, et les petites poules nantaises qui peuvent s'engraisser à l'aide d'une faible nourriture, ce qui les fait rechercher par les pauvres fermiers de Bretagne.

On a introduit en France des poulets de Cochinchine, les Bramah-poutra, nom dérivé de la contrée de l'Inde dont ils proviennent.

On connaît également des variétés dites de *combat*, venant de l'Inde ou du Brésil, ainsi que les coqs et les poules russes.

La nourriture a une influence énorme sur la délicatesse de la chair des gallinacés. — Les poules qui pâturent donnent des œufs préférables à celles qui sont enfermées et qui vivent des débris de la maison; pour que leur chair soit plus fine et plus délicate, il importe de les soumettre aux pratiques de l'engraissement qui produisent les poulardes du Mans, pratiques qui réussissent facilement pour le coq lorsqu'il est jeune, et mieux encore après la castration.

Un poulet pour être bon ne doit pas être trop jeune, car alors sa chair est gélatineuse; d'un autre côté, elle devient dure lorsqu'il est vieux.

On peut attendrir la chair par une cuisson à l'eau ou à la vapeur; les poulets d'un an sont les meilleurs.

Il y a mille manières d'apprêter la volaille. Le poulet rôti sera toujours l'aliment du malade. La fricassée, la daube sont des préparations plus indigestes.

Le bouillon de poule est léger.

Tout le monde connaît la poule au pot célébrée par Henri IV.

Le prix de la volaille varie suivant les espèces et la saison; il peut être intéressant de connaître ces différentes valeurs. Tel est le but du tableau suivant composé avec des chiffres donnés dans le *Journal de l'industrie laitière*.

VOLAILLES.	COURS du 24 décembre 1880.	COURS du 18 avril 1881.	COURS du 15 mars 1881.	COURS du 14 août 1881.
	la pièce.	la pièce.	la pièce.	la pièce.
Canards nantais gros	5.50	5 à 5.75	7 à 8.00	4 à 4.25
— moyens	4.50	4 à 5.00	6.00	3 à 4.00
— petits	3.00	3 à 3.50	4.50	2 à 2.75
Canards produits divers gros	4.25	3.75	4.75	2.50
— moyens	3.25	2.75	3.75	2.25
— petits	2.50	2.50	2.75	2.00
Dindes grasses Houdan coqs	16.00	17.00	18.00	15.00
— poules	14.00	12.00	14.00	10.00
Dindes produits divers coqs	12.00	14.00	14.00	8.00
— poules	8.00	11.00	11.00	5.50
Oies grasses, grosses	7.50	6.75	7.50	5.50
moyennes	6.50	5.25	5.50	4.50
maigres ou petites	4.50	3.75	4.25	3.50
Pigeons mâc. et d'Italie, gras	le cent. 110.00	1.05	1.30	1.45
— moyens	90.00	0.80	1.00	1.15
— petits	70.00	0.65	0.75	0.90
bizets Picardie, gras	100.00	1.05	1.20	1.35
— moyens	80.00	0.80	0.90	1.05
— petits	60.00	0.65	0.70	0.05
Poulets gras de Houdan	la pièce 7.50	8.25	7.50	5 à 6.70
— Bresse moelleux, gros	4.50	6.00	5.50	4.00
— moyens	3.50	4.25	4.25	3.25
— petits	2.75	3.50	3.50	2.50
— de la Touraine, gros	5.00	5.50	5.50	3.00
— moyens	3.50	4.00	4.50	2.50
— petits	2.50	3.25	3.25	2.00
— Nantais, gros	5.00	5.50	5.50	4.50
— moyens	4.00	4.25	4.25	3.50
— petits	3.00	3.50	2.70	2.75
— Gâtinais, gros	5.00	5.75	5.55	3.00
— moyens	3.75	4.25	4.00	2.50
— petits	2.75	3.25	3.50	2.00
— Midi, gros	4.00	4.00	4.00	3.00
— moyens	2.75	3.00	3.00	2.50
— petits	2.00	2.25	2.25	1.75
— communs petits	1.50	1.75	2.00	1.50
Poules et vieux coqs	3.75	3.75	3.75	2.50
Chapons et poulardes } gros	6.50	8.00	8.00	4.50 à 5.50
en bourriches } moyens	5.50	5.75	6.00	3.50 à 4.25
} petits	4.00	3.75	3.75	2.75 à 3.75
GIBIERS.				
Lièvres, gros	6.50	»	»	
— moyens	5.50	»	»	
— petits	4.00	»	»	
Perdrix vieilles, choix	2.75	»	»	
— ordinaires	2.00	»	»	
Perdreaux, choix	5.50	»	»	
— ordinaires	3.00	»	»	
Alouettes	la douz. 3.50	»	»	
Cailles	1.25	»	»	
Chevreuils, gros	60.00	»	50.00	
— moyens	35.00		30.00	
Lapins domestiques, gros	4 à 4.50	4 à 4.50	4 à 4.50	
— ordinaires	2.50	2 à 3.50	2.50 à 3.00	
Sangliers, gros	80.00	»	»	
— ordinaires	35.00			

Canard. — On le mange vers sept ou huit mois ; alors, quand il est bien engraissé, sa chair est un peu brune, tendre, agréable ; elle peut figurer à toutes les tables.

Oie. — La chair de cet oiseau est plus indigeste, aussi a-t-elle perdu de son ancienne réputation. Autrefois elle formait le plat de résistance en même temps que l'aliment le plus relevé des repas de famille à certains jours de fête. L'oie de Noël est légendaire.

On connaît aussi l'oie de la Saint-Martin dont parle M. Marc Lafon dans ses *Mœurs et coutumes de la vieille France* et dont l'origine est expliquée ainsi par M. Fr. Barrière. « Il est bien probable qu'au 11 novembre on trouvait des oies nouvelles, riches d'un suffisant embonpoint ; puis, bien avant qu'on eût mis leurs foies en pâtés, elles jouissaient au xv° siècle d'une très flatteuse concurrence ; un faisan, un porc, une oie se payaient le même prix, 14 sous parisis, comme on le voit dans le tarif réglé par le conseil de Charles VI en 1482. » (*Journal des débats*, 7 septembre 1859.)

Au temps de Charlemagne c'était même un mets princier, c'était une gloire de manger *l'oie du roi*. Cependant l'oie fournit encore une de ces gourmandises que recherchent les friands, mais que les hygiénistes n'acceptent qu'avec la plus grande réserve, je veux parler du foie gras. Pour en donner l'historique, je ne puis mieux faire que d'emprunter quelques lignes à l'*Ancienne Alsace à table* de M. Charles Gérard.

« Ici l'animal n'est rien, mais l'art de l'homme en a fait un instrument qui donne un résultat délicieux. La civilisation antique avait connu le secret de faire grossir le foie de l'oie ; Rome l'avait trouvé en même temps qu'elle parvenait à la domination de l'univers. Avec la barbarie, ce secret, soumis au même destin qui éteignit partout la lumière sociale, se perdit. Il n'était pas encore retrouvé au x° siècle. Cependant une tradition mystérieuse l'avait transmis d'âge en âge, depuis le règne des Antonins jusqu'à Louis XIV. Quels en furent les dépositaires? Les juifs. Leur haine patiente confisqua cette jouissance pendant plus de douze siècles à la chrétienté ! Le foie d'oie ne reparut dans le monde qu'après cette longue éclipse, qu'au commencement du xviii° siècle, avec la régence et les philosophes. Mais sa culture était toujours un arcane, dont les juifs de Metz et de Strasbourg avaient seuls la possession. On ignore leurs procédés ; ce secret est une branche de commerce qui les enrichit. » Le siècle de Voltaire et de la révolution devait soulever tous les voiles et percer tous les mystères.

Voici le procédé d'après un des commentateurs du *Théâtre de l'agriculture:* « En Alsace, le particulier achète une oie maigre qu'il renferme dans une petite loge de sapin, assez étroite pour qu'elle ne puisse s'y retourner ; cette loge est garnie dans le bas-fond de petits bâtons écartés... et en avant d'une petite ouverture pour passer la tête ; au bas, une petite auge est toujours remplie d'eau dans laquelle trempent quelques morceaux de charbon de bois. Un boisseau de maïs suffit pour la nourriture pendant un mois à la fin duquel l'oiseau se trouve suffisamment engraissé. On fait tremper dans l'eau, dès la veille, un trentième du grain qu'on insinue dans le gosier le matin, puis le soir; le reste du temps l'oie boit et barbotte. Vers le vingt-deuxième jour, on mêle au maïs quelques cuillerées d'huile de pavot ou d'œillette. A la fin du mois, on est averti par la présence d'une pelote de graisse sous chaque aile ou par la difficulté de respirer, qu'il est temps de la tuer, si l'on différait elle périrait. Son foie pèse alors depuis une livre jusqu'à deux. L'animal se trouve fort bon à manger, fournissant pendant la cuisson depuis trois jusqu'à cinq livres de graisse. Sur six oies, il n'y en a ordinairement que quatre qui secondent l'attente de l'engraisseur et ce sont les plus jeunes. On les tient dans la cave ou dans un lieu peu éclairé. »

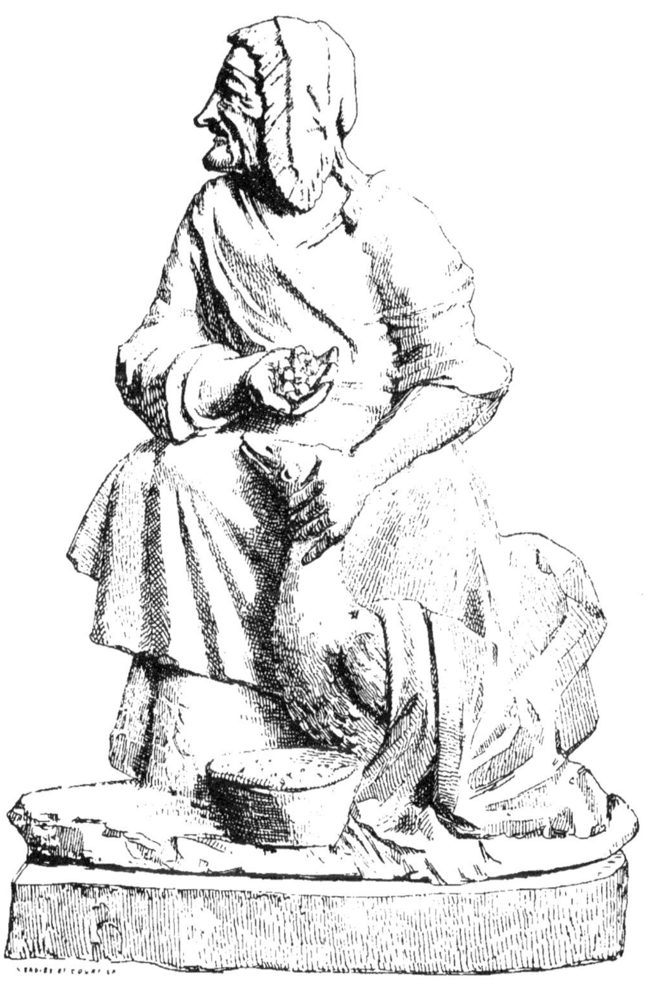

Fig. 6. — Femme juive engraissant une oie suivant l'usage antique.
(Collection de M. Husson.)

Le foie d'oie associé aux truffes constitue le foie gras, les pâtés de Strasbourg et de Colmar, une des éprouvettes gastronomiques de Brillat-Savarin. ¡Voici comment il fut inventé.

« Le maréchal de Contades, commandant militaire de la province d'Alsace depuis 1762 jusqu'en 1788, craignant, à ce qu'il paraît, de se commettre à la cuisine d'une province si nouvellement française, amena avec lui son cuisinier en titre. Celui-ci, qui était Normand, avait deviné, par l'intuition du génie, ce que le foie gras pouvait devenir dans une main d'artiste et avec le secours des combinaisons classiques empruntées à l'école française. Il l'avait, sous forme de pâté, élevé à la dignité d'un mets souverain, en affermissant et en concentrant la matière première, en l'entourant d'une douillette de veau haché que recouvrait une fine cuirasse de pâte dorée et historiée. Le corps ainsi créé, il fallait lui donner une âme. Close la trouva dans les parfums de la truffe du Périgord.

« L'invention de Close resta un mystère de la cuisine du maréchal de Contades. Tant que dura son commandement en Alsace, le pâté de foie gras ne franchit pas sa table aristocratique. En 1788 il quitta Strasbourg et fut remplacé par le maréchal de Stainville. Close, fatigué de servir un grand seigneur, prévoyant peut-être que les grands seigneurs allaient finir, aspirant, d'ailleurs, à l'indépendance et amoureux par dessus le marché, se décida à rester à Strasbourg. Il fit la cour à la veuve d'un pâtissier français nommé Mathieu qui demeurait rue de la Mésange, et l'épousa. Il confectionna pour le public et vendit officiellement depuis lors les pâtés qui avaient fait les délices secrètes de la table de M. de Contades. C'est de ce modeste laboratoire que le pâté de foie gras est parti pour faire le tour du monde. »

Dindons. — Le dindon est le plus gros et sinon le plus fin, du moins le plus savoureux de nos oiseaux domestiques.

Il jouit de l'avantage de réunir autour de lui toutes les classes de la société.

Il nous vient d'Amérique ; et, suivant Gourara (*Histoire de la Nouvelle Espagne*), les Indiens apportèrent à Cortèz, dès la première invasion, huit dindons domestiques. Ce fut une précieuse acquisition pour l'Europe, bien que la chair du dindon soit souvent indigeste.

Toutefois une jeune dinde bien engraissée, truffée et rôtie, n'est jamais dédaignée des gourmets.

L'Amérique nous expédie encore sous le nom de Roast-Turkey du dindon en boîte et conservé d'après le procédé Appert. Cette préparation est mauvaise à tous les points de vue. La graisse est désagréable et la viande indigeste.

ŒUFS

Il est impossible de parler de la volaille sans dire un mot de l'œuf qui constitue un aliment très nourrissant, substantiel et qui peut être considéré comme l'analogue des viandes des jeunes animaux, mais qui ne saurait les remplacer.

Cuit à la coque, il devient pour le convalescent comme un précieux intermédiaire entre les bouillons gras ou les soupes et la viande. Il est effectivement plus facile à digérer et moins nourrissant que la viande, et par cela même il fournit un moyen de graduer la force des aliments.

Le célèbre Grimod de la Reynière, qui consacra sa vie à étudier les délices de la table, affirme dans son *Almanach des gourmands* que l'œuf peut être servi de plus de 600 manières et toujours faire plaisir.

L'homme affaibli, dont les œufs à la coque réparent les forces depuis plusieurs jours, continue à faire usage du même aliment réconfortant, quand on les lui présente sous forme d'omelette. Tel est dégoûté d'œuf sur le plat qui ne fait aucune difficulté d'absorber une fondue au fromage.

Omelette. — L'omelette est une des principales préparations faites avec l'œuf, son nom vient de *ova mellita*, œuf miellé.

Chez les Romains on se régalait d'œufs miellés et l'on s'invitait mutuellement à manger cette friandise.

« Je ne sais où j'ai lu que Lesbie semblait à son ami douce et bonne comme une omelette. Mais je me souviens bien que notre Gui-Patin, l'homme le plus prétentieux et le plus recherché quand il s'agissait de latin, écrivait à Thomas Bartholin qu'il avait reçu sa lettre, laquelle lui avait paru aussi suave, aussi délicieuse que la plus délicate des omelettes : *Tuam accepi omelitissimam epistolam.* (Félix Bremont, Hygiène pour tous.)

Déjà, longtemps avant les Patin, on faisait les omelettes au lard : témoin celle pour laquelle Clément Marot, dénoncé par sa propre maîtresse à qui il en avait fait manger le vendredi, fut tenu pendant neuf mois en prison, où il composa ces plaisantes stances dont je ne rappelerai que le passage suivant :

> A je ne sais quel papelard
> Elle alla dire tout bellement :
> Prenez-le, il a mangé le lard.

Il paraît que l'omelette fut jadis le premier aliment qu'on osa donner aux convalescents ; comme aujourd'hui, chez nos voisins, on commence par le pouding afin de les exciter à prendre un peu de nourriture. Rien n'est plus léger pour les convalescents qu'une petite omelette sucrée et médiocrement soufflée ; c'est ce que leur estomac supporte le mieux, mais malheureusement c'est ce qu'il appète le moins.

Dans l'état de santé, l'omelette est une préparation commode, facile et promptement réparatrice des forces. C'est la bonne chère des campagnards, des chasseurs, des voyageurs, et la ressource ainsi que le grand supplément des tables trop minces, des repas improvisés et des convives de bon appétit. Personne ne se plaint de l'omelette ; on la digère en général assez bien. Cependant si elle a ses avantages elle n'est pas non plus exempte d'inconvénients. Lorsqu'elle est trop cuite, trop épaisse, trop compacte, elle est sujette à peser sur l'estomac et sa digestion est plus lente et plus pénible. Il ne faut donc la faire cuire que modérément et à un degré tel qu'elle reste molle partout et qu'on soit en quelque façon dispensé de la mâcher. Un peu de poivre et de muscade la rendent plus sapide et la font digérer plus aisément. Le vinaigre, et surtout celui dans lequel il entre de l'ail et de l'estragon, est un condiment qui plaît à beaucoup de palais. On trouve l'omelette simple bien meilleure quand elle est ainsi assaisonnée. Celle où l'on met force petites herbes bien hachées peut se passer de tout excitant, quoiqu'elle s'accommode toujours bien d'un filet de vinaigre.

Il faut que la graisse qui sert à préparer l'omelette ne soit pas rance.

L'omelette au lard est très pesante, très indigeste, et pour beaucoup d'individus nauséabonde, à cause de la graisse toujours plus ou moins âcre dans laquelle elle nage et des morceaux de lard mal cuits dont elle est farcie. Les omelettes de rognons de veau, de mouton, celles de foies de volailles ou de lièvre, avec ou sans truffes, ont causé plus d'une indigestion.

Mais ces omelettes à la crème fouettée, mais ces omelettes, agréables prisons d'air que l'habileté du cuisinier a su y renfermer et qui, sous un volume trompeur, invitent à n'épargner ni la dose ni le plaisir, ces omelettes, l'orgueil et le luxe de nos tables, se mangent ou plutôt s'avalent sans inspirer ni défiance ni inquiétude, et sans qu'on s'expose à expier par une mauvaise digestion l'aimable sensualité avec laquelle on s'est livré à ce mets délicieux et toujours innocent (omelette au rhum).

Il faut manger l'omelette chaude de quelque nature qu'elle soit. Froide, surtout si elle contient des petites herbes et à plus forte raison si elle a été faite au lard, aux rognons, etc., elle peut porter le trouble dans l'estomac, et causer de fâcheuses indigestions.

Les œufs, quoique d'une origine essentiellement animale, sont considérés comme aliments maigres, ainsi que le lait, le beurre et le fromage que j'ai étudiés dans un livre spécial.

Il n'en a pas été toujours de même ; l'œuf autrefois ne pouvait figurer sur la table des croyants pendant tout le carême ; aussi le samedi saint une grande quantité d'œufs mis en réserve pendant six semaines étaient bénits, puis distribués aux amis le jour de Pâques. On les teignait en jaune, en violet et surtout en rouge : de là l'usage des œufs rouges ou œufs de Pâques. Sous Louis XIV et même sous Louis XV, on portait après la grand'messe du jour de Pâques des pyramides d'œufs peints en or dans le cabinet du roi, qui les distribuait à ses courtisans.

Ces habitudes se sont conservées chez nous, quoique bien modifiées.

Les œufs de Pâques ne sont plus bénits, ni dorés pour être offerts au roi ; on n'attend plus le samedi saint pour les orner de brillantes couleurs.

Quinze jours avant Pâques, dans les cafés et les brasseries de Lorraine et d'Alsace, on voit d'immenses assiettes remplies d'œufs aux teintes variées que l'on absorbe en les faisant glisser avec de la bière. Dans les familles, on ajoute à la salade un œuf dur dont on enlève à table même l'enveloppe colorée.

Une fois les vacances de Pâques arrivées, le jeu à la mode parmi les écoliers sera celui des œufs. On joue de bien des manières, mais je ne parlerai que de l'une d'elles.

Les deux adversaires prennent chacun un œuf dont ils mouillent la pointe ; pour cela, on ne se contente pas d'y porter la langue : l'œuf est si beau, qu'on le lèche pendant quelques minutes. Alors on frappe pointe contre pointe, puis on mange l'œuf brisé.

Lorsque j'étais gamin, les œufs se teignaient avec la pelure d'oignon, le bois de campêche, le safran, du vieux linge, ou avec l'anémone que nous allions chercher sur les coteaux.

Aujourd'hui ces moyens sont trop vulgaires ; on a recours au colorant à la mode, à la fuschine. Ainsi on a des œufs d'un beau rose violacé, à reflets cuivrés. Le pouvoir de teinture est tel, que non seulement la coque est colorée, mais aussi une grande partie de l'œuf et lorsqu'une fente se produit pendant la cuisson, tout le blanc est d'un violet foncé.

Il n'en est que meilleur et le bambin le dévore et avec l'œuf il absorbe la fuschine et l'arsenic qu'elle renferme.

En sorte que, si la fuschine pure ou arsenicale est un toxique, en devrait être appelé à constater une foule d'accidents.

Mais tout en protestant contre ce mode de teinture, je dois rassurer les mères de famille : jusqu'alors aucun malaise sérieux n'a été signalé.

Ce qui confirme l'avis que je me suis permis d'émettre dans mon livre sur le vin [1]. La fuschine n'est pas aussi redoutable qu'on a bien voulu le dire.

Le danger n'est pas là, il consiste dans l'abus que font les enfants de ces œufs durs qui sont fort indigestes.

Les œufs de Pâques présentent un autre inconvénient. Ils sont préparés souvent avec des œufs peu frais, puis conservés une fois cuits pendant quinze jours ou un mois. Alors ils sont gâtés, et sont devenus nuisibles.

Il faut surtout se méfier des œufs cassés sous l'influence de la chaleur. Ceux-là s'altèrent très vite, et doivent être mangés les premiers.

Ces observations me conduisent à dire un mot de l'altération et de la conservation des œufs.

L'air paraît être l'agent par excellence d'altération des œufs. Cependant MM. Béchamp et Eustache pensent que la membrane vitelline est absolument imperméable à tout organisme venu du dehors, ce qui obligerait d'attribuer la putréfaction du jaune au développement de microzymas passant ensuite à l'état de bactéridies.

M. Gayon traite cette question dans l'*Union pharmaceutique* (N° de juin 1873); voici le résumé de ses recherches : en abandonnant à l'air ordinaire et à une température moyenne de 25° des œufs non agités, on observe que les uns s'altèrent et se putréfient; d'autres restent sans s'altérer, même pendant plusieurs mois.

Dans toutes les circonstances où les œufs sont restés sains, il a été impossible de découvrir la moindre trace d'organisme; au contraire, toutes les fois que les œufs se sont putréfiés, on a constaté la présence de nombreux organismes microscopiques de la famille des vibrioniens, ainsi que des moisissures. Donc la putréfaction des œufs, comme toutes les autres putréfactions, s'accompagne de la présence et de la multiplication d'êtres organisés microscopiques.

L'auteur de ce travail pense que la différence qui existe entre des œufs placés dans des conditions semblables est une forte présomption en faveur de cette idée : que les germes des organismes dont il s'agit pourraient bien préexister dans les œufs susceptibles de s'altérer, et dans ceux-là seulement.

Cette théorie, conforme aux idées de M. Béchamp, mais contraire à celle de M. Pasteur, ne me paraît pas admissible pour de nombreuses raisons que j'ai cherché à appuyer par l'expérience.

1° La pénétration de la coquille par des mucédinées est un fait reconnu par tout le monde; ainsi, les différents modes de conservation des œufs consistent

---

1. *Le vin*. Paris, Asselin éditeur.

à obstruer les pores de l'œuf de manière à empêcher l'air de pénétrer. J'obtiens ce résultat en badigeonnant les œufs avec une solution concentrée de teinture de benjoin et de baume de tolu. Voici les autres méthodes employées :

On met les œufs par couches alternatives dans du sable, du sel gemme, en poudre, de la sciure de bois ou de la petite paille. Les cendres dans un baquet ou dans une barrique les conservent très bien aussi.

Réaumur avait proposé l'emploi d'un vernis ou même de graisse de mouton qui atteint le même but.

Le procédé Appert consiste à prendre des œufs du jour qu'on range dans un bocal avec de la chapelure de pain, pour remplir les vides et les garantir de la casse dans le voyage. On bouche, on lute, on ficèle puis on place le flacon dans de l'eau qu'on porte à 75°. On retire ensuite le bain-marie du feu; lorsqu'il a été refroidi à pouvoir y tenir la main, on retire le flacon, et les œufs peuvent ainsi se garder fort longtemps, six mois par exemple. Au bout de ce temps, lorsqu'on retire les œufs de ce bocal, il suffit de les mettre dans de l'eau froide que l'on porte à 75° pour qu'ils se trouvent cuits à point pour la mouillette, aussi frais qu'au moment de la première préparation.

Par conséquent toutes les fois qu'on empêche l'action de l'air on prolonge la conservation des œufs.

2° Des expériences personnelles m'ont démontré que la membrane vitelline ne s'oppose pas aux phénomènes d'électrolyse et de dialyse.

Lorsqu'on soumet à l'action d'un courant un iodure en dissolution, le métal se porte au pôle négatif, et l'iode se rend au pôle positif.

Cette propriété a reçu plusieurs applications thérapeutiques très ingénieuses, étudiées par le docteur Spillmann.

Elle peut également devenir la base de préparations pharmaceutiques iodées qui ne seront pas sans utilité. Car si l'iode est un médicament d'une valeur incontestable, il est peu agréable et est mal supporté par les estomacs délicats; aussi cherche-t-on à l'introduire dans l'économie avec la nourriture pour diminuer son action irritante.

Tel est le but de l'expérience suivante, qui consiste à faire arriver l'iode par électrolyse à l'intérieur d'un œuf, et à combiner le métalloïde avec les matières albuminoïdes de cet aliment.

Pour cela, l'œuf est placé dans un entonnoir en verre de manière que les trois quarts plongent dans une dissolution concentrée d'iodure de potassium.

La partie supérieure de l'œuf est percée d'un trou imperceptible par lequel on introduit un long fil de platine, en le tournant de façon à lui faire toucher les membranes de l'œuf par le plus de points possible.

D'un autre côté, le bas de l'entonnoir est fermé par un liège, à travers lequel passe un fil de platine que l'on enroule autour de l'œuf dans toute la portion qui plonge dans la solution iodurée. Le premier fil est en communication avec le pôle positif d'un couple de Bunsen grand modèle; tandis que le second est relié au pôle négatif.

La décomposition de l'iodure se fait alors peu à peu; la liqueur du bain devient alcaline, et l'œuf renferme de l'iode combiné (3 centigrammes environ au bout de 48 heures).

En réunissant deux couples, pour augmenter la tension, on ferait absorber plus d'iode en beaucoup moins de temps.

Cet iode n'arrive pas dans l'œuf par simple dialyse de l'iodure de potassium, mais par décomposition électrolytique, ainsi que le prouve le changement survenu dans la composition du bain et la manière dont se trouve répandu l'iode dans l'œuf. Il ne l'est pas également dans toute la masse. Il n'y en a pas dans le jaune, il existe dans le blanc et surtout dans le voisinage des points de contact de l'électrode avec la membrane.

Une autre preuve que les phénomènes électrodynamiques s'opèrent malgré la résistance opposée par la coquille et la membrane de l'œuf, c'est qu'en intervertissant les pôles, le bain ioduré devient bientôt iodé.

En remettant les électrodes dans leur position première, on remarque qu'il faut trois à quatre fois plus de temps pour décolorer le bain qu'il n'en a fallu pour mettre l'iode en liberté.

Conformément aux lois de l'électro-chimie, l'électrolyse se fait difficilement, si on remplace la solution d'iodure de potassium par de l'eau iodée. Elle est assez rapide lorsqu'on emploie une solution de proto-iodure de fer.

Dans ce cas, dès que le courant est établi, on voit se former sous l'œuf un nuage blanc bleuâtre et un dépôt ocreux qui s'établit en sorte d'anneau autour de l'œuf, à la surface du liquide.

L'électricité n'exerce pas seulement son action dynamique sur le bain ioduré, mais encore sur les liquides de l'œuf et même sur la coquille.

C'est ce que nous allons étudier.

1ʳᵉ *Expérience*. — Les deux électrodes sont séparés également par une coquille d'œuf. Mais celle-ci a été vidée et lavée à plusieurs reprises. Les matières albuminoïdes ont été remplacées par de l'eau distillée. Le bain dans lequel plonge l'œuf est une solution d'iodure de potassium.

La décomposition se fait sans dégagement de gaz apparent. Mais comme l'action est lente, il serait possible que les bulles d'hydrogène échappassent à l'observation ; cependant les réactions chimiques donnent une autre solution.

En effet, le bain devient alcalin et sur les parois de l'entonnoir il se forme un dépôt de carbonate de chaux.

Dans la coquille, il y a de l'iodure de calcium en dissolution et de l'iode libre au point de contact des électrodes, seulement après plusieurs heures d'action.

Le premier phénomène électrolytique qui s'accomplit est la décomposition de l'iodure de potassium.

$$K \text{ se portant sur l'électrode } -\, ;$$
$$I \text{ se dirigeant vers l'électrode } +.$$

En même temps, le potassium décompose l'eau, en sorte qu'on a :

1º Dans le bain contre la coquille à électrode —
2º La coquille composée en grande partie de
3º Dans l'intérieur de la coquille à l'électrode +

$$\left. \begin{array}{c} \\ \mathrm{Ca} \\ \mathrm{I} \end{array} \right\} \left. \begin{array}{c} \mathrm{H} \\ \mathrm{O} \end{array} \right\} + \left. \begin{array}{c} \mathrm{KO} \\ \mathrm{CO^2} \end{array} \right.$$

Tous ces corps en présence, à l'état naissant, réagissent l'un sur l'autre et donnent :

$$\text{Au pôle} - : HO + KO,CO^2 ;$$
$$\text{Au pôle} + : Cal.$$

L'iodure de calcium se trouve décomposé à son tour. Son iode retenu au pôle + ne peut traverser la coquille et former de nouveau l'iodure de calcium, il reste libre. Mais le calcium en passant rencontre de l'iode libre, se combine avec lui, et, par un mouvement inverse, se porte de nouveau au pôle—.

Là, en présence du carbonate de potasse, il se forme un dépôt de carbonate de chaux et l'iodure de potassium est régénéré.

Ces réactions expliquent pourquoi on ne voit se produire ni dégagement d'hydrogène ni dégagement d'acide carbonique.

2ᵉ *Expérience*. — Dans l'entonnoir on met de l'eau iodée, et dans la coquille de l'eau distillée. Dans ces conditions, aucun phénomène électrolytique n'est observé, même après six heures d'attente, alors que la réaction devait être maximum. Ce fait est une nouvelle preuve à l'appui de la théorie de M. Bourgoin. En effet, ce n'est pas parce que l'iode est mauvais conducteur de l'électricité que l'électrolyse n'a pas lieu, mais qu'il ne forme pas d'hydrate comme le chlore et le brôme. Si on verse quelques gouttes d'une solution de potasse dans l'eau de la coquille, on voit l'eau iodée se décolorer peu à peu. Au bout de douze heures, elle est complétement incolore, et les deux solutions ont à peu près le même degré d'alcalinité.

Au pôle positif, outre les produits indiqués plus haut, on trouve un peu d'iodate de potasse. Réaction secondaire due à la décomposition de KO, HO.

3ᵉ *Expérience*. — *Électrolyse de l'iodure de fer à travers une coquille d'œuf ne renfermant que de l'eau distillée*. Au pôle +, il y a de l'iodure de calcium et de l'iode libre.

Au pôle — du carbonate de chaux, du sesquioxyde de fer et du fer réduit. Le précipité de protoxyde de fer n'apparaît que si on remplace les albuminates alcalins par une solution étendue de potasse.

Conclusion. — En décomposant par électrolyse une solution iodurée, on peut faire passer l'iode à travers les membranes de l'œuf qui contient alors ce métalloïde combiné aux alcalis et aux matières albuminoïdes.

Cet aliment précieux devient ainsi un remède très utile, surtout dans la médication des enfants. Pour le cuire, on le plonge dans l'eau bouillante comme un œuf ordinaire, après avoir fermé le trou de l'électrode par de la baudruche fixée à l'aide d'une teinture de benjoin un peu concentrée.

Cette première expérience prouve que l'iode peut pénétrer à l'intérieur de l'œuf sous l'influence d'un courant électrique, j'ai tenu à démontrer que c'est possible aussi par dialyse ou même par simple diffusion.

Mon but était également de trouver un moyen plus commode de préparer les œufs iodés.

Pour cela, je me suis contenté de mettre une demi-douzaine d'œufs dans un flacon à large ouverture avec 2 décigrammes d'iode.

Le tout est mis en plein soleil.

L'iode s'évapore et se dépose sur la coque de l'œuf qui devient tour à tour jaune, brun, rose et violet foncé.

Alors on le retire du flacon ; il perd peu à peu de son intensité de couleur et finalement conserve une teinte jaune petit-lait, qui ne peut disparaître complètement.

Au bout de six semaines à deux mois, en ouvrant l'œuf, on le trouve intact, non altéré, et si on l'analyse, il est facile de mettre en évidence une forte proportion d'iode. On a ainsi un œuf iodé qui peut être utile dans la médication de l'enfance.

Donc les vapeurs d'iode traversent les membranes de l'œuf.

On pourrait attribuer le phénomène aux propriétés caustiques de l'iode ; j'ai tenu à démontrer que cette cause ne peut entrer en ligne de compte. Pour cela, j'ai placé quelques œufs dans une boîte bien fermée, remplie de sucre vanillé.

Au bout de deux mois l'œuf était encore frais, et son blanc avait une odeur agréable de vanille. Donc les vapeurs aromatiques pénètrent à travers la membrane vitelline. On prépare de la même manière des œufs avec l'arôme de la truffe.

L'œuf utilisé soit dans les préparations culinaires, soit dans les préparations pharmaceutiques doit être frais.

Lorsqu'on n'est pas certain de leur état il faut les mirer, c'est-à-dire les examiner un à un, par transparence, à la lumière de la lampe. Les œufs frais sont clairs, les autres sont tachés.

Les différentes parties de l'œuf peuvent être utilisées.

La coquille, qui est composée d'après Vauquelin de carbonate de chaux 89.6, phosphate de chaux mêlé d'un peu de magnésie 5.7, matière animale sulfurée 4.7, forme à l'état de poudre porphyrisée un médicament antiacide et reconstituant qui se prend dans certains cas de gastralgie à la dose de 1 à 2 grammes avant le repas. Le jaune est employé comme agent émulsif et fournit une substance huileuse dite « huile d'œuf. »

Le blanc sert à la clarification des sirops. Il forme une solution albumineuse excellente contre la diarrhée d'origine phlegmasique. Pour cela, battez quatre blancs d'œuf dans un litre d'eau versée lentement, enlevez la mousse formée, ajoutez du sucre ou du sirop, de l'eau de fleur d'oranger et, s'il y a lieu, une douzaine de gouttes de laudanum.

L'eau albumineuse est le meilleur contre-poison d'un grand nombre de sels minéraux, en formant des albuminates insolubles.

Rabuteau a fait, à ce sujet, de nombreuses recherches qui lui ont permis de poser ces conclusions :

« a. L'albumine n'est pas coagulée par les solutions des sels de sodium, de potassium, d'ammonium, de rubidium, de thallium, de baryum, de strontium, de calcium, de magnésium, de nickel, de cobalt, de protoxyde de fer, de manganèse, de chrome. Il est remarquable, par exemple, que le protochlorure de fer ne coagule en aucune façon l'albumine.

» b. L'albumine est coagulée et le précité de l'albuminate est soluble dans un excès d'une solution de perchlorure de fer neutre et des solutions des sels d'aluminium, de cuivre, d'étain, de platine, de cadmium, de zinc (le précicité se dissout très facilement dans un excès d'acétate de zinc, moins facilement dans un excès de ce métal). Le précipité est insoluble (sels d'aluminium), ou peu soluble (sels de zinc) ou facilement soluble (protochlorure d'étain), dans un excès d'albumine, lorsqu'il s'agit de ces sels ainsi que du bichlorure de mercure.

» c. L'albumine est coagulée et le précité est insolub'e dans un excès des solutions des sels d'argent, de plomb, d'uranium, d'étain, de palladium, d'or, d'iridium (le précipité formé par le bichlorure de mercure est insoluble dans un excès de bichlorure, mais peut se dissoudre dans un grand excès d'albumine. »

Lorsque les sels précipités sont à l'état de sel double contenant un métal alcalin, la coagulation n'a pas lieu. « Ainsi, l'hyposulfite de soude et d'argent, l'iodure double de mercure et de potassium ou de sodium, le chlorure double d'iridium et de potassium ne coagulent pas l'albumine; le chlorure double de palladium et de sodium ne donne lieu à un précipité qu'au bout de quelques secondes. »

Ces données peuvent être utiles dans certains cas d'empoisonnement. On peut alors avoir recours aux œufs de toutes les espèces d'oiseaux, qui ont tous une composition analogue.

Le blanc d'œuf de poule contient, pour 100 parties, environ 85 parties d'eau, 12 à 13 d'albumine, des graisses, de la glycose, des matières extractives, des sels (phosphate alcalin), de la magnésie, de la chaux, du fer, de la silice (Lehmann). Dans la membrane qui l'enveloppe, on trouve du carbone, de l'oxygène, de l'hydrogène, de l'azote, du soufre; par son incinération on obtient du phosphate de chaux.

Le jaune renferme d'après Gobley pour 100 parties, environ 52, 5 d'eau 15,76 de vitelline, 30, 47 de corps gras (oléine et margarine) 0, 44 de cholestérine, 8, 43 de lécithine, 0, 3 de cérébrine, 0, 4 d'extrait alcoolique, 0, 55 de matières extractives avec traces d'acide lactique et de fer, 1, 02 de phosphate terreux, 0, 28 de chlorure et de sulfates alcalins, 0, 03 de sel ammoniac. Suivant C. Dareste, on y trouve encore des granules microscopiques qui, polarisant la lumière à la manière des grains d'amidon, sont rendus bleuâtres par l'iode, puis décolorés et gonflés comme ceux-là dans la solution de potasse et peuvent être changés en glycose. Ils sont en petit nombre et leur diamètre ne dépasse guère un centième de millimètre.

« Les œufs de poule, en dehors des influences de la constitution individuelle du père et de la mère, présentent des différences notables de grosseur qui tiennent à la différence des races. Au marché de Paris les plus gros viennent de la Normandie, les plus petits de Picardie, les moyens de Flandre » (Dechambre). Il n'est donc pas étonnant de voir le prix des œufs varier suivant la provenance.

Voici quels étaient ces prix en mars 1881 d'après le *Journal de l'Industrie laitière :*

	ŒUFS cote par provenance.
Normandie	74 à 80 le mille.
Brie	70 à 80 —
Touraine, gros	68 à 76 —
Beauce	76 à 82 —
Orne	70 à 78 —
Picardie	70 à 76 —
Châtellerault	68 à 72 —
Bourgogne	70 à 76 —
Champagne	70 à 74 —
Nivernais	64 à 68 —
Bourbonnais	64 à 68 —
Bretagne	60 à 66 —
Vendée	62 à 68 —
Auvergne	60 à 68 —
Midi	64 à 70 —
Italie, extra	66 à 70 —
Italie, gros	56 à 60 —
— moyens	50 à 54 —
— petits	46 à 50 —

« Le genre de nourriture paraît être assez indifférent pour la grosseur de l'œuf, mais il n'en est pas de même pour la saveur de l'aliment. Les œufs de poules nourries surtout de graines sont plus savoureux que ceux des poules qui consomment beaucoup d'herbe; l'odeur même de certaines plantes aromatiques peut s'y retrouver. Il est des œufs qui manquent presque entièrement de coquilles. Ce phénomène se produit particulièrement chez les poules trop grasses; une trop petite quantité de substances calcaires avalées avec la graine peut vraisemblablement y contribuer. » Dechambre

La consommation des œufs est assez considérable. Les quatre-vingt-dix-neuf centièmes environ des œufs pondus par nos oiseaux domestiques sont enlevés à l'incubation et livrés à la consommation. La France produit environ 10 milliards d'œufs chaque année ; sur ce nombre elle en expédie à l'étranger et presque en totalité pour l'Angleterre (plus de 110 millions). C'est un commerce très important dans nos départements du nord. Paris en consomme annuellement 120 à 130 millions.

L'œuf de poule est l'œuf par excellence, mais on peut en utiliser d'autres. L'œuf d'oie, le plus gros, est blanc, mais inférieur en qualité. Dans les pays où l'on élève les oies, il donne cependant un bénéfice considérable : l'œuf de dinde, un peu moins gros que le précédent, à coquille moins unie, parsemée de petits points rougeâtres mêlés de jaune, est d'un goût plus agréable; l'œuf de canne, à coquille plus lisse, plus mince, plus arrondie, est d'une couleur verdâtre ou blanc terne; son jaune est plus gros et plus foncé que celui des autres œufs; son blanc acquiert par la cuisson une consistance de colle transparente ; l'œuf de pintade, le plus petit de ceux que nous considérons, a la coque épaisse et dure, de couleur de chair; le jaune est proportionnellement plus considérable que le blanc.

Le poisson est l'aliment exclusif d'un grand nombre de peuplades. Sans les ressources que leur présentent les brillants citoyens des eaux, on verrait les aborigènes des côtes de la Nouvelle-Hollande, les insulaires des Hébrides et des Schetlands, les hordes malheureuses de la Sibérie polaire, de l'Islande, du Groënland, du Kamtschatka, mourir pour ainsi dire de faim ; sans elles aussi, et dès le temps d'Hérodote, de Diodore de Sicile, de Pline, de Néarque, de Plutarque et de Strabon, ce fait avait été signalé, les riverains de golfe Persique, de la mer Erythrée, de l'Arase, la population du littoral des provinces du Kernon et du Merkan en Perse, ainsi que ceux de la Babylonie, auraient un sort bien moins agréable que celui dont ils jouissent.

Bien plus, Orington, Delber, Norrebow et plusieurs autres nous apprennent qu'à Mascate, aux îles Féroë, en Islande, on nourrit les vaches et les chevaux avec du poisson, au lieu de foin qui manque en hiver.

La chair du poisson est incontestablement moins nourissante que celle du bœuf ; dès le premier tiers du xviiie siècle, l'Académie royale des sciences établissait que quatre onces de viande de bœuf ne produisent que 108 grammes de tablettes de bouillon, tandis que la même dose des chairs de carpe et de brochet donne l'une 152 et l'autre 168 grammes de gélatine sèche.

Mais, en raison même du peu de molécules réparatrices qu'elle introduit dans nos tissus, de la facilité avec laquelle, le plus souvent, elle est élaborée par l'appareil digestif, la chair des poissons est recommandée par les médecins, aux vieillards, aux valétudinaires, aux personnes débiles et d'une profession peu active, ce que la nature semble avoir indiqué d'elle-même aux Orientaux efféminés, aux indolents habitants du Malabar et d'autres contrées chaudes de l'Asie.

On a attribué à l'usage continu de la viande de poisson une foule de maladies, la langueur, la leucophlegmatie, l'anasarque, les diverses helminthiases intestinales, la lèpre, l'éléphantiasis, l'yas, le scorbut, les dartres, les scrofules, la gale et le cortège sans fin des maladies cutanées et de ces ulcères de mauvais caractères que les anciens appelaient *syriaques*, parce qu'ils étaient communs dans certaines parties de la Syrie, dont les habitants encore aujourd'hui, comme à Alep en particulier, mangent habituellement le macroptéronote et d'autres siluroïdes.

Ces mauvais effets sont encore plus marqués, si les poissons qui font la base de la nourriture ont vécu habituellement dans des eaux stagnantes et fangeuses, dans des lagunes marécageuses, dans des mares impures, dans des criques vaseuses ; s'ils ont la chair molle, visqueuse, blanche, glutineuse, imprégnée d'huile ; si leur peau est alépidote ou peu garnie d'écailles ; car alors, ils sont d'une digestion tellement difficile, que déjà les législateurs de l'Égypte, au rapport d'Hérodote et de Plutarque, avaient proscrit la plupart des espèces que nous venons d'indiquer, et que le Lévitique en aurait interdit l'usage aux Hébreux qui ne devaient manger ni anguilles, ni lamproies, ni murènes, ni silures, ni squales, poissons dont il faut rapprocher également, sous le point de vue qui nous occupe, les lotes, les tanches, les raies, les molves, les squotines, etc.

Enfin les poissons deviennent souvent toxiques lorsque sous l'influence d'un commencement de fermentation putride, ils dégagent des produits ammoniacaux.

Il n'est pas étonnant que plusieurs épidémies aient été attribuées à l'absorption de poissons crus et décomposés provenant de marécages.

Cette coutume, qui ne peut exister qu'au milieu d'une population méconnaissant toutes les lois de l'hygiène, expliquerait comment il existe aux îles Féroë et aux Orcades une sorte de lèpre endémique; comment Gérard Boate, G. T. Strœm, Steller, Züchert, ont vu si fréquemment parmi les Norwégiens, les Islandais, les Kamtschadales, régner des dartres rebelles, des inflammations de l'appareil de la génération; comment sur les côtes de la basse Bretagne en France, sur celles de la Biscaye en Espagne, de la Baltique en Bothnie, en Finlande, en Livonie, sur le littoral du Lochohabir en Écosse, et particulièrement à Inverness, on observe de si nombreuses éruptions psoriques et herpétiques.

Mais en somme, le poisson frais, provenant de la mer ou des eaux courantes, est un aliment précieux, d'une digestion ordinairement facile; cependant il arrive que des estomacs rebelles ne peuvent la supporter. Ce n'est là qu'une exception, et si la chair du poisson est moins nourrissante que la viande, elle réveille quelquefois mieux l'appétit des individus difficiles et des convalescents.

Du reste, les propriétés nutritives, ainsi que la digestibilité de la chair des poissons, varient considérablement suivant les espèces.

M. Bouchardat, dans son rapport sur les progrès de l'hygiène, après avoir rappelé qu'en hygiène on divise les animaux en deux classes, les animaux à sang froid et les animaux à sang chaud, partage les poissons en quatre classes, d'après leurs qualités alimentaires.

Dans la première classe sont les poissons à chair blanche, modérément grasse et d'une assimilation facile, qui sont recherchés par les gourmets et qui nous intéressent surtout parce qu'ils offrent aux souffreteux, aux convalescents, des mets précieux.

Dans la deuxième classe, on range les poissons à chair plus ferme et quelquefois colorée. Ce sont eux qui constituent une grande ressource alimentaire.

Dans la troisième se trouvent des poissons à chair entourée de graisse, déterminant quelquefois des indigestions quand ils sont pris en trop grande quantité et que la mastication n'est pas suffisante.

Dans la quatrième classe on a mis les poissons qui sont quelquefois venimeux. C'est surtout dans les mers intertropicales qu'on observe les empoisonnements par les poissons.

M. le docteur Félix Brémont, reprenant cette question dans ses intéressants articles sur l'hygiène usuelle du journal *l'Hygiène pour tous*, donne des détails qu'il importe de reproduire :

« Il y a en effet de grandes dissemblances dans les animaux de la mer, tant au point de vue de la forme extérieure de leur corps, que de sa composition intime. Si la sole diffère du hareng par la couleur et l'aspect extérieur, elle en diffère bien plus encore par la proportion de son élément adipeux : en représentant par 1 la quantité de matière grasse de la sole, il faut monter jusqu'au chiffre 40 pour exprimer la proportion de ce même aliment dans le saumon. De pareils écarts sont bien propres à rendre compte des différences de goût, de digestibilité et de pouvoir nutritif que l'on constate dans les diverses espèces de poissons d'eau douce, aussi bien que dans celles d'eau salée.

Voici à ce sujet un tableau dressé par Payen qui en dira plus que tous les raisonnements.

Pour 100 parties de chair brute, c'est-à-dire telle qu'elle est livrée par le marchand de poisson, on trouve :

POISSONS	CHAIR NETTE sans déduction	MATIÈRE sèche.	PROTÉINE.	MATIÈRE grasse.	MATIÈRES minérales, phosphate, carbonate, chlorure.
Raie....................	87.72	26.23	24.06	0.47	1.706
Anguille de mer, congre	85.08	20.09	13.97	5.02	1.406
Hareng	»	30.00	11.43	0.03	»
Merlan.................	50.42	17.05	16.50	10.38	2.08
Maquereau	77.87	34.72	23.42	6.76	1.84
Sole..................	86.14	13.86	11.71	0.25	1.90
Limande	75.34	20.50	16.01	2.05	1.93
Saumon.	90.52	24.00	17.48	4.85	1.27
Brochet...............	68.42	22.47	20.58	0.00	1.29
Carpe.................	62.85	23.03	20.61	1.00	1.39
Barbillon.............	53.05	10.65	9.54	0.21	0.90
Gardon	»	32.94	20.80	3.25	»
Goujon................	100.00	23.41	17.00	12.67	3.44
Anguille	75.80	37.93	13.36	3.86	0.77
Ablette	100.00	27.11	15.83	28.03	3.35

Toute chose égale d'ailleurs, nous devons ajouter que plus les poissons son gras, plus ils ont de gélatine entre leurs fibres et plus ils sont difficiles à digérer. En général, il faut donc donner la préférence aux petites espèces. Pour être facilement assimilé, le gros poisson a besoin, dit fort justement Becquerel, de l'addition d'une certaine quantité de sel, qui favorise la sécrétion du suc gastrique destiné à dissoudre la chair. D'après le même auteur, la friture serait le mode de préparation donnant le degré le plus faible de digestibilité. Nous ne sommes pas de cet avis. Pour nous, la cuisson la moins avantageuse est celle qui se fait dans l'eau (court-bouillon, bouillabaisse, etc.); le meilleur est le grillage; la friture tient le milieu. Dans la cuisson à l'eau, les épices ne doivent pas être épargnées; si elles flattent le palais, elles n'aident pas moins l'estomac. »

En Allemagne, le poisson se faisait autrefois cuire à la bière ; cette préparation devait amener forcément le poisson au vin, puis le poisson au bleu. En effet Jean-Baptiste Brugerin, plus connu sous le nom de Champier, médecin de François Ier, observe que cette façon d'accommoder le poisson était récente, qu'on la devait aux Allemands et qu'elle s'employait surtout pour les carpes qui, cuites ainsi tout entières avec leurs écailles, ne perdaient rien de leur suc.

Au XIIe siècle on mangeait le saumon cuit à l'huile et aux poireaux, ou bien relevé avec une saumure en gelée, la morue à la moutarde, les truites au vinaigre et les brochets au poivre.

On faisait des omelettes aux truites qui ont donné naissance aux pâtés de truites et ensuite à ceux de langues de carpe.

Aujourd'hui on n'accommode plus le poisson de la même manière, et il est difficile de dire lequel de ces assaisonnements est le meilleur.

Dans cette question, l'observation journalière est d'une importance capitale, c'est elle qui consacre tel ou tel accommodement; beaucoup mieux que ne le feraient toutes expériences physiologiques, elle dira quels sont les artifices de l'art culinaire qui augmentent la digestibilité des aliments.

Cette observation a établi que pour certains poissons la friture est meilleure, et que pour d'autres, au contraire, il faut la cuisson à l'eau.

C'est ainsi que l'on mange la sole, le goujon, le merlan frits; que le saumon, l'anguille de mer ont besoin de la cuisson à l'eau et d'être relevés par force condiments.

Le brochet, la carpe, suivant leur taille, se mangent frits, ou au court-bouillon.

Le hareng et le maquereau se mettent sur le gril.

Pour toutes ces préparations, chacun a ses préférences, et il serait téméraire de vouloir réagir contre certaines intolérances d'un estomac capricieux.

Les uns ne peuvent supporter que le poisson frit, les autres le préfèrent à la sauce. « Quand une fois on a constaté qu'on possède un estomac réfractaire à la sole, à la dorade, au maquereau ou au hareng, le plus sage est de s'en consoler en se rappelant, pour adoucir son affliction, que le grand écrivain philosophe Érasme était pris de la fièvre au seul aspect d'une sardine. »

Sardines. — On ne mange de sardines réellement fraîches que sur les bords de la Méditerranée, et celles qui à Paris sont vendues comme toutes vivantes sont des conserves salées.

Les Anglais les mangent fumées sous le nom de pilchards.

En France, on sert pour hors-d'œuvre des sardines légèrement frites à l'huile conservées ensuite dans des boîtes de fer-blanc remplies de bonne huile et soigneusement fermées.

Ce mets a été mis à la mode par Henri IV.

Anchois. — Les anchois, à ce qu'il paraît, l'emportent en finesse sur les sardines; ce goût n'est pas partagé par tous, mais la majorité fait loi, aussi a-t-on trouvé le moyen de transformer la sardine en anchois.

M. le docteur Brémont divulgue la recette, je le ferai d'après lui. « Quand la sardine est petite, débarrassée de sa tête, vidée avec soin, elle peut être mise en baril ou en pots, par lits successifs de sel et de poisson et acquérir un goût assez semblable à celui de l'anchois. La couleur de sa chair est toujours un peu plus pâle ; les artistes de la *saumure* obvient à cet inconvénient marchand au moyen d'une matière colorante minérale qui n'est pas sans danger. Fort heureusement pour le consommateur, l'anchois salé, authentique et douteux, n'est jamais servi sans avoir subi un lavage à grande eau, qui entraîne à peu près toutes les parties tinctoriales susceptibles de nuire. »

Ce n'est pas d'aujourd'hui que les gourmets estiment l'anchois. Les Romains préparaient avec leurs intestins une sauce à odeur détestable et tellement forte qu'elle brûlait la langue et le palais. Malgré cela, suivant Pline, ce condiment passait pour guérir les brûlures, mais il fallait le verser sur la plaie sans prononcer le nom du remède.

M. Brémont nous dit encore qu'il a découvert dans un vieux livre imprimé en 1572, au profit et commodité des amateurs de la médecine, une autre mention qui ne manque pas de charmes :

« Le garum en garde d'enchancrer davantage les ulcères corrosifs, si on les estuve ; il est fort bon aux morsures des chiens. On le clystérise aux dévoyements de ventre et aux sciatiques, et ce pour brûler les choses exulcérées, des dyssenteries, et pour ulcérer et escorcher les parties non ulcérées, en la sciatique. »

Hareng. — Parlerai-je du hareng qui, frais, donne une nourriture de digestion assez facile, mais qui, salé ou sauré, ne peut être supporté que par des estomacs robustes.

Le hareng sauré excite à boire et rend le buveur indulgent sur le vin qu'on lui sert ; mais ce qui le rend désagréable, ce sont les renvois qu'il provoque.

On diminue ces inconvénients en plongeant pendant quelques minutes le hareng sauré dans de l'eau bouillante, en enlevant la peau et en le mettant ensuite sur le gril.

Cependant M. Brémont rapporte que le hareng a eu ses défenseurs. Kur. Sprengel, médecin allemand, affirme que les leucorrhéiques aiment les harengs ; Van Helmont les conseille aux personnes mordues par un chien enragé.

Le docteur de la Mettrie, dans son *Pénéloppe en médecine*, fait l'éloge du hareng. « Il y a, dit-il, si peu de dispute sur les qualités du hareng, que son seul nom fait trembler les médecins et maigrir les apothicaires.

» Quelle plus féconde nourriture ! C'est la manne de quelques États ! Que dis-je ! Est-il un meilleur remède dans l'art pharmaceutique, chymique et qui plus est culinaire ! Car je tiens que la cuisine est au-dessus de tout. Le hareng dissout tout ce qu'il trouve dans l'estomac de la plupart des Hollandais, le fromage, le lait caillé, le carmel, le pain semblable aux tourbes, les topinambours et autres bourres de fusil appelés par Cicéron *gula*. D'ailleurs, il relève le pouls, et donne au sang et à toute la machine ? une vivacité singulière dans une nation toujours assombrie par un bain de vapeurs. »

Actuellement on prépare en Angleterre avec le hareng fumé une pâte que l'on pourrait comparer au garum. Mais il doit être moins relevé. C'est un condiment qui m'a paru plus agréable que le caviar russe sur lequel je vais dire un mot. Cependant le caviar est le condiment apéritif qui se place au premier rang.

Par son prix élevé mis hors de la portée de toutes les bourses et pour cette raison peu connu en France, il est au contraire très recherché en Angleterre, où il s'en consomme pour plus de 50 000 francs, et en Allemagne, qui en reçoit annuellement 400 000 livres.

Il est possible que le prix élevé du caviar soit une des causes du peu de faveur dont il jouit chez nous; mais la raison vraie est certainement la saveur peu agréable de ce produit.

On trouve dans *la Nature* du 13 octobre 1880 de curieux détails sur ce produit d'origine russe dont toute la saveur est concentrée dans la gelée huileuse que renferme l'œuf d'esturgeon. Ces œufs, d'un volume considérable, mais à enveloppe mince, sont placés sur un filet à mailles serrées qui sert de tamis. Ils tombent après avoir été pressés dans un petit cuveau en bois disposé à cet effet. Pour rendre le caviar grenu on le saupoudre d'une couche de sel dont la quantité varie suivant la saison. Notons en passant que le caviar d'hiver demandant moins de sel est préférable à celui que l'on prépare pendant l'été. A l'aide d'une fourche en bois armée de dents, on opère le mélange du sel et des œufs jusqu'à ce que la masse remuée fasse entendre un bruissement de fragments de verre que l'on agiterait. L'opération est alors terminée et l'on entasse le caviar dans de petits barils de bois que nous offre le commerce parisien.

Les noms de caviar à la serviette, caviar à sac, ne désignent guère que différents modes d'emballage. On reçoit d'Astrakan celui qui est généralement le plus estimé.

Morue. — Ce poisson fournit également un aliment bien populaire. On le pêche sur les côtes de l'Océan et de la Manche et par conséquent on peut le manger frais. Mais c'est particulièrement dans la mer du Nord et dans les régions septentrionales que la morue est plus abondante et que sa fécondité est extrême.

C'est là surtout qu'on va la chercher, et les marins français à eux seuls en apportent annuellement environ 44 millions de kilogrammes dont 27 millions sont consommés chez nous. Elle est livrée au commerce sous trois formes principales : 1° Desséchée, durcie et roulée en bâtons (stockfish), elle est surtout exportée dans le nord de l'Europe, en Suède, en Norwège; on utilise également cette préparation en Alsace; 2° sèche : on la prépare à terre dans des baraques provisoires, au printemps et en été, elle est salée, puis lavée et séchée sur le sable au grand air. La morue ainsi préparée est peu usitée chez nous, elle est en général expédiée à l'étranger et dans nos colonies. — 3° Morues en vert : ces poissons, transportés sur le bâtiment au moment où ils viennent d'être pêchés, sont soumis à une première préparation qui consiste à enlever la tête, à les fendre dans toute leur longueur pour ôter l'arrête centrale, les intestins, et à les saler; les foies, empilés et pressés, donnent de l'huile qui est reçue dans des tonneaux.

A leur arrivée les poissons sont soumis à différentes opérations qui se pratiquent dans les établissements de *sécheries de morues.*

Là on lave à plusieurs eaux la surface de la chair qui commence à se gâter, on égoutte, puis après de nouveaux lavages en enlève tout ce qui est altéré à l'aide d'un balai, puis on fait sécher les morues pendant quelques jours en les suspendant à des perches. Enfin on les empile chaque jour par tas que l'on augmente successivement de hauteur. Chaque opération est désignée sous le nom de *soleil*; on s'arrête ordinairement au dixième soleil. La dessiccation est alors complète et le produit est livré au commerce.

Pour être consommée la morue doit être dessalée d'abord, lavée à plusieurs eaux, puis maintenue pendant deux jours dans de l'eau froide qui est souvent changée. Alors elle peut être préparée au beurre noir. On la cuit également à l'eau pour l'accommoder ensuite à la maître d'hôtel, à la sauce câpres, à la Béchoul.

Elle constitue ainsi une nourriture à la fois saine et économique.

Saumon. — Le saumon est encore un poisson qui joue un certain rôle dans l'alimentation. Il est tellement abondant sur les côtes de l'Amérique du Nord et des Iles Britanniques, qu'on le donnait journellement comme nourriture aux ouvriers des mines ou des frabriques. Cette nourriture ayant fini par les lasser, ils posent aujourd'hui dans leurs conditions qu'ils auront du saumon seulement trois fois par semaine.

En France, le saumon est un poisson très estimé et très recherché pour sa chair qui à l'état frais est d'un goût très agréable, mais par contre assez indigeste pour n'être pas supportée par les estomacs délicats.

Aussi le saumon a-t-il besoin d'être relevé par des épices.

Le saumon qui remonte les fleuves est le plus estimé; celui de la Loire en particulier paraît plus délicat.

La chair du saumon est surtout agréable lorsqu'elle est colorée en rouge. Cette coloration, qui disparaît pendant une partie de l'année, est due à l'acide salmonique qui a été particulièrement étudié par M. Fremy.

On vend dans le commerce du saumon conservé par le procédé Appert, du saumon salé, ou fumé. Ces produits sont désagréables et peu hygiéniques.

Thon. — Ce poisson est très abondant dans la Méditerranée, il appartient au genre Scombre. Suivant Saucerotte, cet animal figurait dans les sacrifices aux dieux du paganisme; on l'immolait à Neptune pour en obtenir une heureuse traversée ou une pêche fructueuse. En Grèce, le thon fut longtemps consacré à Diane.

Le thon frais est un aliment qui se rapproche de la viande de boucherie. Sa chair est grasse, ferme, savoureuse, mais souvent indigeste. Grimolt de la Reynière la regarde comme « très profitable à la Faculté, et la source de digestions pénibles. »

Cependant lorsqu'on l'aime et qu'on en mange avec modération le thon ne fait point de mal, à la condition d'être frais, car lorsqu'il commence à fermenter il devient dangereux. On connaît, depuis Cuvier, les effets terribles occasionnés par la chair de thon, altérée. Les journaux d'hygiène signalent chaque année de nouveaux accidents.

Le thon se conserve coupé par tranches; cuit avec de l'huile d'olive et du sel, il constitue alors un hors-d'œuvre assez agréable. Il ne peut faire ainsi préparé

la base d'un repas; mais au commencement d'un déjeuner, il réveille doucement l'estomac et excite les fonctions digestives.

Sole. — Ce poisson se trouve dans la Baltique, dans l'océan Atlantique et
principalement dans la Méditerranée, où l'on en fait particulièrement une
pêche très abondante auprès d'Orytana et de Saint-Antioche de Sardaigne. Il
habite aussi la vase de l'embouchure du Var et la Gambie, où Bowdich l'a
observé. On le voit entrer quelquefois dans les rivières, et Noël de la Mori-
nière l'a vu pêcher dans les guideaux de la Seine, auprès de Tancarville et
jusque dans le lac de Tôt.

La grandeur des soles paraît varier suivant les eaux qu'elles fréquentent.
Auprès de l'embouchure de la Seine, on en prend qui ont 18 à 25 pouces de
longueur; non loin de celle du Var, elles parviennent au poids de quatre livres
et sur quelques côtes d'Angleterre à celui de 6 à 8 livres.

La chair de la sole est tendre, délicate, d'une saveur exquise; aussi ce
poisson, qui dans certaines contrées prend le nom de *perdrix de mer*, paraît-
il avec honneur sur les tables les plus somptueuses. Il peut se garder plusieurs
jours avant d'être mangé, sans inconvénient et même avec avantage; car non
seulement il ne se corrompt point, mais encore il acquiert une saveur de plus
en plus fine. Voilà pourquoi, toutes choses égales d'ailleurs, les soles de l'Océan
sont meilleures à Paris qu'auprès du Havre et celles de la Méditerranée à
Lyon, qu'à Toulon ou à Montpellier.

Les soles qui passent pour l'emporter sur les autres par l'excellence de leur
chair sont celles du cap de Bonne-Espérance.

Auprès de l'embouchure de l'Orne on pêche, sous la dénomination de car-
dine, une variété de sole à tête grande et allongée, à côté droit d'un fauve roux
clair, et à chair moins délicate.

Turbot. — Ce poisson atteint de grandes dimensions; on l'a vu, par exemple,
parvenir à la longueur de 5 à 6 pieds, et sur les côtes de France et d'Angleterre il pèse souvent 25 à 30 livres.

La chair du turbot est très recherchée en raison de sa saveur exquise qui lui
a mérité les noms vulgaires de *faisan d'eau* et de *faisan de la mer*. Elle est
blanche, grasse, feuilletée et délicate. Elle a beaucoup exercé la sagacité des
maîtres de l'art de la gastronomie et a été soumise à une foule de préparations
culinaires non moins estimées les unes que les autres.

Les Romains avaient une profonde estime pour le turbot ainsi que le
prouvent ces deux passage d'Horace :

> ..... Cum passeris, atque
> Ingustata mihi, porrexerit ilia rhombi
> ..... Esuriens fastidit omnia, præter
> Pavonem rhombumque.....

Au XVIIe siècle, suivant Gontier, qui écrivait en 1668, on faisait à Paris un
fort grand cas du turbot. Un fait rapporté dans la vie de saint Arnould, abbé
de Saint-Médard et évêque de Soissons, nous apprend que tous les ans dans
le monastère de Saint-Médard, il était d'usage de régaler les moines de la chair

de ce poisson. Beaujeu, autre évêque et dont les œuvres remontent en l'an 1551, la regardait comme préférable à celle de toute autre espèce d'animal marin. Sous ce rapport, nos ancêtres en savaient par conséquent au moins autant que nous.

La chair de turbot est nourrissante, mais de digestion difficile.

Galien, un peu légèrement peut-être, la recommande dans les convalescences.

On croyait autrefois qu'appliquée en cataplasme sur l'hypocondre gauche, elle guérissait les affections morbides de la rate ; remède ayant autant de valeur que *l'aléxipyrétique* dans lequel Pline dit qu'elle entrait comme partie constituante, et le collyre qui, selon Van-den-Bosche, devait ses vertus au fiel de ce même poisson.

La barbue. — La barbue acquiert des dimensions souvent assez considérables pour peser une vingtaine de livres. Autrefois elle ouissait d'une certaine renommée sous ce rapport :

> Quamvis lata gerat patella rhombum,
> Rhombus tamen est latior patella.   (MARTIAL.)

Tout le monde, au reste, connaît l'histoire de l'énorme individu de cette espèce qui, du temps de Domitien, exerça le génie gastronomique des sénateurs de Rome, et excita la redoutable indignation du satirique Juvénal.

Dans tous les temps la barbue a été très recherchée et mérite réellement de l'être : car elle est abondamment pourvue d'une chair ferme et d'une saveur exquise qui en fait la digne rivale du turbot, avec lequel, du reste, chez les anciens, elle partageait le nom de faisan de mer.

Scombre. — *Le maquereau.* — *Scomber scombrus* est originaire de l'océan Polaire, mais on le retrouve à peu près dans toutes les mers, sous tous les climats.

Ce fut l'amiral français Pleville-le-Peley qui apprit à Lacépède et en même temps au monde savant comment le maquereau pourrait échapper aux glaces et au froid des mers polaires. Vers le tiers du printemps, époque où l'on commence à pouvoir naviguer dans les eaux du Groënland, de Terre-Neuve, de la baie d'Hudson, on trouve encore des maquereaux exposés par milliers la tête la première dans la vase molle et dans les thalassiophytes des *barachouas*, c'est-à-dire des petites criques, si communes dans ces contrées boréales ; leur queue, redressée au fond de ces bassins, semble se hérisser et lui donne pour un œil peu exercé l'aspect d'un écueil d'une nature particulière. Il est probable qu'ensevelis sous la glace ces poissons échappent en partie aux effets de la rigueur du froid dans ces retraites, qu'ils ne quittent pas avant juillet.

Anciennement les pêcheurs normands avaient l'habitude de venir prendre et saler une grande quantité de maquereaux à Roscoff ; mais depuis bien des années déjà ils n'abandonnent plus leurs côtes et y imprègnent le produit de leur pêche du sel de Croisic ou de Brouage. De nos jours, en effet, on sale peu de maquereaux en France, le commerce de ses poissons frais étant beaucoup plus lucratif.

Les Anglais salent une énorme quantité de maquereaux, soit en les vidant, en les remplissant de sel, en les liant et en les mettant en paquets dans des tonnes, par lit de sel et par lit de poissons alternativement, soit en les plongeant dans une saumure : méthode qui a été connue des anciens.

En Écosse on prépare les gros maquereaux de la même manière que les harengs et en Italie on les marine.

Le maquereau est très estimé des gourmets ; mais sa chair, d'une saveur excellente, est grasse, de difficile digestion ; aussi doit-elle être interdite aux personnes dont l'estomac est délicat.

Merlan. — Le moment le plus favorable pour la pêche du merlan est l'hiver, après que les harengs ont déposé leurs œufs, dont il paraît détruire une grande quantité. Alors, en effet, il est plus gros et plus gras, tandis que dans le temps où il fraie lui-même il devient maigre et n'offre qu'une chair mollasse.

Excepté à cette dernière époque, la chair du merlan est écailleuse, blanche, ferme, très agréable au goût, soit qu'on la mange frite ou cuite sur le gril, soit qu'on la serve avec diverses sauces.

Elle est très délicate, légère, tendre, très facile à digérer : ce qui faisait dire autrefois proverbialement que *merlans mangés ne poissent non plus dans l'estomac que pendus à la ceinture,* et que leur chair est une *nourriture de postillon,* puisqu'elle n'empêche point de courir.

Le merlan se conserve assez bien pour être expédié à de grandes distances. Le merlan séché ou salé est peu agréable. Néanmoins, du temps de Willughby, les Allemands trouvaient ce mets fort délicat et en relevaient la saveur avec de la racine de curcuma. Les Polonais et les Flamands paraissent avoir partagé les mêmes goûts.

Merlan noir. — Le merlan noir a une chair délicate tant qu'il est jeune ; quand il a un an et plus, il devient dur et coriace et n'a jamais aussi bonne saveur que la morue. Les Islandais n'en font aucun cas, à cause de la grande quantité de merlans communs qui fréquentent leurs rivages, et en Norwège les pauvres seuls mangent sa chair ; mais dans ce dernier pays on fait de l'huile avec son foie.

Raie. — La raie, connue des anciens Grecs, était désignée par Aristote sous les dénominations de βάτος et de βατίς.

En Norwège les raies bouclées ne servent guère qu'à fournir leur foie pour préparer de l'huile. Les habitants dédaignent la chair qu'ils font sécher pour vendre aux étrangers.

En Islande, on les mange à demi corrompues.

A Nantes, sous le nom de *goules rondes,* on vend séparément les têtes de raies bouclées et autres espèces du même genre, par paquets de vingt, et on les regarde comme un mets délicat, à peu près, sans doute, comme on estimait leur dos chez les anciens (βατούντων) si on en croit Antiphanes.

En général, à Paris, la raie est un poisson recherché, parce que par les secousses qu'elle éprouve pendant le transport de la mer à cette capitale, sa chair acquiert de la qualité. *Longâ enim recturâ teneresit,* disait Aldrovandi. Son foie est très estimé. Il n'en était point ainsi chez les anciens Grecs, où les gens d'un goût fin et délicat repoussaient la raie comme un aliment dur et de difficile digestion. C'est ainsi que, dans les Deipnosophistes d'Athénée, Dorion, parlant de servir de la lime et de la raie, ajoute par dérision qu'il fera *servir aussi du crocodile rôti tout chaud.*

Il ne faut pas oublier que la raie s'altère rapidement et qu'elle dégage alors une odeur d'ammoniaque insupportable.

Vive. — La chair de ce poisson est blanche, ferme, feuilletée, sèche, d'une saveur excellente, et, quoiqu'on en fasse peu de cas à Paris généralement, elle mérite pourtant quelque attention, surtout de la part des convalescents, qui la trouvent de facile digestion. Ce petit poisson si brillant et si vif peut, avec les piquants de ses nageoires, causer des blessures cruelles, ce qui fait que les Grecs, d'après Aristote et Alien, le nommaient Δραχων θάλασσιον, Δράχων, et les Romains, suivant Pline, *draco marinus.*

Mule. — *Surmulet.* — *Rouget.* — Sa chair est blanche, ferme et d'une saveur exquise. Il a déjà été dit combien les Romains estimaient ce poisson. Il suffit d'ajouter que Juvénal dans une de ses satires parle d'une dépense de 400 sesterces pour 4 de ces poissons. L'empereur Tibère vendit quatre mille sesterces un seul rouget, qui à la vérité pesait à peu près cinq livres etdont on lui avait fait présent. Un ancien consul, nommé Célire, en paya un huit mille sesterces, et, selon Suétone, on en acheta trente pour trois mille sesterces.

Les rougets de Marseille avaient surtout alors de la réputation, et Milon, coupable d'un meurtre et exilé dans cette ville, après avoir été mal défendu par Cicéron, eut l'impudence de dire, quand ce grand orateur lui envoya son plaidoyer corrigé : *qu'il s'estimait heureux qu'il n'eût pas été prononcé ainsi, sans quoi il serait encore à Rome et ne mangerait point de ces excellents rougets de Marseille.*

Aujourd'hui, bien qu'on ne fasse plus de semblables folies pour se procurer un rouget, il est encore très estimé. En Crimée, la bonté de sa chair lui a fait donner le nom de *sultan balik* ou *poisson du sultan.*

Le véritable surmulet, *Mulus surmuletus,* avait été consacré à Diane chez les Grecs parce qu'il poursuit et attaque les poissons dangereux.

Sa chair, analogue à celle du précédent, était recherchée des Romains, qui estimaient surtout sa tête et son foie. C'était un aliment de luxe, aussi ce proverbe était-il bien connu : *Ne les mange pas qui les prend.*

Poissons d'eau douce.

C'est assez nous étendre sur les poissons de mer, il faut encore dire un mot des poissons d'eau douce. Ces espèces sont moins nombreuses. Le brochet, la perche et la truite sont les plus estimés. Nous nous occuperons d'eux en particulier. A tout seigneur tout honneur.

Brochet. — Ce poisson, par suite de ses habitudes, a été surnommé le *requin des eaux douces.* Il vit très vieux. Parmi les exemples de longévité de ce poisson, le plus remarquable est celui du brochet de Kaiserslautern, qui avait 6 mètres de long et qui pesait 175 kilogrammes et avait vécu au moins deux cent trente-cinq ans. On prétend que l'empereur Frédéric Barberousse lui-même l'avait jeté le 5 octobre 1262 dans l'étang où il fut pris en 1497 et que cet énorme brochet portait un anneau d'or qui pouvait s'élargir et sur lequel était gravée l'indication de sa naissance. Son squelette a été conservé longtemps à Mannheim.

La chair du brochet est blanche, ferme, feuilletée, savoureuse et de facile digestion. Elle n'est jamais très grasse, et c'est par conséquent un aliment convenable aux convalescents et aux personnes qui ont l'estomac faible, surtout si elle provient d'un jeune individu. Ceux-ci portent le nom de lançons ou lancerons, les moyens prennent le nom de poignardo, tandis que les vieux s'appellent carreaux ou loups. Les pansars sont les grosses femelles pleines, et les lévriers les mâles allongés.

Les brochets qui habitent les eaux limpides sont meilleurs que les autres. Ceux de certains lacs d'Allemagne et de Suisse ont une grande réputation.

Quelques vieux brochets pêchés dans les eaux vives ont le dos vert et la chair de même couleur aux environs de la colonne vertébrale. On les recherche de préférence et leur prix s'élève souvent très haut.

Il paraît, au reste, qu'en Italie ces poissons ne sont point d'une saveur aussi exquise qu'en France ; car Paul Jove et Ausone en paraissent faire peu de cas.

D'après une pièce intitulée *Proverbes* et renfermée dans le manuscrit in-folio n° 1830, de la Bibliothèque nationale, on apprend que les brochets de Châlons étaient ceux qui avaient le plus de réputation chez nous au XVIIᵉ siècle.

Les Grecs le désignaient sous le nom d'ὀξύρυγχος.

Le foie du brochet est très bon, mais ses œufs excitent des nausées et purgent même assez violemment pour que dans certains cantons du Nord on s'en serve comme d'un médicament cathartique.

Mais l'usage médical du brochet ne se borne pas là. Naguère encore, en Allemagne, la poudre de ses mâchoires passait pour un remède assuré contre sa pleurésie ; Ettmuller l'a fortement préconisée comme absorbante et détersive. La graisse du même poisson avait alors la propriété merveilleuse, qu'elle a perdue depuis, de guérir les catarrhes et la toux des enfants, quand on leur en *oignait* la poitrine et la plante des pieds ; son fiel était fébrifuge et ophtalmique, etc., les osselets de son oreille pouvaient hâter l'accouchement, favoriser l'écoulement menstruel des femmes, chasser les pierres des reins et de la vessie, empêcher les accès d'épilepsie. On voit par là que chez nos bons aïeux, le brochet figurait honorablement dans les officines des pharmaciens ; mais de nos jours il n'est plus employé que par les cuisiniers.

Perche. — La perche est également un poisson carnassier, elle était connue des Grecs ainsi que des Romains. Lorsqu'elle provient des eaux vives, sa chair, blanche, ferme, acquiert une saveur exquise, fort appréciée de tout temps.

> Nec te delicias mensarum Perca silebo,
> Amnigenos inter pisces dignande marinos :
> Solus puniceis facilis contendere mullis,
> Namque gustus iners, solidoque in corpore partes
> Segmentis coeunt, sed dissociantur aristis.   (Ausone, MOSELL.)

Un des mets les plus délicats que l'on puisse offrir à Genève est composé de petites perches du lac Léman, que l'on connaît dans le pays sous la dénomination de *mille cantons*. Il en est de même, dans les Vosges lorraines, d'une petite variété de perche commune dans le lac de Gerardmer et désignée par les noms d'*heurlin* ou d'*hirlin* et qui doit l'excellence de sa chair à la nature des eaux de ce lac où vivent des poissons en général exquis.

La perche fait partie de l'alimentation populaire en Laponie. On fait avec la peau de l'ichthyocolle.

A une autre époque où la superstition remplaçait la science on voyait un remède héroïque dans les *pierres de perches*, prétendus calculs qui ne sont que les osselets suspendus dans les cavités auditives de ces poissons, et que les praticiens recommandaient aux pharmaciens de porphyriser, afin de les faire prendre en poudre subtile comme lithontriptique.

Truite. — Ce poisson appartient au genre saumon, a une chair blanche, tendre, très sapide, plus facile à digérer que celle du saumon.

Dans les lacs des hautes montagnes et dans les rivières froides, ainsi que dans les ruisseaux à eau très limpide, on trouve une truite saumonée à chair rougeâtre d'une saveur délicieuse.

Dès le v° siècle, dans son poème de la *Moselle*, le consul Ausone en a parlé sous le nom de fario.

On connaît également la truite des montagnes qui s'observe jusqu'au pied des neiges perpétuelles, au mont Cenis, par exemple. Elle est fort commune dans les lacs de la partie la plus élevée de la Laponie. Elle est également fréquente dans les pays de Galles, de Suède, de Suisse et d'Allemagne.

Elle fait les délices du touriste qui visite les lacs des Vosges. Le huch a une chair blanche moins délicate que celle de la truite. L'ombre-chevalier fournit une chair grasse analogue à celle de l'anguille. — Il faut dire un mot maintenant des poissons à grosse chair.

Anguille. — A une chair grasse, indigeste, qui a besoin pour être mangée d'une sauce relevée comme assaisonnement.

Elle appartient au genre murènes que les Romains faisaient élever à grands frais dans leurs lacs de Rireti, de Bolseno, de Viterbe.

Au temps de César, déjà, la multiplication des murènes domestiques était telle que lors de l'un de ses triomphes, ce grand général en donna six mille à ses amis. Licinius Crassus en nourrissait, qui obéissaient à sa voix et venaient recevoir leurs aliments de ses mains, tandis que le célèbre orateur Quintus Hortensius pleurait sur la perte de celles que la mort lui enlevait ; et, ce qui est révoltant au delà de toute expression, un certain Vedius Pollio faisait jeter aux siennes ses esclaves fautifs, méritant ainsi l'animadversion de l'empereur Auguste, qui n'osa pourtant le faire précipiter lui-même dans la funeste piscine.

Carpes. — Ce poisson à son origine vivait dans les eaux douces des régions tempérées. Albert, premier duc de Prusse, l'importa dans son gouvernement ; en 1514, un nommé Pierre Marchal l'introduisit en Angleterre ; en 1560, sous Frédéric II, Pierre Oxe l'habitua aux eaux du Danemark et ce n'est que plusieurs années ensuite que les Suédois et les Hollandais l'ont élevé.

Mais un climat trop rigoureux ne convient pas aux carpes, elles diminuent de taille. L'eau de neige leur fait naître des boutons pustuleux au-dessous des écailles, et c'est là ce que les pêcheurs appellent la *petite vérole*.

Les carpes vivent longtemps. En Lusace, on en a nourri pendant plus de deux cents ans. Elles deviennent alors monstrueuses. On en cite une servie sur la table du prince de Conti, qui avait plus de 1^m,30 de longueur et 22^k, 50 de poids.

Bloch parle d'une autre, pêchée à Bischophansen, près de Francfort-sur-l'Oder, qui était large d'une aune de Prusse et longue de deux et demie. Elle pesait 35 kilog.

Les carpes ayant cet âge avancé deviennent sujettes à une maladie souvent mortelle ; leur tête et leur dos se couvrent d'excroissances analogues à de la mousse. Cette maladie frappe également les jeunes carpes qui vivent dans l'eau corrompue. Souvent encore leurs intestins contiennent des sels ou leur foie s'ulcère.

L'homme, pour qui la chair des carpes est un aliment estimé, est parvenu à les élever dans une sorte de domesticité.

Non seulement il les apprivoise, les appelle au son d'une clochette dans des étangs qu'il a créés ; il a encore imaginé de les châtrer, tant les mâles que les femelles, pour les engraisser et procurer à leur chair une saveur plus délicate. Dès le temps de Willagby, et même de celui de Gesner, c'était un fait connu que l'on pouvait ouvrir le ventre à certains poissons sans qu'ils périssent ; mais c'est à un Anglais, nommé Samuel Tull, qu'on doit l'idée de mettre cette observation à profit. Il ouvrait l'ovaire des carpes, en tirait les œufs, mettait à la place un morceau de chapeau noir et réunissait la plaie par une suture. Il en faisait autant pour les mâles, ayant soin dans tous les cas de ménager l'urèthre et le rectum. Il communiqua son procédé à Hans Hoane, président de la Société royale des sciences de Londres, qui le consigna dans les *Transactions philosophiques* (tome V, p. 48).

Depuis cette époque on a répété souvent l'expérience. La plaie guérit en trois semaines : les carpes paraissent d'abord tristes et souffrantes ; mais à peine en périt-il 1 sur 200 quand l'opération est bien faite.

L'époque la plus favorable pour l'exécuter est celle qui précède immédiatement le frai, lorsque les ovaires sont remplis.

Les carpes se conservent facilement.

En Hollande, on a un procédé particulier pour conserver les carpes vivantes, et pour les engraisser. On les suspend pour cela à la voûte d'une cave dans des filets pleins de mousse humide ; on arrose fréquemment leur enveloppe végétale, et on les nourrit avec du pain trempé dans du lait ou avec des fragments de plantes.

Les carpes prises dans les étangs ont souvent la saveur de la vase ; pour la leur enlever, il faut les faire séjourner pendant quelque temps dans une eau limpide et courante. Celles de la Seine et du Lot sont renommées ; celles du Rhin sont fort recherchées à cause de leur volume, et pour la délicatesse de leur chair.

Mais suivant le voyageur Paul Lucas (tome I, p. 48), c'est dans le fleuve Pénée à Larisse, qu'on prend les meilleures carpes du monde entier.

Les carpes ont été peu célébrées par les auteurs anciens. C'est dans nos écrivains du seizième siècle, comme Champier et Charles Estienne, que nous la voyons comptée comme aliment. De nos jours c'est un mets des plus répandus en France, où quelquefois, sur les tables servies avec luxe, on offre des plats entièrement composés de *langues de carpes*, c'est-à-dire de la pièce cartilagineuses sur laquelle appuient les dents du pharynx, ou de la *laite* qu'on extrait de leur ventre.

Avec les œufs de carpe, comme avec ceux d'esturgeon, on prépare aussi un caviar fort estimé. Du temps de Bélon, cette préparation était fort recherchée par les juifs de Constantinople et des environs de la mer Noire, parce que leurs lois religieuses défendent, dit-on, de manger le caviar d'esturgeon.

Dans la vieille médecine, la bile de carpe était préconisée contre l'épilepsie et les taies qui empêchent l'entrée des rayons lumineux dans l'œil.

La pierre de carpe était un préservatif infaillible des maux les plus redoutable.

Tanches. — La tanche est un poisson qui ne craint pas les rigueurs de l'hiver et qui a la vie très dure.

La chair est blanche, mais elle lardée d'arêtes molles, elle est fade, difficile à digérer et imprégnée fréquemment d'une odeur de limon et de boue, ce qui fait qu'elle est généralement repoussée des tables délicatement servies.

Autrefois elle était utilisée en médecine. L'application aux pieds de tanches coupées par morceaux était un remède héroïque contre la peste, le typhus et les fièvres ataxiques ; pour combattre la céphalalgie, on mettait une tanche vivante sur le front ; la même application sur la nuque était infaillible contre le chémosis et l'ophthalmie ; sur le ventre elle guérissait l'ictère.

On a préconisé aussi son fiel comme anthelminthique et ses osselets auditifs comme détersifs, diurétiques.

On connaît encore un grand nombre de poissons blancs peu estimés, remplis d'arêtes et sur lesquels il serait peu intéressant de s'arrêter, mais je ne puis quitter cette question sans dire un mot de notre petit goujon qui donne de si excellentes fritures.

Leur chair en effet est blanche, très bonne et de facile digestion, on la recherche sur les tables les plus délicates et on en conseille l'usage aux convalescents.

Je terminerai cette étude historique en donnant les prix du poisson à Paris aux diverses saisons.

Les chiffres ont été puisés dans les différents journaux de l'industrie laitière.

	COURS DU 24 DÉCEMBRE 1880			COURS DU 6 MARS 1881			COURS DU 17 AVRIL 1881			COURS DU 21 AOUT 1881		
	Gros.	Moyens.	Petits.	Gros.	Moyens.	Petits.	Gros.	Moyens.	Petits.	Gros.	Moyens.	Petits.
Langoustes	»	»	»	»	»	»	»	»	»	6.00	5.00	4.00
Homards	8.00	6.00	3.00	8.00	6.00	3.50	5.00	4.00	2.50	3.50	3.00	2.75
Salicoques, Bordeaux	9.00	7.00	5.00	15.00	11.00	9.00	8.00	6.00	3.50	6.00	5.00	4.00
— Cherbourg	18.00	16.00	14.00	32.00	24.00	22.00	28.00	20.00	15.00	15.00	12.00	10.00
Crevettes grises, la manne	5.00	4.00	3.00	5.50	4.50	3.50	18.00	12 à 15	»	15.05	12.00	10.00
Barbues, la pièce	14.00	10.00	4.00	14.00	10.00	9.00	4.00	3.25	2.50	2.00	2.50	2.25
Bars	8.50	7.00	3.50	15.00	12.00	10.00	3.50	2.75	2.00	2.50	2.00	2.75
Rougets, barbets	1.10	0.90	0.60	1.20	1.00	0.55	»	»	»	2.50	2.25	2.00
Turbots	16.00	14.00	10.00	24.00	18.00	12.00	3.50	3.00	2.50	2.50	2.25	2.25
Mulets	5.00	4.00	2.00	6.50	5.00	3.00	3.25	2.50	2.00	2.50	2.00	2.25
Soles, la paire	3.50	2.50	1.00	2.25	1.50	0.80	3.50	2.25	1.25	le kilo 3.00	le kilo 2.50	le kilo 2.50
Brèmes, la pièce	1.50	1.00	0.60	1.50	1.25	1.00	1.50	1.25	1.00	» 0.80	» 0.70	» 0.50
Maquereaux, le cent	45.00	35.00	25.00	50.00	40.00	25.00	80.00	70.00	50.00	» 0.40	» 0.35	» 0.30
Merlans, la caisse	8.00	6.00	5.00	8.00	6.00	4.50	7.00	5.50	4.25	» 8.00	» 7.00	» 6.00
Raies blanches, la pièce	8.00	5.40	4.00	7.00	6.00	5.00	8.00	6.50	5.25	» 0.45	» 0.35	» 0.35
— bouclées	3.50	2.50	1.75	3.00	2.25	1.75	3.00	2.25	1.75	» 0.40	» 0.40	» 0.30
Anguilles	»	»	»	»	»	»	»	»	»	» 4.00	» 3.00	» 2.50
Brochets	»	»	»	»	»	»	»	»	»	» 1.50	» 1.25	» 4.25
Saumons	»	»	»	»	»	»	»	»	»	» 4.00	» 3.00	» 2.50
Truites	»	»	»	»	»	»	»	»	»	» 4.00	» 4.00	» 3.50
Écrevisses, choix, le cent	»	»	»	»	»	»	»	»	»	50.00	40.00	30.00
ordinaires	»	»	»	»	»	»	»	»	»	25.00	20.00	15.00
	N° 1	N° 2	N° 3	N° 1	N° 2	N° 3	N° 1	N° 2	N° 3	N° 1	N° 2	N° 3
Huîtres d'Arcachon	10.00	7.50	5.00	9.50	7.00	5.00	9.00	7.00	5.00	»	»	»
— de Marennes	12.00	10.00	5.00	14.00	10.00	9.00	13.00	11.00	8.00	»	»	»
— armoricaines	14.00	11.00	8.50	14.00	11.00	8.50	14.00	11.00	8.50	»	»	»
— de Cancale	10.00	8.00	5.00	15.00	12.00	0.00	15.00	12.00	10.00	»	»	»
— d'Ostende	14.00	12.00	10.00	16.00	14.00	2.00	16.00	14.00	12.00	»	»	»
— portugaises	6.00	5.00	4.00	5.50	5.00	4.50	5.00	4.50	»	»	»	»

Après avoir parlé des poissons, il convient de dire un mot sur quelques crustacés et quelques mollusques qui se rangent naturellement à côté des poissons.

Écrevisses. — L'écrevisse est un mets assez recherché des gourmets. Les gastronomes estiment surtout celles de Beauvais, de Nogent-le-Rotrou et de la Meuse. En général celles dites à pieds rouges sont préférables aux autres à pieds blancs. C'est en Alsace et en Lorraine qu'on trouve les plus grosses ; celles qui nous viennent de Normandie ne leur sont point comparables sous ce rapport, mais ne leur cèdent point comme morceau de très bon goût.

On a dans les temps anciens et même jusqu'à une époque assez moderne attribué à l'écrevisse des propriétés remarquables. Hippocrate recommandait le bouillon d'écrevisse dans la phtisie, la lèpre, l'asthme, la dyssenterie et la gravelle.

Dioscoride prescrit contre la rage deux cuillerées de cendres d'écrevisse à prendre pendant trois jours dans du vin ; de la poudre d'écrevisse crue dans du lait d'ânesse contre la morsure des serpents et des scorpions. Galien assure que c'est un remède efficace contre la rage, seulement il veut que l'écrevisse soit rôtie toute vivante dans une poêle de cuivre rouge et qu'elle ait été prise pendant l'été après le lever de la canicule, lorsque le soleil entre dans le signe du Lion, le dix-huitième jour de la lune. Il n'y a donc rien d'étonnant de conseiller des cataplasmes d'écrevisse appliqués sur la tête contre la frénésie, de la poudre d'écrevisse contre l'avortement.

On fait avec les écrevisses ; 1º des garnitures d'entrée et spécialement pour les matelotes et fricassées de poulets ; 2º des purées pour masquer de gros poissons apprêtés au maigre ; 3º des potages excellents si justement vantés par Brillat-Savarin et célébrés par plusieurs de nos poètes, sous le nom de bisques. Les écrevisses à la crème composent aussi un entremets distingué. Enfin les plus belles, dressées sur un plat en forme pyramidale, constituent ce que les praticiens appellent un *buisson* et servent comme grosse pièce d'entremets.

Les écrevisses se préparent au court bouillon, à la crème, à l'anglaise, à la gasconne et forment un potage délicieux qui prend le nom de bisque et que Boileau chantait déjà.

M. Charles Gérard, le Brillat-Savarin de l'Alsace, décrit également un pâté d'écrevisses des plus savoureux auquel on donne même le nom de foie d'écrevisses.

« L'hôtel du *Bouc*, dit-il, était tenu au milieu du xviiie siècle par une valeureux Bourguignon, le sieur Dorlan. Ce fut lui qui conçut la pensée de ce mets délicieux ; quelques familles seulement sont en possession du véritable secret de cette fantaisie suprème... Un de mes amis a bien voulu nous le communiquer, et comme l'histoire scrupuleuse respecte aujourd'hui le vieux style et les solécismes des documents fameux qu'elle mit en lumière, je conserverai à cette formule la rédaction et même l'orthographe que la femme de l'hôtelier du *Bouc* a adoptées. Cela peut consoler les grammairiens qui disent mal et qui écrivent purement.

« Manière de faire de la foie d'écrevisses. — On prend 100 écrevisses dont on ôte à peu près 40 queues pour garniture qu'on boulie seulement dans l'eau salée. On prend le reste d'écrevisses ainsi ce qui reste des autres, on le pile bien fin, on met au feu une casserole avec un bon morceau de beurre avec un oignon coupé par petits morceaux. Lorsque le beurre commence à devenir chaud vous jeterez les écrevisses pilées dedans avec sel et poivre, on les tourne jusqu'à qu'il soit d'un beau rouge. Vous prendrez huit bonnes chopines de lait qu'on jette dedans, on le laisse bouillir à petit feu, et après vous le passerez dans un linge : on prend une équelle, on y met trente-deux œufs qu'on bat bien ; après on remet son lait de nouveau sur le feu et quand il commence à devenir chaud, on y met les œufs battus, on remue jusqu'à ce que cela tourne et que cela bouillie et devient épais. On prend un nouveau linge, on le presse dedans pour lui donner de la forme et on le laisse dans la serviette, pour le laisser détremper ; on l'attache avec un ficelle pour que le lait puisse sortir.

» *La sauce.*—On prend un morceau de beurre frais avec de la farine et on prend le lait qui est sorti du foie pour délier et faire sauce entière, à la fin on prépare un jaune d'œuf et de la crème comme à l'ordinaire. Vous couperez le foi ou le laisserai entier. Vous le mettrez sur plat, versez la sauce autour et les queues par garniture. Servez chaud. » (Communication de M. A. Derlan, avocat à Schlestadt.)

La chair de l'écrevisse est lourde, succulente ; on la fait cuire avec de l'eau et du vinaigre, et l'on relève sa saveur avec du sel, du poivre, du laurier et des épices : on peut prendre du vin blanc au lieu de vinaigre ; les Polonais ajoutent à ces liquides des plantes aromatiques et assaisonnent le tout à la sauce blanche ; les écrevisses bordelaises ont le tort d'être trop poivrées. Elles sont alors aphrodisiaques.

Avant de la faire cuire, on enlève à l'écrevisse, en l'arrachant à l'extrémité de la queue, un long tube qui constitue l'estomac et qui, étant rempli d'aliments et de matières fécales, donne un mauvais goût à l'animal.

La chair de l'écrevisse est tellement estimée par certaines personnes qu'elle fait faire souvent des folies ainsi que le prouve cette histoire empruntée au monde pharmaceutique.

Un père trouva un soir son fils dans un de ces cabarets où l'on ne soupe pas à moins de cinquante francs par tête ; il en était aux écrevisses bordelaises ; le père le surprit, il lui en fit le reproche ; le jeune gommeux lui récita cette fable :

> Mère écrevisse un jour à sa fille disait :
> Comme tu vas, bon Dieu ! ne peux-tu marcher droit ?
> Et comme vous allez vous-même ! dit la fille,
> Puis-je autrement marcher que ne fait ma famille ?
> Veut-on que je marche droit quand on y va tortu ?

Le père se retira sans rien dire.

Les Japonais adorent les fêtes, aussi leur jour de l'an se passe-t-il, comme chez nous, en visites, en dîners, en cadeaux ; ces derniers sont des éventails, du riz, des gâteaux surmontés d'une écrevisse, qui, chez eux, est l'emblème de la fécondité parce que les pattes repoussent lorsqu'on les a arrachées.

Certaines personnes ont une immense aversion pour les écrevisses; leur vue les fait frissonner. Un iman de Turquie ordonna, un jour, à Khadjio de jeter dehors des écrevisses qu'il voyait pour la première fois, disant que le diable devait avoir cette forme.

Il fut un temps où l'on fabriquait des cuirasses dont les plaques étaient disposées comme celles des écrevisses et s'emboîtaient les unes dans les autres ; par dérision, on donna à ceux qui les portaient le nom de crustacé.

L'un des signes du zodiaque est désigné sous le nom de l'écrevisse.

Pendant la saison il se mange à Paris journellement 150 mille écrevisses, dont le prix moyen est de 10 à 15 centimes pièce; c'est donc à 22 500 fr. qu'il faut évaluer l'argent dépensé pour ce seul mets.

Homards et Langoustes.— Le homard et la langouste fournissent une chair moins délicate que celle de l'écrevisse, elle est également plus indigeste. Cependant ils sont recherchés et les gastronomes romains commettaient de véritables extravagances pour se procurer des langoustes de grandes dimensions.

Pour être agréable la chair doit être fraîche, autrement elle peut devenir toxique.

La pêche du homard, dans la mer du Nord, est une industrie des plus productives pour les habitants de l'île de Helgoland, qui trouvent à Hambourg un placement des plus avantageux de cet article. Les Norvégiens, qui pêchent aussi beaucoup de homards sur leurs côtes, les vendent en grande partie aux Anglais et aux Hollandais, qui se chargent ensuite de les conduire dans divers ports de mer, enfermés tout vivants dans des bateaux à double fond construits pour cet usage. Dans la plupart des ports où ils arrivent, on les cuit ou on les marine pour les envoyer dans l'intérieur du pays, à moins qu'on n'ait à sa disposition la facile et rapide voie de transport des chemins de fer. On a calculé que dans le nord de l'Europe seulement il ne se consomme pas moins de cinq millions de homards par an.

L'Amérique expédie également une quantité de conserves de homard. Ce produit est beaucoup moins agréable que le homard frais, avec lequel il ne peut même pas être comparé; il est également beaucoup plus indigeste et ne doit être mangé qu'avec la plus grande réserve.

On trouve la langouste dans les mers tropicales et même dans les mers tempérées. On la pêche dans la Méditerranée avec des nasses. Elle s'approche de nos côtes au printemps et s'en éloigne en hiver pour habiter le creux des rochers dans la haute mer.

La chair de ces crustacés est estimée, celle des femelles surtout, avant et après la ponte. Le homard et la langouste se mangent soit en salade avec des œufs et des truffes, soit à la sauce mayonnaise. On comprend que ces mets soient indigestes.

Crevettes. — La crevette est un hors-d'œuvre qui sert d'apéritif. Alors elle est simplement cuite à l'eau, mais on l'accommode de différentes façons.

En pâté, à ce qu'il paraît, les crevettes sont délicieuses et ont donné lieu à une spécialité fort estimée de Brillat-Savarin et de M. Stanislas Martin qui écrit à ce sujet : « Si Calais n'était pas connu par son port de mer, ses nombreuses fabriques de tulle et surtout par le siège qu'il eut à soutenir contre les Anglais, il mériterait de l'être pour ses pâtés. Honneur donc aux pâtissiers de cette ville, qui savent chaque jour attirer leurs voisins d'outre-Manche par l'attrait d'un si excellent produit. »

Malgré ces éloges, la crevette doit rester un simple hors-d'œuvre et ne point servir de plat de résistance, sa chair étant trop serrée et trop dense pour être bien mastiquée et digérée facilement.

Huîtres. — Les anciens aussi bien que les modernes ont regardé l'huître comme un mets exquis. Les amas d'huîtres ou mieux les monticules nommés kjökkenmödding qui bordent les côtes du Danemark et de la Norvège sont les débris de cuisine de l'homme primitif qui devait sans doute avoir un goût fort prononcé pour ce coquillage.

Les Grecs et les Romains faisaient très grand cas des huîtres. Celles des Dardanelles, de Venise, de la baie de Cumes, d'Angleterre avaient leur préférence, mais ils attachaient surtout un très grand prix à celles qui, amenées de ces différents lieux, étaient transportées dans de grands bateaux, *lacubus ligneis*, et déposées dans le lac Lucrin, où elles engraissaient beaucoup. Le premier Romain qui eut l'idée d'établir ainsi une sorte de parc fut Sergius Orata, à Baies, dans le temps de la guerre des Marses. Il paraît que les Romains préféraient celles qui ont les bords du manteau de couleur brun-foncé presque noir et qu'ils leur donnaient un nom particulier, celui de *Calliblephara*, mot qu'on suppose cependant corrompu; ce sont celles que vulgairement chez nous on nomme individus mâles, mais à tort, puisque les huîtres sont hermaphrodites. Les Romains, comme nous, mangeaient les huîtres crues et, à ce qu'il paraît, également cuites, avec des assaisonnements variés, dans lesquels entraient du poivre, des jaunes d'œuf, du vinaigre, de l'huile, du vin, etc.

L'huître chantée par Horace a eu son poète français, Albert Morel, à qui l'on doit ce sonnet :

> Je ne vois pas tes yeux, mais je vois ton sourire,
> Tout ton être respire un grand air de bonté.
> A te sentir si fraîche en ta calme beauté,
> Chauvette, ému, tressaille et Monselet soupire.
>
> Ta rondeur savoureuse aux poètes inspire
> Des rêves d'embonpoint et de satiété...
> L'abbé hâte pour toi son bénédicité.
> On peut te manger crue, ou bien te faire frire.
>
> La plupart des gourmets te gobent simplement;
> Pour d'autres, il vaut mieux te mâcher doucement.
> Beaucoup à t'épicer ressentent de la joie.
>
> Tout embaumée encor d'algue et de goëmons,
> Paris te sollicite et Cancale t'envoie.
> O toi qui fais aimer, ô toi que nous aimons.

L'huître est une des rares substances animales que nous mangeons le plus habituellement crues et sans apprêts culinaires : il est intéressant de savoir qu'il y a une raison physiologique plausible au fond de cette préférence.

La masse nacrée qui est la partie la plus délicate de l'huître, est le foie du mollusque, composé à peu de chose près de glycogène. Ce produit, qui n'est pas

en contact avec la chair de l'huître pendant la vie, constitue son ferment digestif,
la diastase hépatique. Le simple broiement du foie du mollusque entre les
dents met les deux substances en contact en sorte que l'huître est aussitôt
digérée sans autre secours que sa propre diastase. Aussi détruisant l'action du
ferment l'huître cuite devient plus lourde et se digère dès lors comme tous les
autres aliments.(*London medical et Union médicale du Canada*. Dr W.Roberts.)

Pour les propriétés alimentaires et thérapeutiques de l'huître, je ne puis
mieux faire que de reproduire l'article que donne à ce sujet M. Félix Bremond
dans l'*Hygiène pour tous* du 17 juillet :

Aujourd'hui, les huîtres ne forment guère, en France surtout, qu'un accessoire de l'alimentation. Pourtant la ville de Paris consomme annuellement à
elle seule une centaine de millions de ces animaux. Londres en absorbe cinq
fois autant; les villes de l'Amérique en dévorent plus encore. On trouve bien
chez nous, dit Brillat-Savarin, quelques bons vivants qui s'administrent comme
avant-garde de leur dîner douze douzaines de marennes ou d'ostendes; mais
ils sont rares les héros gastronomiques qui mangent, comme le maréchal Junot,
trois cents huîtres avant leur déjeûner. Généralement, les amateurs modernes
se contentent de quelques douzaines.

La chair de l'huître est saine, savoureuse, légère et analeptique. Elle convient parfaitement aux estomacs délicats et aux convalescents. Cloquet en con-
seillait l'usage dans certaines diarrhées chroniques et dans la jaunisse ; Adolphe
Pasquier l'a recommandée dans la dyspepsie; Sainte-Marie, dans les maladies
de poitrine; Favrot a cité des faits montrant qu'on peut nourrir avec des huîtres, pendant longtemps, des malades atteints de dégénérescence squirrheuse
du conduit alimentaire, qui ne permettrait à aucune nourriture de passer. Ainsi
serait justifié le nom de *nobilissimus cibus* donné par les Romains au coquillage
trop aimé de Vitellius.

Si, comme l'écrit Reveillé-Parise, l'huître est le premier degré de l'échelle
des plaisirs de la table réservés par la Providence pour les estomacs malades
ou convalescents, il ne devait pas rester beaucoup d'échelons à franchir à la
panse impériale de celui qui disait : « Un cadavre ennemi sent toujours bon. »
L'ancien compagnon de débauches de Néron, devenu son successeur au trône,
mangeait, en effet, jusqu'à douze cents huîtres tous les jours.

De cet exemple auguste, mais malpropre, une conclusion découle tout naturellement : les huîtres sont de facile digestion.

Cela n'est pas toujours vrai, cependant.

Autant l'estomac s'assimile avec facilité les principes salins, le phosphate de
fer, l'osmazome et les autres matières animales de l'huître crue, autant il se
montre paresseux et rebelle si l'huître a été cuite. Parmi les diverses préparations culinaires dans lesquelles la chair des acéphales d'Etretat, de Cancale ou
de Dieppe est soumise à l'action du feu, il n'en est qu'une dont nous permettons l'usage à nos clients : c'est le bouillon d'huîtres, qui rend quelques services
aux gens anémiques et surtout aux jeunes personnes chlorotiques; mais nous
proscrivons impitoyablement de la table de quiconque n'a pas une santé robuste,
les huîtres frites, la sauce aux huîtres et à la choucroute, et toutes les combinaisons du même genre écloses dans le cerveau des Vatels modernes.

Nous sommes de l'avis de Moquin-Tandon : « l'huître cuite est toujours indigeste. »

Quelques personnes arrosent les huîtres avec du jus de citron, d'autres les saupoudrent de poivre ; on trouve même des gens, en Bretagne, qui croient devoir assaisonner le précieux mollusque avec de l'ail. Toutes ces méthodes gastronomiques ne valent pas la méthode naturelle du singe. Détacher, comme lui, la chair de la coquille et l'avaler avec l'eau qu'elle contient, voilà la meilleure façon d'apprécier à sa juste valeur les qualités gustatives de la truffe de mer. Quant à ses propriétés nutritives, les condiments ajoutés ne les font guère varier.

Il est utile de prévenir cependant les amateurs d'huîtres épicées d'un danger qui s'attache à la trop grande absorption de mignonette. Ce poivre grossièrement concassé, que l'on sert intentionnellement avec les huîtres aux habitués des établissements bien tenus, est susceptible, si l'on en absorbe trop, de produire au col de la vessie une chaleur cuisante, fort désagréable, qui peut être le point de départ d'une véritable maladie.

Dans le cours de mai, juin, juillet et août, les huîtres sont généralement proscrites ; elles ont, pendant la durée de ces mois sans R, un goût désagréable que l'on n'est pas parvenu à expliquer parfaitement.

Autrefois on défendait de les exposer en vente à cette époque, aujourd'hui le commerce est libre à toutes saisons et les accidents ne sont pas plus nombreux. Quand l'huître sort de la mer, elle sent généralement la vase, elle est plus ou moins dure et d'assez mauvais goût, elle n'acquiert ses qualités que dans des parcs privés de vase et l'eau toujours salée doit être souvent renouvelée.

Les huîtres sont malsaines l'été, disent les uns, parce que c'est l'époque de la ponte ; elles ne sont pas propres à l'alimentation, disent les autres, à cause de l'introduction dans les valves de l'animal d'un petit crabe appelé *pinnothère* ; quelques-uns invoquent une influence lunaire. Ferrand semble être le plus près de la vérité quand il attribue la mauvaise qualité des huîtres de la saison chaude à l'infiltration, dans leur chair, du frai, réellement toxique, des *astéries* ou étoiles de mer.

Si l'été, les huîtres ont un goût désagréable et si leur ingestion, à cette époque, est parfois suivie d'accidents, nous devons ajouter que, pendant l'hiver, les ostréophages ne sont pas à l'abri de certaines indispositions dues à l'absorption de leur mets favori. Nous connaissons une jeune dame qui raffole des huîtres et qui ne peut en manger en quelque saison que ce soit, sans éprouver sur tout le corps une démangeaison insupportable. Une autre cliente est prise de coliques toutes les fois qu'elle avale deux ou trois ostendes.

Tous ces symptômes d'empoisonnements, sur lesquels nous reviendrons dans l'article consacré aux *moules*, ne doivent point faire trembler.

Quelques tasses de thé et un peu de citrate de magnésie triomphent aisément, en effet, d'une maladie que n'a pas diminué d'une unité le nombre des mangeurs d'huîtres.

Il y a une trentaine d'années, pourtant, les habitants du Havre jurèrent de ne plus se laisser tenter. Un grand nombre de personnes avaient été très malades pour avoir mangé des huîtres ayant séjourné dans un parc des fossés de la citadelle, situé non loin d'une bouche d'égout ; il fut décidé qu'on renoncerait à ces animaux infects. Serment d'ivrogne. Un mois après, on mangeait plus d'huîtres que jamais. Les habitants du Havre avaient renoncé à celles de leur parc, mais ils en demandaient d'autres à tous les voisins du littoral de la Manche[1].

Moules. — Les moules constituent un aliment moins recherché que l'huître.

On les mange crues ou cuites à la fin de l'automne et pendant l'hiver, de septembre à février. La chair jaunâtre et nacrée des moules est assez savoureuse, mais dans tous les cas elle est indigeste.

Les anciens les connaissaient et les mangeaient comme nous ; de l'aveu de tous les naturalistes et commentateurs l'identité de la moule et du mus d'Aristote est certaine.

Bien que les médecins des siècles précédents lui aient attribué des propriétés évacuantes, relâchantes, anti-bilieuses, il faut se méfier des moules qui bien souvent produisent des accidents toxiques plus ou moins bien expliqués. Tantôt on constate, quelques heures après le déjeuner, la présence sur la peau d'une quantité innombrable d'élevures mamelonnées, s'accompagnant d'un prurit insupportable. Tantôt on observe d'horribles coliques, des maux de cœur, de la fièvre, des vomissements et même des syncopes.

Escargots. — Bien que la chair de l'escargot soit fade, peu nutritive et indigeste, on l'a toujours considéré comme un aliment. Chez les Romains il brillait sur les tables les mieux servies ; Varron nous apprend que les gastronomes engraissaient de son temps des escargots avec du blé et quelquefois du lin dans des enceintes de maçonnerie construites spécialement pour cet usage. Pline rapporte dans son *Histoire naturelle* que le prix de ces animaux devint très élevé à certain moment. D'après Dioscoride, les espèces les plus estimées étaient celles des îles de Sardaigne, de Sicile et de Chio.

On préfère l'escargot d'hiver alors qu'il est enfermé dans sa coquille ; dès qu'il rampe il conserve la saveur et le parfum des plantes qu'il a absorbées quelquefois même il leur prend des propriétés toxiques.

On signale plusieurs cas de morts produites par l'absorption d'escargots qui s'étaient nourris de feuilles de belladone.

L'escargot avalé cru est réputé excellent dans les affections du poumon.

Anciennement tous les monastères d'Alsace et quelques châteaux avaient leur escargotière, espèce de réservoir où l'on nourrissait avec soin l'hélice vigneronne. La tradition rapporte que les escargotières des capucins de Weinbach et de Colmar jouissaient d'une certaine renommée et que les amateurs laïques avaient la faculté de s'y approvisionner en payant. Les chartreux de Metz avaient fait venir de Grenoble l'hélice chagrine qui s'est acclimatée dans leur couvent. Depuis, cette espèce s'est répandue dans le jardin botanique de la ville, où elle se propage encore aujourd'hui.

Nancy a conservé l'antique réputation des escargots de Lorraine et d'Alsace.

Grenouilles. — Enfin je terminerai ce chapitre en disant seulement un mot des grenouilles, dont la chair d'une digestion facile est recommandée aux convalescents. Elle fournit également un bouillon destiné aux malades.

Ces batraciens ne sont pas encore acceptés comme aliment par tous les

1. *Monde pharmaceutique.*

peuples; les Anglais les estiment peu, et au XIII° siècle, ils étaient regardés comme des animaux immondes. En 1280, dit un dominicain dans les annales de cet ordre, on commença à manger des grenouilles, aliment considéré comme abominable chez nous jusqu'à cette époque.

Les couleuvres, les sauterelles, les tortues et surtout leurs œufs servent également à l'alimentation dans différentes parties du monde.

Telle est l'histoire des principaux aliments tirés du règne animal. Il reste à faire connaître les caractères de leur chair lorsqu'elle est saine ou altérée, en s'attachant surtout à la viande de boucherie.

CHAPITRE VII

Il est avantageux pour tout le monde de savoir à quels signes on reconnaîtra la viande saine; mais cela devient surtout très important pour ceux qui peuvent être appelés comme experts à se prononcer sur ce sujet. C'est pourquoi j'ai prié mes collègues de la Société de pharmacie de Meurthe-Moselle de permettre que je traite devant eux cette question, à notre réunion du 27 octobre 1880. La note lue est celle qui compose ce chapitre.

Le pharmacien peut être appelé à émettre un avis sur les qualités de certaines viandes suspectes. Quelquefois un simple coup d'œil suffit pour se prononcer, mais souvent cet examen est plus délicat; alors on est heureux de trouver un guide qui vous renseigne. Ayant éprouvé ces difficultés, lorsque j'étais chargé, comme pharmacien militaire, de recevoir la viande destinée aux malades, je demande à la Société la permission de résumer les observations que j'ai pu faire et les notes que j'ai recueillies dans mes lectures, surtout dans le savant rapport présenté par MM. Bouley et Nocard au Congrès d'hygiène[1].

C'est dans ce travail, écrit de main de maître, que je vais tout d'abord chercher quelques caractères de la viande saine.

« La viande de bonne qualité doit être ferme au toucher; mais il faut être prévenu des conditions qui peuvent faire varier sa consistance : le froid sec l'augmente, l'humidité la diminue; la viande est plus molle le jour que le lendemain de l'abatage, tandis qu'après la cuisson, c'est le contraire qui se produit, la viande tuée la veille est beaucoup plus tendre à la dent.

» La viande de bonne qualité se coupe facilement et sur la surface de section se dessine une véritable mosaïque formée d'une infinité de polygones irréguliers dont chacun répond à la coupe d'un faisceau musculaire et dont les dimensions, variables suivant l'espèce, constituent le grain de la viande.

» D'une manière générale, la viande a d'autant plus de qualité que le grain

---

1. Le *Journal d'hygiène* de M. le docteur de Pietra Santa et celui de l'*Industrie laitière* de M. Delalonde ont été souvent consultés.

est plus fin et plus serré ; toutefois, il faut savoir que le grain varie avec l'âge et avec le sexe du sujet ; il est plus fin chez l'animal jeune, plus fin aussi chez les femelles, toutes choses égales d'ailleurs ; il varie surtout avec la région qu'occupe la viande sur l'animal vivant.

» Le jus de la bonne viande est de couleur rouge vif, sa réaction doit être légèrement acide ; le jus pâle, alcalin, indique que la viande provient d'un animal maigre, épuisé, malade.

» L'odeur de la bonne viande doit être douce et fraîche.

» La coupe de la viande permet encore de voir si la coloration est uniforme, si la viande ne renferme pas d'ecchymoses, d'infiltrations sanguines ou séreuses, elle permet surtout de se rendre compte de la répartition de la graisse. Celle-ci s'accumule dans certains points déterminés, mais elle s'infiltre un peu partout ; c'est du degré et de la forme de cette infiltration graisseuse que dépend en grande partie la qualité de la viande ; chez le bœuf engraissé à point, la coupe transversale d'un muscle présente sur un fond uniformément rouge vif une arborisation blanche, très touffue, un véritable réseau à mailles très serrées et très délicates, constituant ce qu'en terme de boucherie on appelle *le marbré* ou *le persillé*.

» Le persillé n'est bien visible que dans la viande de bœufs de sept à huit ans, castrés jeunes, bien engraissés, et dans celle de vaches jeunes, engraissées à point et n'ayant pas été épuisées par une lactation prolongée. Il manque dans les viandes de mouton et de tous les jeunes animaux.

» Chez le porc, il y a un certain degré d'infiltration graisseuse, mais bien moins accusé que chez le bœuf et constituant plutôt le marbré que le persillé.

» L'importance de l'infiltration graisseuse de la viande est considérable au point de vue de ses propriétés alimentaires : non seulement la viande grasse est plus tendre et plus savoureuse, mais surtout elle renferme une proportion bien plus élevée de principes nutritifs : tandis que la viande de bœuf gras ne renferme que 39 à 40 pour 100 d'eau, la viande maigre en contient jusqu'à 60 pour 100.

» La graisse doit être blanche et ferme.

» Elle doit être épaisse autour des reins (rognons).

» La moelle des os doit être ferme, solide, blanche, ou jaune beurre frais, très légèrement rosée ; la moelle des os courts est rosée et se fige très rapidement. » (Congrès international d'hygiène, séance du lundi 5 avril 1878.)

M. Mauchère, vétérinaire à Reims, avait déjà indiqué les moyens de reconnaître la viande saine. Voici quelques caractères qui compléteront les précédents : « Les chairs doivent être dans leur ensemble d'une coloration vive et vermeille. Le simple toucher doit donner une sensation de fermeté unie à une légère souplesse ou élasticité. La pression doit faire ressortir un caractère de densité, une sorte de résistance de traction, aucun suintement de suc musculaire ne doit se produire et faire éprouver à la main une impression de froid, d'onctuosité et d'humidité. La palpation des *couvertures* doit être sonore ; celle des viandes séparées des quartiers doit être rude. Lorsque la viande, au lieu d'être ferme, serrée, sèche et résistante, est décolorée, collante à la main, légère et comme spongieuse ; lorsqu'elle s'écrase facilement en laissant suinter une sérosité visqueuse, on dit alors qu'elle est *pissante*; elle devient impropre à la consommation.

La graisse qui accompagne la chair musculaire doit être ferme, sans diffluence, sèche, crépitante à sa surface et sonore dans les régions où elle s'accumule en plus grande quantité. La fluidité, l'aspect glaireux de la graisse sont des conditions qui doivent faire refuser la viande. Dans ce cas, les régions où existent les dépôts adipeux sont occupées par des amas fluides, visqueux, de teinte synoviale. Le toucher perçoit la sensation d'une tumeur froide, collante; le tissu cellulo-adipeux qui en est gonflé laisse suinter une sorte de sérosité semi fluide; l'action d'un froid intense ne communique pas de rigidité ou de solidité à ces tissus. »

Dans les instructions données par le formulaire des hôpitaux militaires, on remarque quelques indications qui ne se trouvent pas dans les travaux précédents.

La manière la plus sûre d'apprécier la qualité de la viande, est-il dit, est l'inspection sur pied qui permet de juger l'âge, l'état de la santé, le poids, l'embonpoint de l'animal.

A défaut de ce moyen qui n'est pas entré dans la pratique du service hospitalier de l'armée, il faut exercer sur la fourniture un contrôle d'autant plus sévère que les artifices mis en jeu pour dissimuler la mauvaise qualité de la viande sont nombreux et souvent difficiles à saisir.

Le soufflage doit être prohibé, parce que l'air injecté dans les espaces intercellulaires et jusque dans la trame des organes sert à tromper l'œil du consommateur, à favoriser l'évaporation et à hâter la décomposition des tissus.

Les plèvres et le péritoine doivent être intacts. Si ces membranes ont été enlevées ou grattées, il y a lieu de croire à une maladie dont on a voulu faire disparaître les traces.

En général il faut tenir compte de la température, de l'état hygrométrique, des courants d'air, du temps écoulé depuis l'abatage, du mode de dépeçage, etc. Par exemple, le froid et surtout la gelée raffermissent la chair des animaux anémiques ou hydrohémiques, ou des moutons affectés de cachexie, chair qui, à la température ordinaire, est pâle, flasque, humide et gorgée de sérum. L'aspect et la consistance de la graisse varient également avec la température.

Cuite dans l'eau, la chair des animaux cachectiques, bœuf, vache, veau ou mouton, donne un bouillon fade et blanchâtre. Après la cuisson, elle est flasque, gluante, coriace et complètement dépourvue de suc et de goût. Grillée ou rôtie, elle se racornit, devient filandreuse et peu savoureuse. »

Ces caractères permettent d'apprécier les qualités de la viande et d'établir plusieurs catégories.

Les bouchers reconnaissent trois qualités de viande suivant la partie de l'animal d'où elle provient.

Dans la première catégorie sont rangés les muscles des régions fessières, ischio-tibiales, sus et sous-lombaires, etc., etc., sous les noms de culotte, tranche, tranche grasse, gîte-à-la-noix, aloyau, filet. Ce sont les muscles les plus épais, les mieux infiltrés de graisse, les plus pauvres en intersections tendineuses; ils représentent environ 30 pour 100 du poids net de l'animal.

La *deuxième catégorie* comprend les muscles de l'épaule, de la région costale, c'est-à-dire le paletot, le talon de collier, le train de côte, la bavette d'aloyau ; elle représente à peu près 25 pour 100 du poids net.

Dans la *troisième catégorie* sont rangés les muscles du cou et de la tête, les muscles abdominaux, la partie inférieure des membres et la queue, sous le nom de collier, plat de joues ou de côtes, gîte de devant ou de derrière, constituant 40 pour 100 du poids net.

L'état pathologique de l'animal fait également varier les qualités de la viande ; aussi MM. Bouley et Nocard voudraient-ils voir établir trois autres divisions.

1° Les viandes saines, de bonnes qualités, en bon état de graisse ; ces viandes sont propres à l'étal et peuvent être mises en vente dans toutes les boucheries.

2° Les viandes insalubres par leurs qualités virulentes, ou par les altérations diverses qu'elles ont subies ; ces viandes ne peuvent sous aucun prétexte servir à l'alimentation ; elles doivent être dénaturées, livrées à l'équarrissage ou à l'industrie.

3° Enfin toutes les viandes qui, incapables de nuire à la santé du consommateur, n'ont cependant pas les qualités requises pour l'étal. Dans cette catégorie se rangent les viandes des bêtes maigres, les viandes de veau trop jeune, celles qui proviennent d'animaux abattus pour cause de maladies et d'accidents graves.

Ces dernières viandes sont mises en vente chez un grand nombre de bouchers, parmi lesquels il s'en trouve qui, séduits par l'appât d'un bénéfice illicite, mais considérable, les mêlent aux viandes de première qualité et les offrent aux clients sans distinction de prix, sans renseignements spéciaux.

La vente de ces viandes ne devrait être autorisée que dans des étaux spéciaux portant en gros caractères cette enseigne : *Viandes de basse boucherie*.

Ainsi les viandes ne seraient vendues qu'à leur juste valeur.

Il est bien entendu que l'étal de basse boucherie devrait être formellement interdit aux hôteliers, restaurateurs, maîtres de pensions, etc., etc.

Ces établissements existent déjà en Allemagne sous le nom de *Freibank* (étal libre) ; ils y ont donné de si bons résultats, qu'en Belgique un certain nombre de grandes villes réclament en ce moment l'institution d'étaux analogues.

M. le docteur Delaunay a combattu, au congrès d'hygiène, cette classification de la viande.

Pour lui, la viande grasse n'est pas la meilleure. « Les anatomistes anglais, dit-il, ont démontré que les viandes grasses, celles qui remportent les premiers prix dans les concours de boucherie, sont des viandes malades, appartenant à des animaux dont les muscles sont infiltrés de graisse et ont subi une dégénérescence graisseuse. Il est permis de dire que ces viandes ne vaudront jamais, non seulement la viande maigre, celle des animaux sauvages, du gibier, mais même au point de vue de la richesse alimentaire, la viande de cheval.

La classification de la viande en première, seconde catégorie, etc., etc., telle qu'elle est faite dans le rapport, est empruntée aux bouchers et n'est point fondée au point de vue chimique. Je dois rappeler à ce sujet les travaux d'un chimiste français, M. de Mène, qui, il y a quelques années, a présenté à l'Académie des sciences un travail très intéressant dans lequel il a donné le résultat de l'analyse de tous les morceaux de viande vendus aux Halles de Paris. Voici la classification que donne M. de Mène des différents morceaux de bœuf rangés d'après leur richesse en principes azotés :

Faux gîte, tranche, gîte-à-la-noix, cœur, faux filet, cuisse, gîte, épaule, cou, collier, poitrine, joue, culotte, filet, entre-côte, mou, paleron, aloyau, foie, rognon, surlonge, côte longe, langue, queue, cervelle, moelle.

Ainsi nous voyons que presque tous les morceaux les plus chers, comme le filet, l'aloyau, etc., sont presque au dernier rang de cette cassification, tandis que les morceaux de dernière catégorie sont plus riches en principes azotés. Le fameux filet que l'on donne comme l'un des premiers morceaux, ne vient que le quatorzième, tandis que le cœur est en quatrième ligne. Voilà pour la richesse en principes azotés.

Voici maintenant la classification suivant la richesse en principes hydrocarbonés, ou plutôt suivant la quantité de calories résultant de la combustion de ces principes : moelle, épaule, aloyau, côte longe, langue, queue, cœur, rognon, cuisse, surlonge, gîte-filet, cou-collier, entre-côtes, poitrine, foie, gîte-à-la-noix, faux-filet, paleron, mou, tranche, culotte, faux gîte, joue, cervelle. »

M. Delaunay ne me semble pas avoir envisagé la question à son juste point de vue. Sans aucun doute, un animal atteint de dégénérescence graisseuse ne donne pas de la bonne viande, de la viande nutritive. Mais il y a une distance énorme entre cet état pathologique et celui d'un animal sainement engraissé. Il est possible que dans les concours il y ait eu exagération sous ce rapport, peut-être a-t-on couronné des animaux repoussants par leur énormité et par la graisse qui les gonfle. J'avoue que les porcs monstrueux dont le ventre touche terre n'ont rien de bien appétissant. Mais d'un autre côté, tout le monde conviendra que la viande du bœuf finement persillée par la graisse donne des morceaux plus tendres et plus savoureux que celle d'une vache maigre, dont le tissu filandreux résiste à la mastication.

Quant à la classification de M. de Mène, elle peut être très rigoureuse au point de vue chimique, mais il faut convenir que celle donnée par la pratique lui est bien supérieure. Je suis persuadé qu'à la table des partisans de la classification de Mène on voit plus souvent un morceau de filet que de gîte-à-la-noix ou du cœur. Il ne suffit pas qu'un aliment renferme de l'azote, il faut avant tout qu'il se digère et qu'il s'assimile. L'azote, mais on l'aspire à pleins poumons avec l'air, et certes tout le monde reconnaîtra que *vivre de l'air du temps* est peu substantiel. L'azote! mais on le retrouve dans la gélatine; cependant un plat de colle forte est peu reconstituant.

Un *bifteck*, une tranche de filet cuit à point, est tendre et d'une digestion facile. Mais vient-on à le remplacer par un morceau de gîte-à-la-noix ou de faux filet, les personnes les plus accommodantes trouveront une singulière différence; cette dernière viande est dure et ressemble fort à du cuir. Pour permettre aux dents de la mastiquer et à l'estomac de la digérer on est obligé, avant de la cuire, de la battre longtemps avec un marteau ou le plat d'un couperet, et cependant la méprise n'est pas possible.

Dès lors, pourquoi ne pas classer le filet dans une première catégorie et le faux filet dans une seconde?

Les femmes de ménage accepteront sans conteste la classification de M. Bouley et refuseront celle de M. de Mène.

Quant à la quantité de graisse nécessaire à une bonne viande, il n'en faut ni trop ni pas assez.

Les bouchers estiment en général, qu'un bon bœuf, un bœuf gras mais non poussé au dernier degré de l'engraissement, donne de 25 à 30 kilogrammes tant en suif de rognon qu'en suif de tripes et autant en suif de degras, c'est-à-dire graisse extraite de la viande au moment de la vente, ce qui donne un total de 50 à 60 kilogrammes de suif qui subit au bout de quatre ou cinq jours un déchet de 12 à 14 0/0 environ.

Le commerce de la boucherie adopte plusieurs expressions particulières pour désigner les différents degrés d'engraissement auxquels parviennent les animaux.

Un bœuf *en bon chair, en état*, est celui qui sans être maigre a encore beaucoup à gagner pour être gras.

On le dit, *demi-gras ou fleuri, gras ou fin gras*, suivant son degré d'engraissement.

Par opposition à l'animal plus ou moins gras, on peut citer le sujet *dépris, maigre, étique, n'ayant que la peau sur les os*, pour désigner une maigreur plus ou moins prononcée.

Le rendement en viande n'est pas le même pour toutes les saisons; ainsi les bouchers savent fort bien que depuis le mois de mai jusqu'à la fin de septembre, le bœuf engraissé aux pâturages ne rend pas ce que son *état* semble promettre; il est plus léger que celui conduit au marché dans le courant ou à la sortie de l'hiver.

On est dans l'habitude d'établir les rendements de la manière suivante :

	Poids net.	Poids du suif.
Bœuf en chair.......................	50 à 50 0/0	4 à 5 0/0
Bœuf demi-gras......................	50 à 60	5 à 8
Bœuf gras	60 à 65	6 à 10
Bœuf fin gras.......................	65 à 70	10 à 12

Toutes les races ne donnent pas le même rendement.

La race nivernaise donne comme rendement	66 0/0	du poids vif.
— limousine	64	—
— choletaise	62	—
— comtoise	61	—
— salers	58	—
— marcelle	57	—
— normande	56	—

Enfin, sous le rapport de la graisse il convient de distinguer la graisse extérieure de la graisse qui enveloppe les organes.

D'une manière générale, la graisse *de couverture* dénote de la qualité, mais elle ne doit jamais avoir plus de 1 à 2 centimètres d'épaisseur. Un excès est plutôt préjudiciable qu'utile, au point de vue des intérêts du boucher et de ceux du consommateur. A la graisse extérieure correspond une quantité égale de graisse intérieure, dans l'épaisseur des muscles. Alors, quand il y a excès, la viande est molle, souvent huileuse et sans goût; elle fond dans le bouillon, ce qui nuit au consommateur. Quant au boucher il est obligé de jeter comme déchet une quantité considérable de graisse.

Pour être bonne la couverture doit également présenter certains caractères; il faut qu'elle soit blanche ou jaune beurre frais et ferme après refroidissement.

Toutefois il importe de tenir compte de la race de l'animal. Les bœufs de Salers ont une graisse blanche et ferme, tandis que celle des petites vaches bretonnes ou hollandaises est jaune.

Les bœufs venus trop rapidement, ceux préparés au point de vue des concours de boucherie, ont trop souvent la couverture jaune, huileuse et sans consistance. Enfin la viande de taureau, surtout de celui qui a fait saillie, n'a jamais de croûte de couverture.

En résumé, quand dans un morceau de viande on constate l'absence complète de couverture, cela tient : « ou bien à ce que cette viande a été prise dans une région profonde, ce que dénote facilement la coupe, ou bien elle provient d'un taureau, ou d'un animal dont la maigreur ou le peu de qualité s'accuse encore par l'absence de marbré et par l'adhérence intime de l'aponévrose qui recouvre immédiatement le tissu musculaire. » (Baillet.)

L'engraissement a une influence bien marquée sur la composition chimique de la viande, qui est à peu près invariable dans toutes les parties du corps chez les animaux maigres, qui varie au contraire avec les morceaux chez les animaux bien engraissés. Cela ressort des analyses faites à Chemnitz par M. Siegert :

	BŒUF MAIGRE			BŒUF GRAS		
	Collier.	Filet.	Côte à la noix.	Collier.	Filet.	Côte à la noix.
Eau..................	74.4	77.4	76.5	73.5	63.4	50.5
Matière fine..............	22.5	22.6	23.5	26.5	36.5	49.5
Graisse..............	0.9	1.1	1.3	5.8	16.7	34.0
Substance musculaire.....	20.4	20.3	21 0	19.5	18.8	14.5
Cendres..............	1.20	1.2	1.2	1.2	1.1	1.0

Il y a plus, la substance musculaire a perdu une partie de ses propriétés nutritives chez les animaux maigres, ce que M. Colin explique ainsi : « Chimiquement les muscles sont très altérés, il n'y a plus de graisse, plus de sucs dans les interstices de leurs fibres, et sans doute les matières extractives, l'osmazome ne s'y trouvent plus dans les proportions normales. » (*Physiologie* de G. Colin.)

Enfin, il est une dernière considération qui doit nous faire préférer la viande médiocrement grasse qui a bel aspect. Cette raison nous est donnée par Brillat-Savarin. On devient gourmand de viande, dit-il, lorsqu'on a éprouvé plusieurs fois les effets agréables que déterminent la vue et l'usage d'une belle et bonne viande.

Nous venons de donner les caractères d'une bonne viande, il reste à énumérer toutes les causes qui peuvent modifier ses qualités.

Caractères de la viande suivant l'espèce animale. — Tout d'abord il convient de dire que les viandes des différents animaux ne présentent pas les mêmes qualités et les mêmes caractères. Ainsi on peut les diviser en trois groupes :

1° La grosse viande ou viande de boucherie, comprenant celle du bœuf, du cheval, du mouton ;

2° La viande blanche dans laquelle on range celles de veau et de porc qui servent plutôt d'intermédiaire entre les deux classes : la chair de volaille constitue particulièrement la viande blanche ;

3° La viande noire, qui comprend à peu près tout le gibier, lièvre, bécasse, sanglier.

Caractères distinctifs des viandes de bœuf, de vache et de taureau. — Dans les mêmes conditions d'âge et d'embonpoint, le bœuf se distingue de la vache par une côte moins courbe et plus large et par une excavation plus prononcée du bord postérieur de chaque côte à la face interne. Le bassin est beaucoup plus étroit ; les os du pubis sont plus forts, plus durs, mieux soudés ; la pointe de culotte, c'est-à-dire la partie qui correspond à l'ischion, est plus allongée. Chez la vache, on retrouve toujours, sur les parties correspondantes, la trace de ligaments suspenseurs des mamelles.

Le taureau se distingue du bœuf et de la vache par la rotondité des régions musculaires des quartiers antérieurs et postérieurs. La base de l'encolure (collier) est, chez lui, plus volumineuse, plus courte, plus cylindrique. La chair du taureau et du bœuf taurassin (taureau châtré depuis un ou deux mois) est plus rouge, plus dure, d'un grain plus gros, jamais ou très rarement marbrée, d'une odeur forte, caractéristique, rappelant celle du sperme, facile à percevoir, surtout dans les muscles profonds de la cuisse.

Chez le bœuf, le fourreau et les parties environnantes sont garnis d'un plus grande quantité de graisse. Les organes génitaux sont moins développés ; mais comme ces organes sont toujours enlevés par le dépeçage, il est impossible de retirer de leur examen aucune indication utile.

Le taureau de quatre à cinq ans, ayant sailli, coupé à cette limite d'âge et engraissé, perd peu à peu ses caractères propres et sa chair prend insensiblement, au bout de quinze à dix-huit mois environ, les qualités de celle du bœuf. Il sera donc plus ou moins facile, suivant l'époque de l'abatage, de distinguer l'origine d'une viande qui proviendrait d'un animal ainsi traité.

Influence du sexe. — Généralement on croit volontiers que la viande de vache vaut beaucoup moins que la viande de bœuf. Souvent c'est le contraire qui a lieu. Ainsi, M. Sanson, en 1862, rendant compte du concours de Poissy, disait : « La partie la plus uniformément belle de l'exposition était celle des vaches, d'une finesse et d'un engraissement parfaits. Cette première épreuve a montré qu'en réalité les vaches sont supérieures aux bœufs au point de vue de la boucherie. »

Suivant M. Bouillet une vache de cinq à huit ans, pleine de trois à sept mois, bien nourrie, bien soignée, s'engraisse généralement très bien et donne de la viande de qualité égale, si ce n'est supérieure à celle de la viande de bœuf. Chacun sait que l'état de gestation, en annihilant chez la vache tout instinct génésique, favorise l'engraissement; je dirai même, contrairement, à ce qui est généralement admis, qu'un état de gestation de huit mois et plus peut encore concorder avec un état de graisse remarquablement beau, comme quantité et comme qualité; j'ai constaté ce fait en maintes circonstances, et je crois que si l'abatage des vaches avancées en gestation doit être interdit, c'est plutôt parce qu'il cause la destruction de produits prêts à naître et qui fussent entrés plus tard dans la consommation, que parce qu'il favorise l'usage de viandes ayant perdu complètement leurs qualités nutritives C'est encore en tenant compte des bons effets produits sur l'engraissement par l'annihilation de l'orgasme génésique que l'on a conseillé et pratiqué avec succès l'opération de la castration des vaches.

Les taureaux castrés tardivement ne valent jamais le véritable bœuf qui a été privé jeune de ses organes reproducteurs.

La viande du verrat est toujours dure, coriace et d'un goût détestable; mais les attributs du sexe étant d'ordinaire enlevés de bonne heure, on fait généralement peu de différence entre la qualité de la viande du mâle et de celle de la femelle; toutefois les vrais appréciateurs font une différence en faveur de la viande de la truie n'ayant jamais porté.

Viande de veau. — Le bon veau se reconnaît à la blancheur en quelque sorte nacrée et à la densité de sa chair, qui est à la fois ferme et élastique; à l'aspect mat de sa graisse, qui tranche un peu sur celui des muscles, et à l'apparence de sa moelle, qui est consistante, avec un reflet légèrement rosé.

Viande de mouton. — Comme le bon bœuf, le mouton de première qualité doit être recouvert d'une couche de graisse variable en épaisseur sur ses deux faces. Cette graisse, surtout celle des rognons et de la surface interne, doit être blanche. La chair est dense et d'un rouge foncé, le grain en est fin, serré, marbré; elle ne laisse pas écouler de sérum par incision.

Viande de porc. — Pour être de bonne qualité, la viande et le lard de porc doivent provenir d'animaux âgés de plus d'un an. Les meilleurs jambons sont fournis par des sujets âgés de quinze à vingt mois et bien nourris. La viande de première qualité est d'une belle nuance claire, d'un grain fin, bien marbré, adhérente aux os, tendre, savoureuse, riche en jus et d'une odeur agréable. (Formulaire des hôpitaux militaires.)

Viande de cheval. — Depuis une dizaine d'années, la viande de cheval est entrée dans la consommation. M. E. Decroix, vétérinaire principal de l'armée, a entrepris une campagne énergique en sa faveur, et dans une conférence intéressante faite au Trocadéro pendant l'Exposition, il en a donné les caractères que je vais résumer.

Ceux qui ont de la répugnance pour la viande de cheval lui reprochent d'être trop rouge, quelques-uns disent même noire.

Mais c'est justement ce qui prouve la bonne qualité nutritive. La viande de poulain est comme la viande de veau, de couleur pâle, tendre, agréable, peu nourrissante; celle du cheval adulte, qui a peu travaillé, ressemble à celle du bœuf adulte dans les mêmes conditions; celle du vieux bœuf de travail, qui a mangé du foin et de l'avoine, précisément parce qu'il a travaillé, est plus foncée en couleur, plus résistante, moins agréable au goût, mais saine et plus nourrissante que celle des jeunes bœufs.

Quant au cheval, comme généralement on ne l'envoie à l'abattoir qu'à un âge avancé, lorsqu'il a longtemps travaillé, la couleur de sa chair est ordinairement un peu plus foncée que celle du bœuf; mais, je le répète, c'est précisément une qualité, car cela démontre une viande faite naturellement, sans engraissement artificiel et avec de bons aliments, foin, paille et avoine.

On avait parlé d'élever des chevaux pour la consommation; ce serait un tort, le bœuf, à ce point de vue, est préférable; il a l'appareil digestif mieux disposé que celui du cheval pour s'approprier les substances alibiles du fourrage. Toutefois, un poulain, destiné à faire un mauvais cheval, peut être vendu avec avantage comme poulain de lait.

Viande de chien. — Chaque année un nombre considérable de chiens vagabonds sont tués par la police. L'année dernière il y en a eu plus de 14 000, et journellement on en abat plus de 50. Suivant M. Decroix, on pourrait en utiliser la viande et la donner aux pauvres, qui ne reçoivent de la charité publique pas plus de 1 à 2 kilogrammes de viande par an. M. Bouley, lui, regarde cette viande comme mauvaise. Toutes les personnes, dit-il, qui ont mangé du chien l'ont déclaré détestable; l'odeur que dégage cet animal, cru ou cuit, est insupportable. M. Decroix se montre moins difficile; il a fait de nombreuses expériences en Algérie, et il déclare qu'on mange le chien sans aucun dégoût lorsqu'il est accommodé en haricot de mouton, c'est-à-dire avec des pommes de terre, des oignons et des carottes.

Pour terminer ce chapitre, je dirai que M. Zündel, vétérinaire fort distingué de Strasbourg, a indiqué un procédé pour reconnaître l'animal dont provient le morceau de viande à examiner.

« Il faut, suivant lui, hacher la viande, la mettre dans une éprouvette et verser dessus de l'acide sulfurique concentré; en agitant avec une baguette de verre, on perçoit une odeur rappelant celle qu'exhale l'animal dont elle provient : pour la vache, c'est l'odeur d'étable; pour le cheval, l'odeur d'écurie; l'odeur du porc et celle du mouton sont un peu moins caractérisées; ce procédé n'est pas d'une certitude absolue, mais il peut donner d'utiles renseignements en cas de contestation sur la nature d'un morceau quelconque de viande. »

Influence de la race et du lieu d'origine. — Après des expériences comparatives, on a reconnu que le bœuf de la race Salers donnait le meilleur bouillon et qu'il l'emportait sur les autres, en raison de la grande quantité d'osmazome que renferme la viande. Cependant l'Auvergne expédie souvent des veaux appartenant à la race de Salers, qui sont peu estimés.

Les bouchers de Paris recherchent les produits provenant du taureau manceau ou de la vache normande.

Les départements du Loiret, de l'Eure, d'Eure-et-Loir, de Seine-et-Marne, de l'Oise, du Calvados, concurremment avec l'Aube, fournissent au commerce de la boucherie d'excellents veaux présentant, soit les caractères des normands soit ceux des manceaux.

La France n'est pas seule à alimenter les marchés de Paris. L'importation étrangère est considérable. M. de Felcourt estime peu ces produits étrangers; cependant les éleveurs américains, avec cette habileté et cette hardiesse qui leur sont particulières, se livrent maintenant à un nouveau genre d'engraissement, spécialement appliqué aux animaux destinés à l'exportation. Dans l'Illinois, par exemple, voici la méthode actuellement employée pour donner de l'*état* au bétail. On sème d'énormes étendues de maïs, qu'on partage ensuite en parcs; on y met d'abord des bœufs; puis quand ils ont pris de la graisse, on les remplace par des porcs, et enfin par des dindons. Tout ce bétail est dirigé vers le port d'embarquement.

Cette question a été débattue au congrès international d'agriculture, et M. de Felcourt, rapporteur, a laissé voir son peu de goût pour les viandes importées.

Les représentants étrangers ont tous protesté, affirmant les bonnes qualités de leurs produits. M. Perrault, représentant du Canada, fit observer que son pays renferme toutes les races anglaises de bétail amélioré, parvenues au plus haut degré de perfection, à tel point que les grands éleveurs anglais viennent aujourd'hui chercher au Canada les meilleures reproductions de leurs races courtes-cornes, et lorsqu'ils payent jusqu'à 200 000 francs deux élèves d'un an, ainsi qu'ils l'ont fait il y a à peine trois mois, il est permis de croire que le bétail du Canada est digne de figurer sur la table du consommateur de Paris. C'est un fait accompli à Londres, où il est fashionnable de servir sur sa table des viandes du Canada. « Le rapport affirme que jamais les pays étrangers ne pourront fournir de bœuf mangeable à messieurs les Français; il y a lieu de croire, au contraire, que quand ces messieurs auront fait l'expérience et qu'ils auront passé de la théorie à la pratique, ils changeront d'opinion. »

M. Jules Joubert, représentant de la Nouvelle-Galles du Sud, n'est pas moins affirmatif. Le bétail de son pays compte des millions de têtes appartenant aux races les plus pures. Aujourd'hui, en Australie, dans aucun des *runs* (c'est le mot générique, le mot anglais, qui sert à désigner les propriétés sur lesquelles s'exerce l'élève du bétail), on ne trouve plus de bêtes de race inférieure; elles ont à peu près toutes disparu, et c'est avec les races de premier ordre que les éleveurs pratiquent maintenant l'élevage des moutons pour la laine et des bœufs pour la boucherie.

La pureté des races élevées est telle, que des génisses de la race *duchesse* ont été vendues, le 27 décembre 1876, au prix par tête, de 2 567 livres sterling (65, 145 francs). Aussi que la traversée de l'Australie en Europe se fasse plus rapidement, qu'au lieu de quarante jours on en mette seulement vingt-cinq, alors l'Australie pourra coopérer à l'alimentation de l'Europe, et sans vouloir faire concurrence aux agriculteurs français, on sera utile au pays, car on pourra livrer des bœufs de première qualité au prix de 15 centimes la livre (25 ou 30 centimes le kilog.), et cette viande est certainement supérieure à celle des bestiaux des pampas de l'Amérique du Sud.

M. Bertrand a plaidé la cause des bœufs et des moutons d'Afrique, peu estimés sur les marchés de Paris. Leur petite taille et leur faible poids son seuls cause de cette défaveur, car dans le midi de la France, l'importation de notre colonie forme un des appoints importants de l'alimentation.

Toutefois, suivant M. le D' Gilbert, on ne doit pas considérer comme inoffensive la viande de moutons surmenés, étouffés ou morts de fatigue, ainsi qu'on l'a toléré à Marseille à la fin du mois de juillet dernier 1880. « L'enquête du commissaire de police du 15ᵉ arrondissement, dit-il, ne nous a nullement converti, et l'administration municipale a jugé sagement en empêchant un trafic avantageux à certains industriels, mais justement condamné par les bouchers expérimentés. Il ne faut pas que les arrivages d'Algérie fassent la baisse sur notre marché aux dépens de la qualité de la marchandise. Nous sommes les partisans de la liberté commerciale à condition pourtant qu'on n'infectera pas nos marchés d'un bétail compromettant pour la santé publique : que les expéditeurs d'Algérie courent des risques tant qu'il leur plaira, mais ils ne doivent livrer à la consommation que du bétail sain, irréprochable, de bonne qualité. » (*Bulletin mensuel de statistique.*)

M. le comte de Tourtonnet est plus exclusif; aussi au congrès d'hygiène proteste-t-il d'une manière énergique contre toute importation étrangère.

« On nous conserve des viandes, dit-il, par le moyen du charbon, de la glace, de la machine pneumatique, elles nous arrivent sur nos marchés, mais forcerez-vous le goût français à manger de ces viandes? En Angleterre, c'est un usage universel aujourd'hui; comme les ouvriers anglais sont excessivement nombreux et que la production anglaise est complètement insuffisante pour leur alimentation, on a adopté dans ce pays tous les moyens d'alimentation, et, avec l'habileté qui les caractérise, ils sont arrivés à manger ces viandes avec goût et plaisir. En France, nous ne sommes pas encore aussi civilisés que cela. Aussi, toutes les fois que vous ne déclarerez pas sur le marché la marque de fabrique, qui doit exister pour le bétail comme pour les eaux-de-vie, les vins et les draps, toutes les fois que vous ferez venir par mer du bétail de la Plata, de l'Australie, des pays lointains, et que vous ne déclarerez pas à l'étal ou à l'abattoir que les viandes viennent d'aussi loin, vous fausserez la marque de fabrique sur les marchés de Paris.

» Si la viande est livrée à des prix tellement bas qu'ils constituent une concurrence à laquelle l'agriculteur français ne pourra pas résister, il faut au moins que le consommateur connaisse la provenance et qu'on ne lui fasse pas acheter ce qu'il refuserait s'il en connaissait l'origine. »

À vrai dire, je ne me rends pas compte de cette répugnance pour les viandes étrangères. Il est certain que la viande conservée est inférieure à la viande fraîche ; mais si le bétail nous arrive sur pied, si l'on parvient à éviter les inconvénients qui résultent d'un long voyage, si l'animal est sain, pourquoi le bœuf du Canada ne vaudrait-il pas celui de Paris?

Pourquoi exigerait-on sur ces produits une étiquette indiquant l'origine de l'animal?

Ne serait-il pas aussi juste d'exiger sur cette fiche l'âge, la race, le mode d'alimentation de l'animal?

Quand il s'agit de la bouche, le palais est un bon guide, **et** le boucher qui livrerait journellement de la viande mauvaise, l'établissement qui chaque jour donnerait un potage détestable, s'exposeraient fort à perdre bientôt leur clientèle.

Les catégories s'imposent aux bouchers.

Quant aux restaurateurs, on ne peut exiger que celui qui fournit à l'ouvrier un repas complet pour un franc donne des aliments de même qualité que le maître d'hôtel faisant payer son dîner dix francs par tête.

Sans doute l'introduction des viandes étrangères a ses dangers que nous examinerons plus loin. Une surveillance active est nécessaire au départ et à l'arrivée du bétail. Mais si l'animal est sain, bien engraissé, il n'y a pas lieu de le soumettre à une réglementation particulière.

Cette atteinte à la liberté n'a pas, selon moi, sa raison d'être.

INFLUENCE DE L'AGE ET DE L'ALIMENTATION. — M. Becquerel, dans son *Traité d'hygiène*, s'exprime ainsi à ce sujet : « Les animaux élevés en liberté, trouvant dans les pâturages riches une nourriture facile et abondante, en même temps que la nuit on leur donne dans des étables saines, bien disposées, riches et bien aérées, de bons fourrages, sont dans des conditions qui donnent à leur viande le maximum de puissance nutritive.» Cette variété dans la nourriture rend la viande plus ferme, plus uniformément pénétrée par la graisse, qui est plus blanche, moins huileuse.

Les muscles des animaux étant formés de substances azotées (cinq livres de viande sèche renferment une livre d'azote), tandis que leur graisse est constituée par des produits contenant de fortes proportions de carbone, il importe que les animaux trouvent dans leur nourriture deux espèces d'aliments :

1° Ceux qui forment de la viande,

2° Ceux qui produisent la graisse.

Lorsque les animaux prennent leur nourriture naturelle, ils absorbent plus ou moins de ces deux espèces de nourriture à la fois.

« Exemple : Dans le trèfle ordinaire, nous trouvons, sur mille parties, 37 parties d'albuminoïdes et 86 de carbohydrates. Sur la même quantité de chaume de blé, nous trouvons 30 parties d'albuminoïdes et 390 de carbohydrates. Dans le trèfle, 5,92 parties d'azote ; dans le chaume, 4,80 parties d'azote, ce qui montre que le trèfle convient bien mieux que le chaume à la production de la viande. Les fèves contiennent 255 parties d'albuminoïdes, 455 de carbohydrates, et, en azote pur, 40,80 parties, ce qui prouve que les fèves sont bien supérieures aux deux nourritures précédentes comme aliment nourrissant et fortifiant.

» Les espèces qui occupent les premiers rangs parmi les nourritures formant de la viande sont les suivantes : les navets blancs donnent 1,28 ; la farine, 20,50 ; les pois, 35,84 ; les fèves, 40,80, et les tourteaux de graine de lin, 45,38. Tout nourrisseur verra au premier coup d'œil que ce sont là des nourritures excellentes, remarquablement efficaces, et, naturellement, il pourra en conclure rapidement qu'elles favorisent aussi la production de la graisse. » (*Journal de l'industrie laitière.*)   L. QUADELIEG.

L'addition journalière d'une certaine quantité de germes et de radicelles d'orge germée dans l'alimentation des bœufs produit une augmentation de poids, moyenne par tête et par jour de 642 grammes à 750.

Les fèves de Soja utilisées à Vienne produisent, suivant M. C. von Blaskosvics, une augmentation considérable de lait et de graisse chez les vaches, mais sont moins avantageuses pour les bœufs.

Ce n'est pas seulement pour le gros bétail que la nourriture a de l'importance.

Il n'est rien de plus variable en qualité que la chair des animaux à croissance rapide. Leur chair et leur graisse se ressentent du goût des matières qui composent leur nourriture. Le porc est dans ce cas au premier chef.

Un agronome anglais, M. Beewer, a fait à ce sujet, sur les porcs, des expériences qui lui ont donné les résultats suivants.

Les haricots produisent une chair dure, indigeste et fade. — Les pommes de terre la rendent molle, flasque et fondante à la cuisson. Tel est le cas des porcs d'Irlande.

Le trèfle donne à la chair une teinte jaune, et peu de goût. L'engraissement aux glands de chêne la rend dure et indigeste. Les tourteaux produisent une fibre graisseuse. La chair de cheval l'imprègne d'un suc fluide qui lui donne un goût désagréable.

Le meilleur aliment est le lait. Il donne à la chair du porc un goût délicat, du poids et de la fermeté. Les meilleurs jambons proviennent des porcheries où les animaux sont alimentés avec le lait seul. Ces porcheries sont nombreuses en Angleterre.

En France, nous en avons visité une seule, qui est soumise à ce régime : c'est celle de M. Bailleux Adrien, annexée à sa belle fabrique de fromages à Noyers (Meuse).

Cependant, si on associe au lait la farine de maïs, les fèves, l'orge et l'avoine concassés, on peut être assuré d'obtenir une chair et une graisse de qualité supérieure.

Les conditions hygiéniques dans lesquelles vit le bétail ont une grande importance sur la qualité de la viande ; ainsi les pâturages permanents qui ne sont pas trop humides et qui produisent des herbages de valeur conviennent particulièrement au bétail, et quand dans ces conditions des accidents se produisent au milieu d'un troupeau, lorsque les moutons, par exemple, sont décimés par la pourriture du foie, presque toujours il y a de la faute du fermier.

Voici ce que M. Meers dit à ce sujet dans une note lue à un conseil d'agriculture du comté d'Essex, et traduit dans le *Journal de l'industrie laitière* (8 mai 1881) :

« Plusieurs d'entre vous pourront me répondre : « Nous avons perdu beaucoup de moutons cette année par la pourriture du foie, occasionnée par le temps humide. » Mais nous demanderons à notre tour si vous avez logé vos moutons sur un terrain bien drainé, si vous leur avez donné une bouchée de tourteau ou du foin et un bon morceau de sel gemme à lécher : alors nous serions fort surpris si la réponse était affirmative. Ensuite, imaginez un champ de grain à faucher et un champ de foin ; dans un cas, vous n'avez rien à attendre qu'une éteule, et peut-être une éteule malpropre ; mais, si nette qu'elle soit, il vous faudra dépenser plusieurs louis par acre avant de pouvoir en retirer quelque chose, tandis que, dans l'autre cas, vous n'avez qu'à attendre, vous souvenant que la pluie qui a détruit votre foin favorisera aussi le regain; ou même, en supposant le grain et le foin heureusement récoltés, remarquez le travail qu'il faut pour battre le grain avant d'en pouvoir rien faire, et d'autre part, le peu de préparation qu'exige le foin avant de pouvoir être employé dans la ferme ou offert au marché. Un autre avantage, c'est que nous pouvons produire plus de viande, et nous pouvons compter que la bonne viande anglaise obtiendra toujours un bon prix. L'Australie et l'Amérique nous ont envoyé de grandes quantités de viande, et cependant le prix de la viande anglaise est aussi élevé qu'il ait jamais été, et quel est celui qui ne la préfère pas? Aussi croyons-nous que l'agriculteur n'a rien à craindre de ce côté. L'Amérique peut produire du blé mieux et à meilleur compte que nous ne pouvons le faire; mais elle ne peut pas, à aucun prix, nous donner une viande aussi bonne que celle que nous pouvons produire nous-mêmes. »

Voilà qui est rassurant pour les éleveurs français; la note suivante, puisée dans le *Journal d'hygiène* du 25 août 1881, prouvera que nous n'avons également rien à craindre du bétail algérien. Cependant il serait bon, pour l'avenir de notre belle colonie, que les tentatives faites pour améliorer les races algériennes eussent plein succès :

« Dans le compte rendu de la section d'agronomie du Congrès d'Alger (1881) que publie, dans le *Génie civil*, M. E. Chesnel, secrétaire de l'Institut agronomique, nous trouvons un paragraphe des plus instructifs sur l'élevage du bétail algérien, au point de vue de l'alimentation générale, qui complète l'intéressant volume *Douze ans en Algérie* de notre cher vice-président M. le docteur Bonafont.

» M. Arlès-Dufour a présenté un exposé de l'agriculture algérienne. En ce qui concerne le bétail, il rappelle quelles étaient et quelles sont encore les conditions de l'élevage chez les indigènes. Il n'y a aucune étable dans toute l'Algérie arabe, pas une meule de fourrage; il n'y a pas un hectare cultivé en vue du bétail. Les broussailles mêmes disparaissent. A peine le veau a-t-il le strict nécessaire pour ne pas mourir; il est, d'ailleurs, étiolé dès les premières semaines, puisque le lait est la principale nourriture de la famille arabe. Après le sevrage au printemps, il se trouve, au contraire, en présence d'une pléthore de légumineuses; puis vient l'été, qui ramène les chaumes et la mauvaise eau. En hiver, le bœuf vit sur sa graisse. Dans de pareilles conditions, quel animal peut résister? Plus de 50 pour 100 meurent en route. M. Arlès-Dufour estime que, dans peu d'années, l'indigène n'aura plus de bœufs.

» L'Européen a amélioré ses conditions agricoles : il a mieux soigné les animaux : mais avec la race du bétail indigène, il lui faut quatre ou cinq ans pour faire un animal de 350 à 400 kilogrammes.

» Les premiers essais d'importation ont peu réussi; on n'avait pas encore l'habitude de la stabulation pendant l'été, et on n'avait pas compris qu'il est essentiel de mettre le bétail à l'abri du soleil pendant la journée. La condition idéale est le pâturage de nuit. Dans cette mesure et avec une bonne alimentation, on arrive à d'excellents résultats; plusieurs croisements ont bien réussi; le Charolais croisé avec le Guelma de 250 kilogrammes a donné des animaux qui, à 3 ans, pesaient 500 kilogrammes; avec un peu plus de sang, on arrive à 600 kilogrammes. Le Durham a eu plein succès; certains animaux à 20 mois ont donné 400 kilogrammes de poids vif et fourni 60 pour 100 de viande; cette viande résiste bien au climat.

» M. Arlès-Dufour possède chez lui une famille de Durham pur sang, qui sont parvenus à leur troisième génération. »

La race et l'alimentation n'ont pas seules de l'influence sur les qualités de la viande; l'âge de l'animal a également une grande importance.

Il est incontestable que la viande provenant d'un vieil animal a perdu une partie de ses qualités; elle est dure et se digère difficilement, mais en somme elle peut encore servir à l'alimentation; seulement elle doit être vendue comme viande de qualité inférieure, à un prix en rapport avec ses qualités réelles.

Il n'en est plus de même des viandes trop jeunes qui souvent sont nuisibles à la santé.

Cependant aujourd'hui l'amour du lucre est tel, qu'il est vendu une quantité énorme de viandes non faites, de la viande de jeune bœuf se rapprochant beaucoup plus du veau que du bœuf arrivé à l'âge de maturité, ou de la viande d'animaux engraissés prématurément à outrance.

Il n'est pas jusqu'aux avortons retirés du ventre des vaches abattues dans les boucheries qui ne soient utilisés. Sans doute on ne les expose pas sur l'étal d'une boucherie, car pendant la vie fœtale, la viande de veau est mollasse, gélatineuse et violacée, mais on l'emploie pour garnir les pâtés de certains confiseurs peu scrupuleux.

Si les fœtus ne figurent pas dans les boucheries, on y vend du veau à tous les âges; souvent il en est livré à la consommation quinze à vingt jours après la naissance. Alors il provoque la diarrhée, sa viande pourrait même être recommandée comme laxative, elle donnerait un excellent bouillon de veau.

Pour fournir un aliment passable il faut que l'animal ait au moins dix semaines; il n'acquiert toute sa finesse qu'à l'âge de deux ou trois mois.

M. Villain, médecin-vétérinaire, inspecteur des boucheries de Paris, indique dans sa médecine dosimétrique les moyens de reconnaître l'âge du veau dont la viande est livrée à la consommation.

« A terme, écrit-il, la viande de veau est assez belle et pourrait induire en erreur, si ce n'était l'étude tirée du gras, qui présente alors des granulations fines, très rapprochées, comparables, comme un vieux praticien a pu le dire, au lait tourné.

» A partir de ce moment jusqu'au huitième jour, les veaux de lait sont affreux, leur graisse, si belle à la naissance, a pris une teinte bistre, le petit a purgé la mère, pour nous servir d'une expression consacrée, et ce n'est qu'après trois semaines que la graisse reprend sa couleur et sa consistance suifeuse. Enfin le grain de la viande se dessine: les articulations grossières et volumineuses jusqu'alors prennent leurs caractères normaux; la teinte bleue des surfaces articulaires se prononce davantage, et, particularité remarquable, le rein, de rouge foncé qu'il était, devient rose. »

La nourriture a aussi une grande influence sur les qualités de la viande. Le veau nourri exclusivement avec le lait de la mère a une chair blanche et savoureuse.

Celui qui est engraissé à l'aide de moyens artificiels est moins bon et donne une chair beaucoup plus rouge.

Aussi les qualités de la viande varient-elles suivant les localités.

La chair du veau de Paris est bien supérieure à celle du veau d'outre-Rhin.

Le veau de la Champagne donne une viande encore plus délicate que celui des fermes des environs de la capitale, tandis que celui qui est mangé à Lyon et en Bretagne est généralement fort mauvais.

Ces différences s'expliquent facilement.

En Allemagne, par suite de la misère, on livre à la boucherie des veaux de quinze jours à trois semaines. On en fait autant en Bretagne pour utiliser le lait. Les choses se passent de la même manière à Lyon, dans l'intérêt de la boyauderie.

La viande de veau est parfaite en Champagne, parce qu'on le nourrit exclusivement de lait pendant plusieurs mois.

Elle est bonne quoique moins savoureuse dans les environs de Paris, parce qu'à partir de trois semaines on donne au veau une alimentation mixte et qu'on unit le lait aux panades, aux riz, aux œufs et même au son et au foin.

Aussi les bouchers de Paris recherchent-ils surtout les veaux du Loiret, du Gâtinais et de la Champagne.

Une partie de l'Aube et de la Seine-Inférieure livre au commerce des veaux débilités par une mauvaise alimentation que l'on désigne sous le nom de *gournageux*.

Ce que nous venons de dire du veau s'applique au porc. Sans parler du cochon de lait, qui donne des gelées excellentes, le porc n'est réellement bon qu'à partir d'un an; cependant la plupart des charcutiers vendent du porc de six mois. La nourriture a également une grande influence sur la qualité de cette viande; les porcs nourris dans les villes avec les débris des abattoirs, des triperies, des établissements d'équarrissage, sont bien inférieurs à ceux qui sont élevés dans les campagnes avec du grain, des pommes de terre et du petit-lait.

Le *chevreau* est abattu beaucoup trop jeune; c'est là une exigence des fabriques de gants glacés qui demandent des peaux de chevreaux sacrifiés quelques jours après leur naissance; aussi divise-t-on ces animaux en deux classes :

Les *tétards*, qui sont tués à la mamelle, ayant quinze ou trente jours au plus, donnant de très beaux gants, mais fournissant une viande détestable, molle, gélatineuse, n'ayant ni âge, ni muscle, ni graisse;

Les *broutants*, âgés de trois à quatre mois, qui donnent une peau imprégnée de sels calcaires, mais, par contre, fournissent une viande excellente, ferme, à graisse blanche.

L'*agneau* est rarement livré trop jeune à la boucherie; on n'a aucun intérêt à le faire.

INFLUENCES DE L'ÉTAT PATHOLOGIQUE

Pour traiter cette question je me reporterai de nouveau au remarquable rapport de MM. Bouley et Nocard. Je voudrais le reproduire en entier, mais le cadre de ce travail m'oblige à le résumer.

Les viandes des animaux qui succombent à une maladie inflammatoire aiguë pourraient être mangées impunément ; mais elles présentent les caractères des viandes *saigneuses* et, par conséquent, elles s'altèrent rapidement.

On est donc en droit de défendre le colportage des viandes *fiévreuses* aussi bien que celui des viandes *saigneuses*.

Quand l'animal a succombé à une affection chronique, la viande présente, au contraire, tous les caractères des viandes maigres. Mais certains états pathologiques viennent augmenter les mauvaises qualités de la viande.

Dans la cachexie aqueuse, dans les hydropisies générales, la viande est pâle, molle, friable, infiltrée, gluante ; elle acquiert, en outre, une coloration jaune verdâtre, repoussante dans les maladies de foie accompagnées d'ictère.

La *pleurésie*, la *péritonite*, l'*entérite diarrhéique*, la *métrite*, la *métro-péritonite*, même en dehors des complications si fréquentes de gangrène et de septicémie, se traduisent sur les viandes par ces mêmes altérations qui s'opposent à leur mise en vente.

La *rétention d'urine*, la *rupture de la vessie*, l'*urhémie*, donnent à la viande une teinte lavée, terne, plombée, violacée, une odeur pénétrante d'urine ou d'ammoniaque, d'autant plus accentuée que les morceaux proviennent d'une région plus rapprochée de la cavité pelvienne ; ces viandes doivent être éliminées absolument de la consommation.

Dans la paraplégie, la viande présente souvent les caractères des viandes saigneuses, si l'animal n'a pas été sacrifié dès le début de la maladie.

Le *météorisme* et l'*asphyxie* donnent aux viandes tous les caractères des viandes saigneuses ; la viande a une coloration noirâtre et s'altère avec la plus grande rapidité.

Bien plus, les recherches de M. Signol ont démontré que le sang des animaux tués par asphyxie acquiert, en moins de vingt-quatre heures, des propriétés septiques transmissibles par inoculation.

Il est donc nécessaire d'interdire le colportage de la viande des animaux morts asphyxiés.

MALADIES VIRULENTES

Parmi les maladies virulentes des animaux de boucherie, il en est qui ne se transmettent pas à l'homme ; la viande de cette provenance, quoique de qualité inférieure, peut donc être livrée à la consommation.

D'autres ne sont transmissibles à l'homme que par l'inoculation. La rage, par exemple, ne se communique que par l'inoculation de la salive. Donc, si l'on n'avait à craindre les terreurs qu'inspire au consommateur l'idée d'avoir mangé la viande d'un animal enragé, on pourrait en permettre la vente, à la condition, toutefois, que cette viande soit en bon état et que l'animal ait été saigné avant la fièvre et l'asphyxie. Enfin, dans un certain nombre de maladies, le contage est généralisé dans tous les liquides et tous les tissus de l'animal ; dans ce cas, la vente de ces viandes doit être interdite.

Peste bovine et typhus. — La viande des animaux atteints de ces maladies ne présente pas de caractères particuliers; on peut en autoriser la mise en vente quand l'animal a été sacrifié prématurément, avant que la maladie ait produit de profondes altérations physiques et chimiques.

Péripneumonie contagieuse. — Fièvre aphtheuse. — Ce qui a été dit sur le typhus s'applique exactement à ces maladies.

Phthisie tuberculeuse. — La phthisie tuberculeuse est peut-être l'affection la plus commune parmi les animaux de l'espèce bovine; elle atteint particulièrement les vaches laitières qui vivent dans des étables où trop souvent les lois de l'hygiène ne sont pas observées.

On est en droit de se demander si la tuberculose, tellement fréquente chez les hommes qu'à Paris sur 100 morts il y en a 30 qui lui sont dues, ne prendrait pas sa source dans la consommation de viande d'animaux phthisiques.

On comprend dès lors que cette grave question ait appelé l'attention des savants. En France, elle a donné lieu aux remarquables travaux de MM. Colin, Villemin, Chauveau, Belier, Liouville.

Les résultats obtenus ont été contradictoires, cependant il reste bien établi que l'ingestion et surtout l'inoculation de tubercules peuvent provoquer des affections graves. Mais ce danger disparaît lorsque la viande a été suffisamment cuite.

« Aussi, l'appréciation d'une bête tuberculeuse exige un sérieux examen que l'on peut baser sur les considérations suivantes :

» Si l'affection est généralisée, si l'on rencontre partout des tubercules, si les viscères en sont farcis : poumons, plèvres, péricarde, péritoine, foie, rate, reins, ganglions, etc. ; si surtout l'infiltration tuberculeuse a gagné les ganglions intermusculaires et les muscles eux-mêmes, il est bien certain que dans ce cas la viande doit être saisie et détruite; alors même que la lésion spécifique ferait défaut ou passerait inaperçue, la maigreur, l'infiltration, la consistance de la viande la rendraient impropre à la consommation.

» Mais quand la pommelière est localisée aux organes de la cavité thoracique, quand l'animal est resté en bon état, que le tissu musculaire est de bonne qualité, rouge vif, ferme, suffisamment infiltré de graisse, qu'il ne présente en aucun point des granulations ou des ganglions tuberculeux ; dans ce cas, il est évident qu'on doit permettre la consommation de la viande; toutefois, cette autorisation sera subordonnée à la condition d'enlever et de détruire toutes les parties envahies par l'élément tuberculeux. »

M. Toussaint, professeur à l'École vétérinaire de Toulouse, ne partage pas cet avis, et dans une note présentée à l'Académie des sciences, il montre le danger de l'emploi de la viande et des débris des animaux tuberculeux.

Voici ce travail en entier, la gravité du sujet ne permettant pas de le résumer :

Le 29 mars 1880, j'ai eu l'honneur de communiquer à l'Académie des sciences de Paris les premiers résultats que m'ont donnés des recherches sur la tuberculose. Il s'agissait, dans cette note, de huit porcs, infectés soit par ingestion du poumon tuberculeux de vache, soit par l'inoculation du sang d'un jeune porc, issu d'une mère tuberculeuse, qu'il avait tétée et qui était morte de cette maladie.

Dans la séance du 28 juin 1880, M. Bouley a bien voulu présenter de ma part un flacon renfermant des fragments de poumon, de foie, de rate, de centre phrénique, de diaphragme, de ganglions, présentant des lésions très avancées, obtenus sur un porc de cinq mois, après l'injection sous-cutanée de 2 cc. de jus de muscle de vache tuberculeuse, exprimé avec la presse du commerce.

Depuis cette époque, j'ai étudié la tuberculose dans ses différents modes d'infection, et je puis dire, après un grand nombre d'expériences faites sur des porcs, des lapins et des chats, qu'*aucune maladie contagieuse ne possède une plus grande virulence.* L'inoculation au lapin donne des résultats aussi certains que le charbon; il en est de même des autres espèces employées aux expériences.

Dans la tuberculose, tous les liquides de l'économie, le mucus nasal, la salive, la sérosité des tissus, l'urine, sont virulents et peuvent donner la maladie. Quant au virus lui-même, dont je ferai connaître la nature dans une prochaine note, il résiste et conserve son action à la température qui *tue la bactéridie du charbon.*

Si, dans l'espèce humaine, la tuberculose paraît moins virulente, c'est que souvent elle s'y montre avec une forme chronique lente, qui peut durer des années et même guérir quelquefois; elle n'en est pas moins redoutable, et les médecins savent que l'on pourrait compter les faits de guérison de cette maladie. La contagion est aussi très difficile à constater, en raison de l'apparition tardive des phénomènes.

Voici les expériences qui démontrent la *résistance du virus et le danger de l'emploi de la viande et des débris des animaux tuberculeux.*

1. J'ai extrait, avec une presse, d'un poumon de vache tuberculeuse, présentant un œdème du lobe antérieur, une assez grande quantité de jus, peu chargé de virus, presque transparent: 1 cc. 5 de ce liquide a été injecté sous la peau de la partie inférieure de l'oreille d'un *jeune porc* et dix gouttes à *deux lapins.*

Puis, j'ai injecté les mêmes quantités de ce liquide, porté dans un bain-marie à 55°-58° pendant dix minutes, à *quatre porcs* et à *quatre lapins,* dans la même région.

Ces animaux, placés dans des loges différentes, ont été mis en observation. J'ai constaté très facilement le développement et la marche ordinaire de la maladie : tubercule local et engorgement dur du ganglion parotidien.

L'infection générale est arrivée très vite chez tous les animaux; chose assez curieuse, les lapins qui avaient reçu le liquide chauffé moururent avant les autres.

L'un des porcs fut tué deux mois après l'injection : l'autopsie montra un tubercule local caséeux, un ganglion parotidien énorme, renfermant déjà des points crétacés. Dans le poumon, grande quantité de granulations grises: tubercules dans la rate et le foie.

Après le troisième mois, un autre porc fut tué en même temps que le témoin qui avait reçu du jus non chauffé. La différence entre les lésions des deux porcs était très faible: il y avait cependant un état plus avancé chez le dernier.

Les tubercules pulmonaires des porcs ayant reçu le jus chauffé furent ensuite inoculés à des lapins qui devinrent tuberculeux. Deux de ces lapins, tués après trois mois, ont montré de nombreuses lésions dans le poumon, la rate, les reins et les séreuses.

Deux des porcs inoculés avec le jus chauffé sont encore vivants après cinq mois; l'un d'eux cependant est près de sa fin.

Des quatre lapins inoculés avec le liquide chauffé, l'un est mort accidentellement après trente-cinq jours; le ganglion parotidien était caséeux, mais l'infection générale n'existait pas encore. Les autres lapins sont morts avec tuberculose généralisée, du cent soixante-quatrième au cent soixante-dixième jour, l'un d'eux même présentait des lésions osseuses extrêmement développées aux membres antérieurs; les articulations de l'épaule et du bras renfermaient un pus caséeux, les surfaces articulaires et même une partie des dioplyses étaient complétement détruites [1].

Quant aux lapins inoculés avec le jus non chauffé, l'un fut tué quarante-trois jours après l'inoculation. Il présentait des tubercules gris nombreux dans le poumon et le foie. Le second, une lapine, vit encore : depuis son inoculation elle a fait trois portées; dans la première, les petits sont morts le lendemain de leur naissance; la deuxième comprenait cinq petits qui sont conservés, ainsi que ceux de la dernière portée, pour l'étude de l'hérédité. Comme la mère a en ce moment une tuberculose très avancée, il sera intéressant de constater les états successifs par lesquels passeront les petits.

2. *Des tranches de muscles de la cuisse d'une truie tuberculeuse sont placées sur un réchaud et exposées à la chaleur du gaz*, on les cuit à peu près comme les biftecks qui donnent le jus rouge. On exprime ensuite ces tranches sous la presse et le liquide qui en est obtenu est inoculé à deux lapins; deux autres reçoivent du jus de muscles non chauffés. *Ces derniers sont morts en cent vingt jours, presque en même temps, avec une pneumonie caséeuse et des tubercules dans tous les tissus.*

Des deux lapins qui avaient reçu le jus chauffé, l'un fut tué le cinquante-sixième jour après l'inoculation, et l'on constata des lésions locales et ganglionnaires, des granulations grises dans le poumon, l'épiploon et la rate; l'autre est encore vivant, mais il maigrit et s'étiole : il mourra avant peu.

Ces faits sont significatifs; ils démontrent avec évidence le danger des viandes crues et du jus de muscle à peine chauffé que l'on donne aux enfants et aux personnes débiles. L'infection se fait aussi facilement par l'ingestion que par l'inoculation. Il est même plus vrai de dire que la maladie inoculée par l'appareil digestif marche avec une plus grande rapidité, car tous les ganglions intestinaux peuvent être attaqués en même temps, ce qui implique que les points d'inoculation sont plus nombreux que dans la piqûre simple à la peau.

C'est généralement la viande du bœuf et de la vache qui est employée à faire

---

1. M. Vulpian fait observer que ces conclusions très graves sont tirées d'un petit nombre d'expériences et que le lapin est un animal qui succombe sous les influences les plus faibles; on a pu dans l'espèce communiquer la tuberculose à des lapins sans introduction de substances animales dans leurs organes et sous les moyens les plus variés.

le jus de viande; or beaucoup de ces animaux sont tuberculeux, et lorsqu'on rencontre dans le poumon des granulations grises, on peut affirmer que l'infection est complète. Cependant, dans les abattoirs, on ne refuse guère que les animaux dont le poumon est entièrement malade. J'ai vu, plusieurs fois des poumons renfermant jusqu'à 35 kilogrammes et même 40 kilogrammes de matière tuberculeuse provenant de vaches dont la viande avait été mise en vente.

Clavelée. — La viande des moutons atteints de cette maladie ne présente aucun caractère particulier et peut être considérée comme saine, à moins qu'il s'agisse d'une clavelée confluente.

Quand la viande est remplie de sérosité jaunâtre, quand elle est gélatiniforme, parsemée de taches ecchymotiques diffuses, alors elle est impropre à l'alimentation et doit être saisie.

En 1863, Beale signalait des germes dans la clavelée. Hallier et Zürn, en 1867, les auraient rencontrés dans les pustules auxquelles donne lieu cette maladie, ainsi que dans le sang. M. Chauvau a constaté, en 1868, dans sa belle étude, sur les virus, que la contagion de la clavelée se fait par les particules figurées qui se rencontrent dans la sérosité des pustules. Enfin Coze et Felz, Klebs, Erisman, Cohn, Heber, Weiger et quelques autres auteurs ont constaté également un *micrococcus* dans la sérosité des pustules, dans le sang et dans les humeurs; mais pour tous ces auteurs, l'interprétation du fait est différente. Ainsi Hallier écrit que le micrococque est un terme d'une génération alternante entre deux champignons, le *Pleospora herbarum* et le *Rhizopus nigricans*. Zürn l'assimile au micrococcus de la variole de l'homme. Il a vu des cils qui favorisent leurs mouvements, et il les loge particulièrement dans les culs-de-sac des glandes des follicules pileux. Cohn s'est beaucoup plus rapproché de la vérité : il a signalé des spores de $\frac{1}{1000}$ de millimètre et des bactéries en boules (*Hugelbactérien*) du groupe de Schizomycètes. Je n'ai vu nulle part que ce microbe ait été cultivé.

Cette maladie fait de grands ravages depuis longtemps dans beaucoup de régions de la France, mais surtout depuis quelques années sur les bords de la Méditerannée. Apportés par les moutons d'Algérie, sur lesquels elle est inoffensive, elle se propage rapidement autour des ports où débarquent les bateaux chargés de ces animaux et cause alors dans les troupeaux de moutons indigènes des pertes qui peuvent aller jusqu'à 60 et 70 p. 100.

La clavelée a une durée d'au moins trente-cinq jours. Il est presque impossible, vu le nombre des animaux importés et la longue durée de la séquestration qu'ils devraient subir, d'empêcher actuellement ces ravages sans nuire aux éleveurs algériens; d'un autre côté, il n'est pas possible, au premier abord, de reconnaître les animaux sur lesquels la clavelée est dans la période de l'incubation. Celle-ci d'ailleurs peut durer plus de vingt jours.

C'est donc une maladie grave et digne d'attirer l'attention. Une pratique assez employée dans certaines contrées est l'inoculation préventive avec la sérosité de la pustule, mais cette pratique, dans nos provinces méridionales, serait à peine moins meurtrière que la contagion et beaucoup de propriétaires y ont renoncé.

De la sérosité de pustule claveleuse diluée au vingtième a été inoculée à un agneau d'un an. Après dix jours, elle avait donné lieu à d'énormes pustules locales d'un diamètre d'une pièce de 5 francs et à une éruption générale.

On a fait des cultures de cette sérosité avec des bouillons de viandes de mouton, de lapin. Après deux ou trois jours de culture, les liquides sont remplis de bactéries et de spores; il se forme à la surface du liquide des pellicules qui en renferment d'immenses quantités, puis, après quatre à cinq jours les microbes tombent au fond sous la forme de spores, et le liquide s'éclaircit.

Le microbe de la clavelée se présente donc sous deux états; celui de bactéries et celui de spores. Les bactéries sont très petites au premier jour de la culture; elles n'ont pas plus de trois à quatre millièmes de millimètre de longueur. Elles sont alors très agiles et parcourent dans tous les sens le champ du microscope, puis elles s'allongent et se segmentent. Rarement on trouve plus de deux articles réunis; on peut cependant en trouver trois ou quatre, presque toujours l'un des articles est beaucoup plus développé que l'autre. Du deuxième au troisième jour de culture, on voit la plus longue des deux bactéries donner deux spores, une à chaque extrémité, et quelquefois une autre dans son milieu: la petite bactérie n'en donne habituellement qu'une. Elle paraît alors sous la forme d'une massue, car la spore a un diamètre supérieur au sien et atteint à peu près un millième de millimètre; elle est légèrement ovale et très réfringente, moins grosse que celle du charbon. Les premières cultures ont été plus pauvres en bactéries que celles de la cinquième à la dixième série; ces dernières donnent en un jour un voile compact sur toute la surface du liquide.

Ces liquides de culture, inoculés à des moutons, ont donné des pustules qui ont atteint leur maximum après quinze à dix-huit jours. Ces pustules ne sont jamais arrivées à suppurer; elles ont ensuite disparu sans donner d'éruption générale et sans laisser de cicatrices.

Affections charbonneuses. — Le charbon, d'après les belles expériences de M. Pasteur, a pour cause unique la multiplication dans les tissus organiques, liquides ou solides, d'un être inférieur (la bactéridie de Davaine ou le *Bacillus anthracis*, Cohn). Ce germe, qui se présente sous forme de petits bâtonnets immobiles, se rencontre surtout dans le sang, où il dispute l'oxygène aux globules qu'il déforme, de telle sorte que ceux-ci deviennent ridés, étoilés, déchiquetés sur leur contour. On comprend que la mort soit rapide et que le vibrion septique (être anaérobie) apparaisse dès que le sang est privé d'oxygène.

La viande charbonneuse, cuite, peut être mangée par l'homme.

Il semble même résulter des expériences de M. Colin que l'action du suc gastrique sur la viande et sur le sang charbonneux crus suffit pour anéantir leur virulence et pour rendre inoffensive leur inoculation.

Toutefois, la manipulation de la viande charbonneuse est loin d'être sans danger, et les statistiques démontrent que la pustule maligne se développe dix-neuf fois sur vingt chez les personnes que leur profession oblige à manipuler les cadavres ou les débris charbonneux.

Dès lors, on comprend qu'il suffirait de la moindre lésion dans la bouche pour provoquer des accidents très graves aux personnes qui ont l'habitude de manger rosbif, bitfeck, gigot, cuits à la mode anglaise ou saignants. Car, il résulte des expériences de M. Boutet, vétérinaire très distingué de Chartres, que le jus de viande conserve, dans ces conditions, toutes ses qualités virulentes.

Or, les nombreux cas de pustules malignes que l'on observe sur les porteurs de viande aux Halles centrales prouvent qu'il se vend trop souvent des viandes charbonneuses.

La viande des animaux charbonneux se putréfie avec la plus grande facilité; elle est d'un rouge foncé, d'une telle mollesse qu'elle ressemble à de la viande cuite. Elle est gorgée d'un sang noir, boueux, ne devenant pas rouge au contact de l'air et colorant les mains comme une véritable teinture.

En cas de doutes, il suffirait pour les lever d'inoculer le jus de la viande suspecte à un lapin ou à un cobaye. Les symptômes provoqués par l'inoculation, les lésions viscérales trouvées à l'autopsie du sujet d'expérience, permettraient d'établir avec la plus grande sûreté le diagnostic de la maladie originelle.

Septicémie. — Cette maladie, d'après M. Pasteur, est provoquée par un être anaérobie qui apparaît au microscope sous la forme d'un fil allongé translucide animé de mouvements rapides, flexueux, rampants, qui cessent rapidement au contact de l'air.

« Chez les animaux de boucherie, la septicémie complique ordinairement la métrite, la non-délivrance, la péripneumonie, les grands traumatismes, ou survient à la suite de l'inoculation préventive.

» La viande de l'animal atteint de septicémie est molle, noirâtre, avec reflet jaune verdâtre, irisé. Elle est très friable, elle exhale une odeur fétide de sulfhydrate d'ammoniaque. La graisse est molle, rougeâtre; le sang est noir, boueux et colore les mains en violet. »

Parasites du foie. — Le foie est souvent le réceptacle de nombreux parasites. Plusieurs fois j'ai trouvé chez le lapin cet organe rempli de douves se trouvant au milieu de kystes graisseux. On en observe chez le mouton, l'écureuil, le lièvre, le kanguroo, le cochon, et très rarement chez le cheval et l'âne, enfin chez l'homme.

C'est un corps blanchâtre, sale, plus ou moins teinté de brun suivant l'âge. Il est long de 10 à 30 millimètres, large de 4 à 13, ovale, oblong ou lancéolé, obtus, plus large et arrondi en avant où il se prolonge en une sorte de cou conique, court, rétréci en arrière.

L'échinocoque est un parasite microscopique qui produit des ravages beaucoup plus grands. Je l'ai observé au milieu d'un foie de vache, dans une expertise faite avec M. Barret, vétérinaire à Toul. Sa recherche présente quelques difficultés.

Ces entozoaires vivent en quantité considérable, quelquefois dans une hydatide ou acépholocyste, à paroi homogène, blanche, opaline, épaisse tremblotante, ayant souvent la grosseur d'un œuf de pigeon. Cette poche est remplie d'un liquide qui ne renferme pas d'albumine, mais qui a une odeur désagréable, urineuse. Pour retrouver les entozoaires, voici le moyen qui m'a paru le plus convenable : On fend la poche dans une petite capsule, puis on racle avec précaution dans le liquide même la surface interne de la membrane. Au bout d'une heure de repos on décante le liquide, puis on place sur une lame de verre ce qui s'est déposé sur les parois et le fond de la capsule. L'observation microscopique montre, soit l'entozoaire isolé, ayant une forme plus ou moins

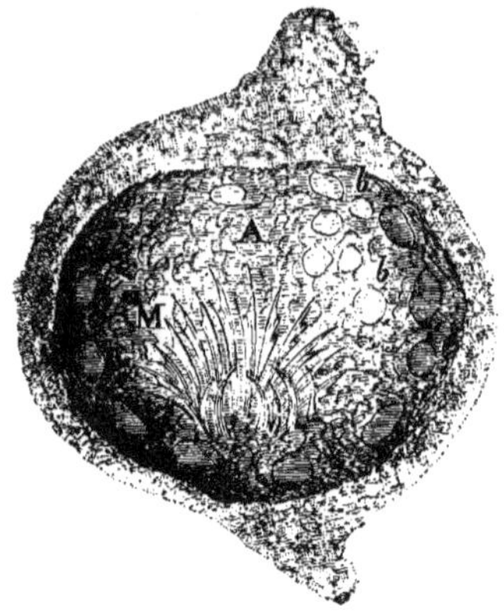

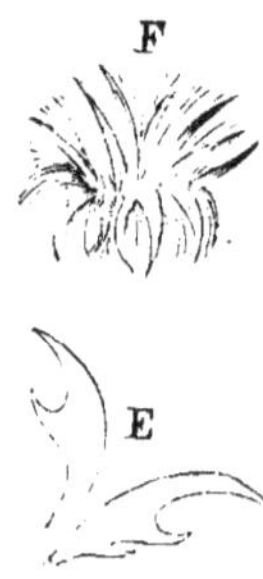

Fig. 7. — Échinocoque en voie de décomposition. b. Corpuscules calcaires; — M, Trompe et crochets de l'échinocoque.

Fig. 8. — E, Crochets de l'échinocoque altéré; — F, Aspect de la trompe dans l'échinocoque non altéré (grossissement 1000).

régulièrement sphéroïdale (fig. 7, A), d'une longueur chez la vache de $0^{mm},2$ à $0^{mm},25$ quand le tête est rentrée, ce qui est le cas le plus ordinaire, et de $0^{mm},3$ et rarement $0^{mm},4$ si elle ne l'est pas; la largeur, en toutes circonstances, est de $0^{mm},15$ à $0^{mm},18$. Toute la surface est finement granulée, mais sur les bords, en

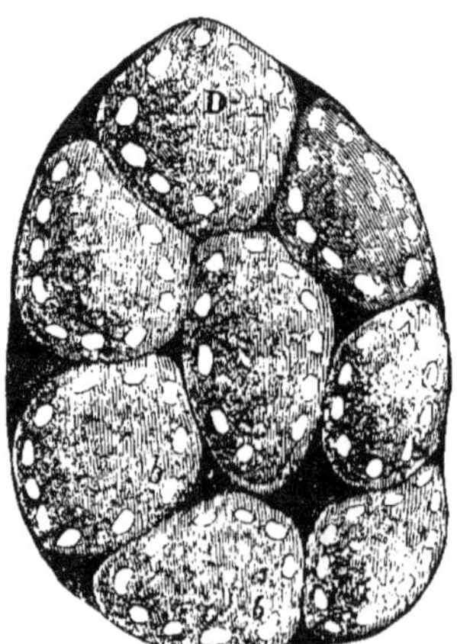

Fig. 9. — Échinocoques agglomérés.

particulier, on voit de nombreux corpuscules arrondis ou ovoïdes, corpuscules formés par du carbonate de chaux et dégageant de l'acide carbonique sous l'action de l'acide acétique (fig. 7 et 9, b), limités par deux lignes et brillants au centre. Au centre on observe une sorte de plumasseau qui constitue la trompe de l'entozoaire et qui est garni de crochets (fig. 7 M. 8, F, E).

Très souvent on les voit réunis deux à deux ou en plus grand nombre. Ils ont alors l'aspect que j'ai cherché à représenter en D, fig. 9. Pour conserver la préparation il faut avoir soin de la maintenir humectée par de la glycérine, sans quoi elle disparait rapidement et de l'animalcule il ne reste plus que les crochets microscopiques, les globules de carbonate calcaire et des cristaux variés.

Ces entozoaires introduits dans les organes digestifs de l'homme ne peuvent produire que des effets désastreux, mais l'histoire de leur développement n'est pas encore établie.

PARASITES DE LA VIANDE DE BOUCHERIE

Enfin M. le Dr Poincaré a découvert dans la viande des corps parasitaires jusqu'alors inconnus, dont les transformations n'ont pas encore été étudiées, mais qui, suivant ce savant professeur, peuvent avoir une grande influence sur la santé de l'homme.

Ces éléments, sans la moindre enveloppe kysteuse, sont embrassés entre les fibres musculaires, mais d'une façon tellement intime qu'ils paraissaient au premier abord occuper une zone de la cavité sarcolème; mais en isolant par lacération, on constate leur indépendance. Pour beaucoup, cet isolement s'opère instantanément. Ce résultat ne saurait être attribué à une véritable émigration naturelle, il s'agit plutôt d'une énucléation, avec du retrait éprouvé par le tissu musculaire. L'élément est cylindrique, il présente deux extrémités coniques dont l'une est toujours plus effilée que l'autre. Il existe un grand nombre de lignes transversales longitudinales et obliques qui semblent circonscrire de larges cellules. Les proportions moyennes sont 0^{mm},05 comme largeur et 0^{mm},28 comme longueur, mais la taille varie beaucoup et on a toujours sous les yeux des représentants des différentes périodes de croissance.

Les plus grands sont souvent contournés et peuvent même affecter la forme des nœuds que présentent parfois les lombrics. Malgré le défaut d'organisation et l'état purement granuleux, il paraît impossible de voir là une simple altération pathologique du tissu musculaire, en raison de la forme générale qui se montre constamment la même, en raison aussi de l'indépendance vis-à-vis des fibres. Quoique ces éléments n'aient pas même une organisation suffisante pour être considérés sans contestation comme embryons d'helminthes, et quoiqu'ils présentent une certaine analogie avec les grégarines, car on trouve des éléments semblables dans les muscles des porcs atteints de ladrerie, il est permis de se demander si ce n'est pas là une des phases ou métamorphoses des tænoïtes, et si ce n'est point par leur intermédiaire que la viande crue de bœuf donne le tænia à tant de malades. Comme on le voit, le microscope est appelé à rendre de grands services et à découvrir des faits importants qui, sans cet instrument précieux, seraient toujours restés ignorés.

Monsieur Poincaré a bien voulu autoriser M. Saunier, directeur du laboratoire d'hygiène, à dessiner pour moi ces éléments nouveaux découverts par le savant

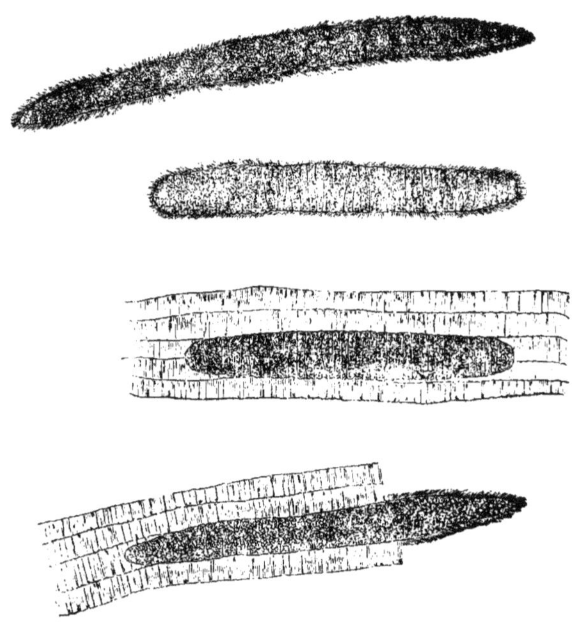

Saunier, directeur du laboratoire d'hygiène.

N° 1. Parasite isolé et allongé par développement spontané.
N° 2. Parasite isolé à l'état de plissement.
N° 3. Parasite à l'état de plissement dans le tissu musculaire.
N° 4. Parasite en voie d'énucléation spontanée.

physiologiste de Nancy dans la chair musculaire. Qu'il me soit permis de leur témoigner toute ma gratitude.

PARASITES DU PORC

Le porc semble être le réceptacle d'une multitude de parasites, extrêmement dangereux pour l'homme. La presse s'est émue de cette question, et le *Petit Moniteur* en particulier annonçait il y a peu de temps de nouveaux accidents produits en Angleterre par cette viande. On a cherché à calmer les craintes par des démentis les plus formels. Il a fallu cependant se rendre à l'évidence.

En 1880, sur les terres du duc de Portland, à Webeck, une vingtaine de personnes étaient tombées gravement malades à la suite d'un repas où l'on avait servi du jambon cuit et provenant d'un porc importé d'Amérique. Quatre personnes succombèrent, d'autres ne ressentirent aucun malaise. Les symptômes morbides ne présentèrent rien de très caractéristique (diarrhée choériforme, vomissements, douleurs musculaires, grande prostration); l'autopsie ne décela que de la congestion pulmonaire. Dans un morceau de rein examiné au microscope, « nous découvrîmes des traces d'inflammation du parenchyme, et dans les capillaires de glomérules de Malpighi, des embolies formées par des masses de Bacilles. (L'enquête médicale avait été confiée à M. Ballard, inspecteur du « local government board » de Londres. L'examen microscopique, au savant histologiste M. Klein).

En portant sur le champ du microscope, des parcelles du jambon cru et du jambon cuit incriminé, on trouva une espèce de bacille avec ses sporules; les fils bacilliens et les sporules adhéraient étroitement aux fibres musculaires et au tissu intermusculaire.

Des expériences furent faites sur des animaux : 1° par l'alimentation et par l'inoculation ou par les deux méthodes réunies; 2° par l'inoculation après culture de la matière bacillifère dans l'incubateur.

Dans presque tous les cas on provoqua la maladie et à l'autopsie l'on constata des lésions de pneumonie ou d'hémorrhagie pulmonaire.

Une seconde série d'observations porte sur quinze individus qui ressentirent des symptômes graves, après avoir mangé du gigot de porc, cuit au four, acheté dans une rôtisserie de second ordre. L'un d'eux étant mort, on constata à l'autopsie des bacilles dans le sang du cœur, dans le sang exprimé du tissu pulmonaire et dans le sang extravasé autour des alvéoles pulmonaires. Les tissus de l'estomac, de l'iléon, de la rate, du rein, renfermaient également des bacilles.

L'inoculation pratiquée sur des animaux avec ces différents liquides provoqua chez eux des symptômes morbides et souvent mortels.

Des bacilles se retrouvèrent aussi dans le sang et les divers tissus desdits animaux.

Malheureusement, sans cette circonstance, l'on ne pouvait examiner l'aliment suspecté.

MM. Ballard et Klein, en présence de ces faits, n'hésitèrent pas à admettre une affection spécifique aiguë non encore définie jusqu'ici et présentant des distinctions marquées, au point de vue des phénomènes morbides, avec les cas connus d'empoisonnement par des viandes avariées ou trichinées. (*Journal d'hygiène*, 18 octobre 1881.)

Un savant de Berlin, au cours d'une expérience au microscope, vient de découvrir, dit le *Good Health*, un nouveau parasite du porc qu'il décrit comme « un petit ver semblable à une sangsue, très différent de la trichine » et qui n'est pas encore connu; les vers rampent dans les parties musculaires, quelquefois se mouvant avec rapidité. Un journal allemand tout récent contient une description détaillée de cette nouvelle découverte, avec illustration à l'appui.

Décidément, comme on va le voir, la viande de porc est dangereuse. Mentionnons à cette occasion la remarquable conférence faite le 26 avril par M. Simonnin sur les mesures prises par le gouvernement. « Chicago, dit-il, exporte en Europe par an 6 millions de porcs qui sont entassés dans des « maisons de massacre » où un seul boucher en aurait abattu dans l'année 1,500 000 pour sa part.

» Les viandes américaines, dit en terminant le savant rédacteur scientifique de la *République française*, ne font aucune concurrence aux viandes françaises, attendu qu'elles permettent à ces dernières de se vendre plus cher et en aussi grande quantité; ainsi donc, ceux qui ont cherché à entraver l'extension de ce commerce et à l'arrêter même complètement ne peuvent être que des ennemis du progrès et du bien-être général, ou des favorisateurs du monopole et de l'accaparement, ces deux grands ennemis du *bon marché*. » (*Journal d'hygiène,* n° 26, mai 1881.)

Choléra des poules et des porcs. — Les poules sont quelquefois frappées d'une maladie épidémique toujours mortelle, qui porte le nom de choléra des poules. Cette épizootie a été étudiée par M. Pasteur, qui a découvert le germe morbide, être microscopique qui, élevé dans certaines conditions, perd de sa virulence. Il peut alors être inoculé sans provoquer d'accidents mortels ; de plus, il devient ainsi le préservatif, le vaccin en quelque sorte du choléra morbide.

En Amérique, les porcs sont atteints d'une affection analogue qui a été étudiée par le Dr H. B. Baker, membre du bureau d'hygiène de Mihigan. Ce savant a constaté que la maladie s'était propagée par contagion aux rats, aux souris, aux agneaux, aux pourceaux, aux poules.

Sans pouvoir affirmer que cette maladie soit transmissible à l'homme, M. le Dr Baker a constaté que les personnes qui avaient mangé de la viande de porc malade (où l'on ne trouvait cependant aucune trace de trichine) avaient été sérieusement affectées.

Or, cette épizootie, en 1878, avait déjà frappé dans la Caroline du Sud 260 000 sujets. Jusqu'ici on n'a pas encore établi la véritable étiologie. On invoque l'accumulation exagérée des animaux dans les porcheries, la stabulation ou manque d'exercice, le défaut de croisement dans les reproducteurs, l'alimentation exclusive avec du blé de Turquie plus ou moins bien conservé.

Il est positif que cette alimentation exerce une influence fâcheuse sur la qualité des viandes et des lards ; au moment de leur préparation on sent une odeur nauséeuse caractéristique (E. Salmon). Tous les tissus, et principalement les muqueuses intestinales et pulmonaires, sont farcis d'helminthes du genre *Strongylus elangatus* (Ch. Keyer).

Trichinose. — D'après M. Colin, un kilogramme de porc trichiné peut contenir jusqu'à cinq millions de trichines enkystées, dont chacune introduite dans le tube digestif s'y développe, y devient sexuée et y verse, en cinq ou six jours, plus de cent embryons qui perforent la muqueuse intestinale, pénètrent à l'intérieur des capillaires et se laissent emporter dans le courant circulatoire, jusque dans l'épaisseur des muscles, où ils se fixent, se creusent une loge et s'enkystent, jusqu'au jour où ils trouveront un milieu favorable à l'évolution de la deuxième partie de leur existence.

« La marche et la gravité de la maladie sont en rapport direct avec l'intensité de la cause infectante (trichine libre ou enkystée) et la promptitude de la diffusion des embryons dans les fibres musculaires.

» L'étiologie de l'affection est des plus manifestes ; on la reproduit à volonté sur le chat et le lapin.

» Le diagnostic direct se fait par l'exportation d'un petit faisceau de fibres musculaires au moyen du harpon de Middeldorpff.

» Jusqu'à ce jour on ne connaît pas encore l'agent thérapeutique capable de tuer sur place les jeunes trichines.

» Le traitement indirect de la maladie consiste à combattre les complications et à favoriser les actions réparatrices de l'organisme. » (*Journal d'hygiène*, 10 mars 1881.)

Suivant M. Colin (d'Alfort) et M. Jules Guérin, le rat d'égout serait le point de départ de la trichine.

« Ne serait-il pas possible d'aller au-delà de ces faits et de rechercher par une série d'expériences la véritable origine de la trichine du rat ? Sont-ce les substances dont se nourrit ce rongeur qui renferment la trichine ou la produisent, ou bien est-ce le rat lui-même qui l'engendre ou l'apporte en naissant ? — C'est un problème que je pose à l'expérimentation et qui ne me paraît pas absolument au-dessus de nos moyens. » (M. Jules Guérin, *Académie de médecine*, 15 février 1881.) M. Chatin fils a prouvé expérimentalement que la trichine ne peut infecter la plupart des animaux ; mais M. Colin croit que pour revenir à l'homme, il faut l'intermédiaire du porc.

Jusqu'alors la question de la trichine nous avait laissé assez indifférents en France ; mais la saisie d'une quantité considérable de lard et de jambons trichinés a soulevé une véritable tempête dans le monde gouvernemental et le monde scientifique.

Pour les uns, la prohibition absolue des viandes d'Amérique est une nécessité absolue ; pour les autres, il suffit de recommander de faire cuire longtemps la viande de porc.

Ce débat a donné lieu à une discussion des plus intéressantes à l'Académie de médecine (séance du 23 février). M. Colin a fait un certain nombre d'expériences pour rechercher l'influence de la salaison sur la viande de porc, ce qui lui a permis d'arriver à cette conclusion : Que la salaison finit toujours par tuer les trichines, mais qu'il est impossible de savoir exactement au bout de combien de temps, et que, par conséquent, le danger est d'autant plus grand que la salaison est plus récente. L'action de la chaleur est une garantie plus sérieuse. Le rôtissage à feu nu n'a tué les trichines qu'après avoir été porté au-delà du point habituel pour le bœuf et le mouton. Le rôtissage incomplet et l'ébullition de courte durée, qui laissent au centre des parties saignantes ou seulement rougeâtres, sont insuffisants. De là le danger de faire usage, n'importe sous quelle forme, de la viande de porc soumise à une cuisson imparfaite.

A la suite de cette communication, M. Valier lit un mémoire sur la résistance des trichines à la chaleur. D'après ses expériences, une cuisson prolongée pendant quatre heures au moins est nécessaire pour les pièces d'un poids inférieur à six kilogrammes (la chaleur ne doit pas être inférieure à 60°) ; au-dessus de ce poids, l'ébullition doit être continuée cinq heures.

Il y aurait toutefois inconvénient à exagérer ces recommandations, car après six heures de cuisson, un jambon de 5 200 grammes avait perdu 1 300 grammes, soit le quart de son poids. Même après une ébullition aussi prolongée, la chair conserve sa couleur rouge caractéristique qui tient sans doute au sel qui l'imprègne et particulièrement au nitrate de potasse ; cette coloration n'est donc pas la preuve que la cuisson ait été insuffisante pour détruire les trichines.

Partant de ces données, M. Davaine ajoute :

« On voit donc que les trichines sont toutes parfaitement mortes lorsque l'on sert le jambon sur nos tables. Quant aux morceaux de moindre volume, personne, je pense, ne conteste l'efficacité de la cuisson telle qu'on la pratique en France.

» Depuis sept ans, il est constaté que les jambons importés d'Amérique contiennent des trichines dans la proportion de 2 à 25 pour 100. Dernièrement les jambons examinés à Paris étaient infestés de trichines dans la porportion de 8 pour 100. Or on a importé en 1880 39 millions de kilogrammes de porc. A 8 pour 100, c'est environ 2 millions de kilogrammes de viandes trichinées qui ont été consommés en 1880. Je demanderai à nos conseils d'hygiène publique combien, dans cette année 1880, il y a eu de cas de trichinose en France.

» Il ressort de ce qui précède que la terreur qu'inspire aujourd'hui la trichinose est certainement très exagérée, et que si l'Académie y prenait une part trop marquée avant la production de faits nouveaux, elle risquerait de compromettre sa considération et son autorité. »

M. Jules Guérin a résumé le débat : « Il y a dans cette discussion, dit-il, deux questions distinctes : l'une d'économie politique, l'autre d'étiologie générale. Au point de vue de l'économie politique, la crainte qu'inspire la trichinose fait prendre des mesures sanitaires qui lèsent de grands intérêts commerciaux. Ces mesures sont-elles justifiées par les notions scientifiques dont elles découlent? Il en est des épidémies de trichinose comme de toutes les épidémies en général : elles sont sujettes à des interruptions dont les causes nous échappent. C'est avec raison que l'Académie ne veut pas donner, sans de grandes réserves, son assentiment à des mesures préventives sévères qui pour toutes les épidémies, pour le choléra comme pour la trichinose, lèsent des intérêts souvent très considérables. »

Toute la presse scientifique s'est associée à cette déclaration, ce qui a donné lieu à des articles intéressants de MM. le baron Larrey, Bouley, de Pietra-Santa, Cornil, Dechambre, etc., etc.

Depuis, M. J. Chatin a repris l'étude de cette question et a publié à ce sujet une note très intéressante que je crois devoir reproduire :

» La forme larvaire de la trichine a toujours été caractérisée par une remarquable résistance vitale ; les recherches anciennes concordant pleinement sur ce point, ce n'est pas sans quelque surprise que l'on a vu récemment soutenir la thèse inverse et accorder une innocuité complète aux viandes soumises aux pratiques usuelles de la salaison.

» Cette doctrine paraît malheureusement peu conforme à la réalité des faits et se trouve d'ailleurs contredite par l'observation directe et par les résultats expérimentaux.

» Lorsqu'on examine les salaisons de provenance étrangère, dont l'importance a si considérablement augmenté dans ces dernières années, on est frappé de l'aspect tout spécial sous lequel se présentent les kystes à trichines. L'ensemble des caractères permet de penser que les nématodes s'y trouvent à l'état absolu d'intégrité fonctionnelle, car on sait que leur passage de la vie latente à la mort s'exprime habituellement par d'importantes modifications dans la texture du kyste : la matière grasse s'accumule rapidement, puis des granulations calcaires apparaissent et ne tardent pas à se multiplier, effaçant tout vestige de la constitution originelle. Or, ceci ne s'observait aucunement dans les nombreux échantillons que j'ai pu étudier : les kystes étaient intacts, montrant à peine çà et là quelque vague tendance à la formation stéatogène, mais n'offrant aucune trace de crétification. Parfois même j'ai retrouvé, dans les masses musculaires, des trichines offrant encore la forme embryonnaire, particularité qui semble indiquer que l'helminthiasis et la dissémination des jeunes parasites avaient dû précéder de fort peu de temps le moment où le porc avait été abattu. Telles sont les notions fournies par l'examen micrographique, et l'on voit si elles sont favorables à la théorie qui refuse toute action nocive aux salaisons.

» Cependant de semblables preuves ne sauraient suffire ; il convient, pour rendre la démonstration complète, de les corroborer par les résultats expérimentaux.

» La méthode généralement suivie dans ce cas ne laisse pas de soulever de sérieuses objections. On se borne à chauffer la viande trichinée à 40 ou 45 degrés, puis on cherche a découvrir dans les larves enkystées quelques indices de mouvements. Si ces manifestations apparaissent, on admet que les trichines étaient vivantes : dans le cas contraire, on les considère comme mortes, et l'on regarde dès lors comme inoffensive la viande qui les renfermait. Cette dernière conclusion ne peut être acceptée sans réserve, l'action de la chaleur ne faisant intervenir qu'une des conditions réunies dans le milieu nécessaire au développement ultérieur de la larve. Pour apprécier la vitalité de celle-ci il faut la transporter dans un organisme propre à assurer la réalisation de la forme parfaite. On juge alors de l'état et des effets de la trichine agame en suivant son développement et en observant la trichinose dans la plus redoutable de ses périodes, dans la phase intestinale. Cette phase revêt généralement un remarquable caractère de gravité lorsqu'on fait usage de viandes semblables à celles que je viens de mentionner. Les faits suivants permettent d'ailleurs de s'en convaincre aisément.

» Des cobayes reçurent dans leur alimentation une faible quantité de porc salé, d'origine étrangère : les premiers jours se passèrent sans modification notable dans l'état général ; vers le quatrième jour, la diarrhée commença et s'accentua rapidement : le huitième jour, l'un des animaux mourut ; un autre succomba el quinzième jour.

» A l'autopsie, on trouva tous les signes d'une entérite aiguë : en outre, et l'importance de ce détail n'échappera à personne, l'intestin renfermait de nombreuses trichines adultes et sexuées, présentant tous les caractères distinctifs de l'espèce. Les femelles fécondées montraient, par transparence, les embryons normalement développés ; ceux-ci se trouvaient également dans les matières intestinales et dans les déjections. Chez le cobaye mort le quinzième jour, l'examen des muscles fit découvrir de jeunes trichines déjà parvenues dans le tissu contractile, mais non encore enkystées.

» Les résultats de l'observation et ceux de l'expérience conduisent donc à des conclusions identiques ; aussi peut-on facilement apprécier la signification qu'il convient de leur attribuer. »   (*Bull. de thérap.*)

Cette question n'a pas seulement ému la France.

A Bruxelles, le ministre de l'intérieur, M. Rolin Jacquemyns, interpellé à propos du récent décret rendu sur la proposition de M. Tirard, a répondu : « L'Académie de médecine et le Conseil d'hygiène entendus, il n'est pas dans l'intention du gouvernement de prendre à son tour des mesures préventives et prohibitives, aucun cas de trichinose ne s'étant encore présenté en Belgique. »

A Londres, M. Mundella a déclaré au nom du gouvernement de la reine « que la prohibition du porc salé en Angleterre serait une mesure grave qui porterait un préjudice considérable aux classes pauvres.

« Nous avons agi sagement en refusant de suivre la France dans la nouvelle voie où elle vient de s'engager. » (*Hare done quite righthly in refusing to fellow the course just taken by the french Gorernment.*)

En Allemagne, où la trichine a surtout fait des ravages, les syndicats et les corporations des bouchers ont formé des compagnies d'assurances pour se préserver des viandes malsaines.

A Magdebourg on a promulgé l'arrêté suivant :

« Quiconque tue ou fait tuer un porc est tenu de le faire examiner microscopiquement par un expert nommé par les autorités à cet effet; et ce ne sera qu'en présence du certificat donné par l'expert après vérification faite, que le porc ne contient pas de trichine, que la viande pourra être vendue ou préparée pour la nourriture de l'homme. Celui qui contrevient à cette ordonnance encourt une amende de 5 à 10 thalers (18 fr. 75 à 35 fr. 50). »

A Turin, le syndic, M. Ferraré, a fait prendre un arrêté reproduit par la *Gazette de Turin* du 7 mars, et dont voici les principales dispositions :

« L'importation des porcs et de leurs viandes préparées et conservées de toute façon provenant des ports des États-Unis d'Amérique est prohibée dans le royaume jusqu'à nouvelle disposition.

» Les agents de la police municipale pourront, avec l'assistance des membres de la sûreté, vérifier les viandes de porc chez les vendeurs et agir suivant les instructions qu'ils auront reçues, s'ils en trouvent de trichinées ou de suspectes.

» Les viandes de porcs introduites aux barrières et aux quais des chemins de fer seront scellées avec plomb et transportées par les déclarants au bureau de santé de l'abattoir pour y être examinées. »

En France, grâce à Dieu, les cas de trichinose s'observent rarement sur nos porcs indigènes ; mais il n'en est pas ainsi partout.

Leuckart, en centralisant les statistiques des villes où l'inspection microscopique a été organisée contre la trichinose, a noté qu'à Gotha on trouvait un porc trichiné sur 1/800 ; à Hall, 1/300; à Schwerin, 1/550 ; à Copenhague, 1/465 ; à Rostock, 1/340 ; à Stockholm, 1/266; à Kiel, 1/260 ; à Lienkoping (Suède), 1/63.

En Amérique, la trichinose serait encore plus fréquente : à Chicago, sur 1400 porcs examinés on en trouva 28 infectés, c'est-à-dire 1/50 ; sur 200 jambons importés d'Amérique en Suède, il y en avait 20 trichinés, c'est-à-dire 1/10.

Il faut rechercher la trichine spécialement dans les muscles du diaphragme, des masséters, des muscles laryngés, des intercostaux, des muscles de l'avant-bras et de la jambe ; on fait à l'aide de ciseaux fins, de minces coupes dans le sens des fibrilles et le plus près possible de leur terminaison. Ces coupes sont étalées sur une plaque de verre, au centre d'une goutte d'eau, dilacérées à l'aide d'aiguilles imbibées d'acide acétique ou de glycérine, recouvertes d'une lamelle et mises au point.

Si la viande est trichinée on aperçoit le *Trichina spiralis* cylindrique, filiforme, long de 1 millimètre, un peu effilé vers l'extrémité buccale. Sa peau, assez épaisse, est homogène, transparente, ridée transversalement. On l'observe quelquefois en kystes dans de petites granulations calcaires, dont le milieu est occupé par *la trichine roulée en spirale*. (Voir fig. 11.)

Dans ces derniers temps, un savant russe, M. Tikhomiroff, a décrit une méthode de dissociation des fibres musculaires destinée à faciliter la recherche des trichines. La viande suspecte est coupée en petits fragments, puis mise à digérer pendant une demi-heure dans un mélange de quatre parties d'acide azotique pour une de chlorate de potasse; il suffit ensuite de porter les fragments de muscle dans un flacon rempli d'eau distillée et d'agiter avec force; les muscles se dissocient en fibrilles très minces dont quelques-unes présentent sur leur longueur des renflements fusiformes assez facilement perceptibles, même à l'œil nu, et qui ne sont autre chose que des trichines enkystées, ainsi que permet de s'en assurer le plus simple examen microscopique.

Quoi qu'il en soit, cette méthode restera toujours un procédé de laboratoire.

Pour terminer, voici quel est le procédé recommandé par la préfecture de police pour la recherche de la trichine.

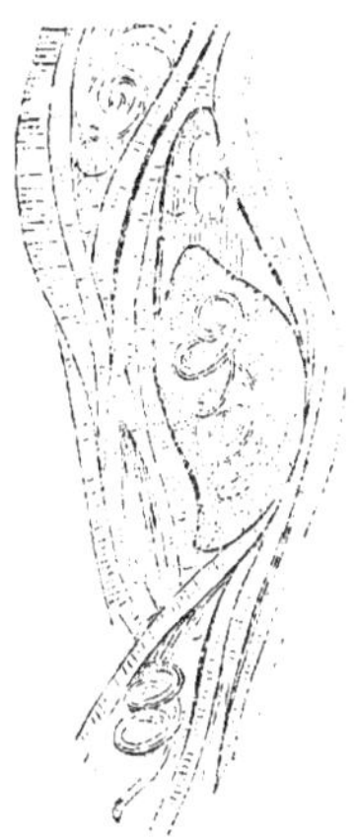

Fig. 11. — Trichines enkystées.

Les trichines se trouvent surtout dans les parties musculaires, principalement près des os et des tendons. Pour les chercher, on procède de la manière suivante : à l'aide d'une sonde-trocart ou de ciseaux fins on prélève un échantillon de la grosseur d'un grain de millet; on dispose cette prise d'essai sur une lame de verre, on ajoute une goutte d'eau ou mieux d'une solution de potasse 1/10, puis on recouvre d'une seconde lame; en appuyant légèrement sur la lame supérieure on amincit la préparation. Celle-ci est placée sur le porte-objet du microscope et examinée avec un grossissement de 80 à 120 diamètres, en donnant un mouvement de va-et-vient de manière à faire passer toutes les parties dans le champ d'observation.

Les kystes se voient très facilement et donnent de précieuses indications; cependant on ne doit conclure affirmativement que si les trichines s'aperçoivent bien nettement; il importe de ne pas confondre ce parasite avec des fibrilles musculaires; ces dernières montrent toujours, avec un grossissement de 120 diamètres, des stries transversales caractéristiques du tissu musculaire. (*Ann. d'hyg. publ.*)

Ladrerie du porc. — « Les caractères qui permettent de reconnaître la viande de porc ladre sont très difficiles à saisir pour tout autre qu'un spécialiste : la chair et la graisse ont le même aspect, la même consistance que dans l'animal sain ; ce n'est qu'avec une grande attention qu'on peut reconnaître, entre les faisceaux des fibres musculaires, les cysticerques qui se présentent, dans la viande fraîche, sous forme de petits kystes de 4 à 5 millimètres de diamètre, demi-transparents, avec une tache blanche opaque sur un des côtés et, dans la viande salée, sous forme de petits corps arrondis, rosés, du volume d'un grain de mil, constitués par le scolex enveloppé de la membrane du kyste dont le liquide a disparu.

» Si l'animal est vivant, la maladie peut être reconnue à l'examen de la face inférieure de la langue, dont la fine muqueuse est soulevée de place en place par les vésicules transparentes qui constituent les cysticerques ladriques; cette opération, connue depuis fort longtemps sous le nom de langueyage, est obligatoire sur un grand nombre de marchés de porcs.

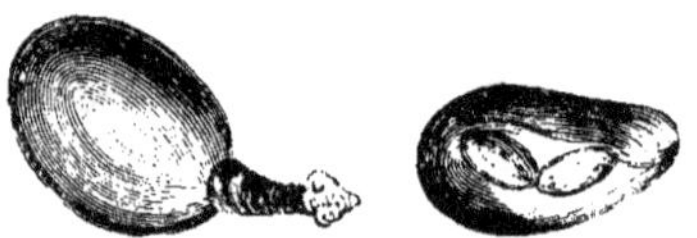

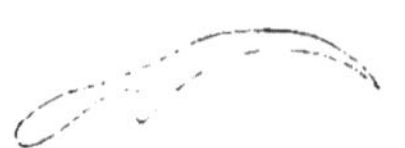

Fig. 12. — Scolex du porc.   Fig. 13. — Crochet du scolex.

» Les porcs contractent cette maladie en avalant les œufs du *Tœnia solium* ou ver solitaire. Pendant leur trajet dans l'intestin ils éclosent en donnant naissance à un embryon court, sans articulations, muni de six crochets, à l'aide desquels il se fraye un passage à travers les tissus pour s'y enkyster et constituer cet être de transition nommé *scolex*. Celui-ci est une petite vésicule A logeant dans son intérieur un prolongement qu'il fait saillir et qui porte la tête de l'animal B. Cette tête C, presque identique à celle du ténia à l'état parfait, est armée comme elle de ventouses et de crochets D. Cette vésicule, qui constitue le cysticerque du cochon (*Cysticercus cellulosæ*), n'est qu'un des états de formation du ténia. Contenue dans la chair du porc, elle y vit à l'état latent, mais lorsque cette chair vient à servir d'aliment à l'homme, le scolex se développe chez celui-ci, atteint son état parfait et forme le ver solitaire. » (Chevalier et Baudrimont.)

Ladrerie du bœuf. — Cette affection a pour cause la présence dans les muscles de cysticerques du ténia inerme de l'homme (*Tœnia mediocanellata*); cette affection a été très rarement observée, au moins en France. Jusqu'ici MM. Cauvet et J. Arnould ont pu, seuls, recueillir sur le bœuf ce cysticerque dont le scolex a tout à fait les caractères de la tête du ténia inerme dont on connaît mieux l'histoire et que l'on observe bien plus fréquemment depuis que l'usage de bœuf cru ou saignant s'est généralisé.

Voici le résultat de l'examen des porcs en Prusse pendant l'année 1879, au point de vue de la trichine et de la ladrerie :

Nombre de porcs examinés.	Nombre de porcs trichinés.	Nombre de communes où les porcs ont été trouvés trichinés.	Nombre de viandes américaines trichinées.	Nombre de porcs ladres.	Nombre des examinateurs officiels de la viande.
3.164.656	1.938	714	3.120	9.669	17.413

Il était important au point de vue de l'hygiène de rechercher si la viande des animaux atteints de ladrerie peut servir à l'alimentation. Cette question a été étudiée par M. Joltrain dans le *Journal d'hygiène* du 29 juin 1881. Voici cet article intéressant à tous les points de vue.

La Ladrerie du porc. — Les Langueyeurs. — Dans un de nos derniers Bulletins des Conseils d'hygiène, nous avons appelé l'attention de nos lecteurs sur un Rapport présenté par M. le Dr Lauriol, au Conseil de salubrité de Vaucluse et ayant pour objet la consommation de la viande de porc ladre. Les conclusions de ce rapport étaient ainsi formulées :

« A tous les points de vue, la viande du cochon ladre n'est pas impropre à la consommation. Elle est plus fade et moins nourrissante, mais elle ne développe pas les maladies dont on l'a accusée, exception faite de la production du ver solitaire, qui est dans des conditions si restreintes qu'elle ne constitue pas un danger public. »

Nous devons revenir aujourd'hui sur ce sujet, et faire remarquer que cette opinion du Dr Lauriol est absolument contraire à la doctrine admise par le Conseil d'hygiène publique et de salubrité du département de la Seine. Nous en trouverons une preuve dans le remarquable rapport que M. Bezançon vient de présenter au préfet de police sur les travaux de cette assemblée depuis 1872 jusqu'à 1877. Un procès-verbal ayant été dressé en 1876 contre un charcutier de Vincennes qui avait mis en vente de la viande de porc ladre, l'affaire fut soumise à l'avis du Conseil d'hygiène qui, à la suite d'un rapport de M. Bouchardat, proposa de poursuivre le charcutier devant le tribunal correctionnel en vertu de la loi du 27 mars 1851. Le Conseil reconnaissait, en effet, que les cysticerques du porc ladre se transforment dans le corps de l'homme en *tænia solium* ou *armé*. Le tribunal correctionnel de la Seine condamna le charcutier de Vincennes à trois mois de prison, 50 francs d'amende et à l'affichage du jugement.

Ce n'était pas d'ailleurs la première fois que le Conseil de salubrité de la Seine avait été saisi de la question ; toujours il s'était prononcé pour l'interdiction de la vente.

Un avis semblable avait été émis par l'École de médecine en août 1809, dans un rapport adressé en son nom au ministre de l'intérieur : « L'état de la maladie, lisons-nous dans ce rapport, est caractérisé par des vésicules qui se font apercevoir d'une manière très évidente sur les côtés et au-dessous de la langue. La chair ne peut être salée ; elle cuit mal et est susceptible de provoquer des vomissements et des diarrhées. On doit proscrire entièrement le porc dont la ladrerie a été portée au dernier degré.

Nous avons déjà rappelé, d'après M. le Dr Lauriol, les expériences faites par un médecin russe qui, après avoir donné à des condamnés à mort des cysticerques de porc ladre, avait retrouvé à l'autopsie de ces condamnés un nombre de ténias égal à celui des cysticerques ingérés. Il y a lieu de rappeler également ici les expériences dues à Kuchenmeister et à Haubner, et tendant à prouver que le cysticerque ladrique et le tœnia solium sont deux phases successives du développement du même animal.

Des anneaux de tœnia solium furent donnés à plusieurs reprises à trois cochons de lait. Ces animaux furent tués quelques jours après, et on reconnut chez tous les trois de nombreux cysticerques dont le développement plus ou moins avancé, correspondait aux époques de l'introduction des œufs de ténia. Un quatrième cochon de la même portée, qui n'avait pas ingéré d'œufs de ténia, ne présenta aucune trace de cysticerque.

Nous avons dit plus haut que l'École de médecine s'était prononcée en 1809 pour l'interdiction absolue de la viande de porc dont la ladrerie est portée au troisième degré. On sait, en effet, que cette maladie subit trois périodes bien distinctes. Il semblerait résulter de l'avis de l'École de médecine que dans les deux premières périodes, la viande peut être consommée sans grand danger. Cette opinion fut également émise le 22 février 1852, par M. le Dr Delafont, devant le tribunal correctionnel de la Seine, dans les circonstances suivantes :

Un charcutier avait été traduit devant la 6e chambre pour avoir mis en vente de la viande de porc ladre. Le procureur de la République chargea, en qualité d'expert, M. le Dr Delafont, d'examiner les viandes qui avaient été mises en vente, et de faire connaître si, à son avis, elles pouvaient être considérées comme nuisibles à la santé. Les conclusions de la déposition que fit à ce sujet le savant professeur peuvent être ainsi résumées :

Quand la ladrerie est au premier degré, les vers sont peu nombreux et la viande mangée fraîche est également sans danger, mais on a de la peine à la conserver; enfin au troisième degré, les vers sont nombreux, la viande perd sa saveur, est d'une digestion difficile, donne la diarrhée et ne doit pas paraître sur les marchés. A la suite de cette déposition, le tribunal condamna le prévenu à deux mois de prison et à 50 fr. d'amende [1].

On voit par les deux jugements cités ci-dessus que le tribunal correctionnel de la Seine se montre toujours rigoureux contre ceux qui mettent en vente de la viande de porc ladre. Mais les tribunaux n'ont pas tous jugé de même. C'est ainsi que la cour d'appel de Bordeaux, par un arrêt en date du 26 juillet 1854, a décidé au contraire que la viande de porc atteinte de ladrerie, mais non corrompue, ne constitue pas le délit prévu et puni par la loi du 27 mars 1851.

Quoi qu'il en soit, si sévère que puisse paraître la jurisprudence du tribunal correctionnel de la Seine, il faut reconnaître qu'elle est loin d'atteindre la rigueur des peines encourues autrefois par ceux qui commettaient le même délit.

Le 28 mai 1716, un sieur Antoine Dubout fut condamné par arrêt de la Chambre de justice « à faire amende honorable, nu, en chemise, la corde au cou, tenant en ses mains une torche de cire ardente, du poids de deux livres, ayant écriteau devant et derrière, portant ces mots : « Directeur des boucheries, qui a distribué des viandes ladres aux soldats. » Le même arrêt condamnait en outre Dubout à 50,000 livres d'amende et à dix années de bannissement, et lui interdisait de prendre part à l'avenir au commerce des boucheries.

Puisque nous avons été amené à remonter aux temps antérieurs, profitons-en pour rappeler un service auquel les vendeurs de porcs étaient obligés d'avoir recours autrefois et qui est devenu facultatif aujourd'hui : nous voulons parler du service du langueyage.

---

1. Jugement cité dans le journal *le Droit*, numéro du 25 février 1852.

Nous avons dit déjà que la ladrerie du porc se manifeste par des vésicules qui se font apercevoir d'une manière très apparente au-dessous de la langue. On peut donc, en examinant attentivement la langue de l'animal, voir s'il est atteint de cette maladie. C'est dans cette opération que consiste le langueyage, et ceux qui la pratiquent sont appelés langueyeurs.

Ils procèdent de la façon suivante : L'animal est saisi par le pied gauche de devant et maintenu renversé sur le côté droit. Au moment où la gueule est ouverte, le langueyeur introduit entre les mâchoires un bâton qui est maintenu par un aide. Il prend alors un linge sec et saisit de la main gauche, par-dessus le bâton, la langue qu'il attire à lui. Il l'examine avec soin, puis il fait passer plusieurs fois les doigts de la main droite sur l'étendue des bords et de la face inférieure, pour contrôler par le toucher les résultats donnés par la vue.

Autrefois les règlements de police prescrivaient le langueyage sur tous les marchés à porcs. Il existait sur ces marchés un service officiel de langueyeurs assermentés, qui exerçaient au nom du roi, et avaient le titre de chevaliers jurés langueyeurs de porcs.

Les bouchers étaient alors, à Paris, les seuls qui vendaient toutes les viandes, celles de porc comme les autres, et qui avaient en conséquence le plus d'intérêt à n'être pas trompés dans les achats qu'ils faisaient. Ils avaient leur justice, que le chef ou maître de la grande boucherie exerçait sous l'autorité du prévôt de Paris. C'était le chef des bouchers qui choisissait les langueyeurs et leur donnait des commissions.

Le premier règlement connu à ce sujet est une ordonnance du prévôt de Paris, Hugues Aubriot, et porte la date du 22 novembre 1375. Il est ainsi conçu : « Que nul ne s'entremette de langayer pourceaux jusques à ce qu'il ait esté témoigné estre expert et connaissant en ce par le maistre des bouchers de la grande boucherie, et qu'il n'ait été appleigé suffisamment de dix livres parisis. »

Une autre ordonnance du prévôt de Paris du 24 septembre 1517 indique les mesures que devaient prendre les langueyeurs à l'égard d'un porc reconnu ladre : « On enjoint à tous les langueyeurs que tous les porcs qu'ils trouveront au marché de Paris sursemés, engrenez, qui ayent playe en la langue, dont ils seront requis langayer, qu'ils les marquent à l'oreille, et que tous les autres pourceaulx qui seront trouvés avoir bosses ou apostumes, qu'ils leur coupent le bout de l'oreille tout jus, sur peine d'amende arbitraire »

Un arrêt du parlement du 13 février 1601 confirme les règlements antérieurs qui avaient pour objet de rendre, pour les porcs mis en vente, le langueyage obligatoire. Il décide « que tous les porcs vendus aux marchés et estables de la ville et de ses faulxbourgs seront langueyés par les langueyeurs, les ladres et sursemés, marqués. Que les porcs directement amenés des champs aux bourgeois ne seront pas soumis au langueyage ; que les langueyeurs recevront douze deniers parisis pour chaque porc sain et douze deniers tournois par porc ladre. »

Enfin un nouvel arrêt, en date du 22 février 1677, maintient le langueyage comme obligatoire et porte à 20 deniers tournois par porc le prix de cette visite.

Au XVIIIᵉ, le langueyage cesse en grande partie d'être un fait officiel et administratif, il devient facultatif. En avril 1708, un édit du roi supprime les offices de langueyeurs qui sont remplacés par des jurés inspecteurs et contrôleurs de porcs.

Aujourd'hui, le langueyage n'est plus une visite légalement exigible. L'Administration a cessé de rendre cette mesure obligatoire, par cette raison que l'acheteur est seul intéressé à faire subir aux porcs l'examen nécessaire pour constater qu'ils ne sont pas atteints de ladrerie, et qu'il ne saurait être contraint d'employer pour cette opération une personne dans laquelle il pourrait ne point placer toute sa confiance. Des langueyeurs existent encore dans un grand nombre de contrées ; mais ils ne sont plus officiellement reconnus, et les éleveurs ont rarement recours à leurs services. Le langueyage, en effet, fatigue les animaux, les fait maigrir, et il n'est pas sans exemple qu'un porc soit mort subitement à la suite de cette opération.

Du reste, il faut remarquer que dans bien des cas ce procédé n'a pas une certitude absolue. Les éleveurs qui le connaissent ont souvent soin de crever les vésicules sublinguales, et de faire ainsi disparaître les signes de la ladrerie. En outre, il peut arriver qu'à l'autopsie un porc, qui ne présentait aucun grain visible sur la langue, soit reconnu ladre. Bien que le fait soit rare, il se rencontre quelquefois.

Pour résumer notre opinion au sujet de la mise en vente des viandes de porc ladre, nous croyons avec M. le professeur Delafont qu'elle doit être absolument interdite, quand la maladie a atteint le troisième degré. Mais lorsqu'elle n'est qu'à son début, que les cysticerques sont peu nombreux, et encore à l'état rudimentaire, qu'il ne s'en trouve pas dans le tissu musculaire, nous pensons qu'il suffit d'enlever les parties atteintes et d'opérer un épluchage après lequel les parties saines pourront être, sans inconvénient, utilisées pour l'alimentation.

A. JOLTRAIN,

Secrétaire de la Rédaction.

Altérations dues aux poisons et aux médicaments. — Le traitement des différentes maladies que nous venons de signaler exige l'emploi de poisons et de médicaments. Lorsque les animaux sont sacrifiés pendant la médication, la viande doit être rejetée, malgré les assertions de M. Decroix. Cet ardent défenseur des viandes malsaines prétend qu'on peut manger impunément de la viande d'un cheval morveux auquel on a donné de l'arsenic jusqu'à empoisonnement.

« Je n'irai pas jusqu'à dire qu'il faille manger de la viande viscérale, le foie, le cœur, mais pour ce qui est de la viande musculaire, je déclare que je ne me laisserai jamais mourir de faim à côté d'un animal mort de cette façon. »

Il m'est impossible de partager la confiance de ce savant, car dans la médecine vétérinaire, l'arsenic s'administre à forte dose, un à deux grammes par jour, et cela pendant longtemps. Or, l'arsenic s'élimine fort lentement, et si ce poison se localise particulièrement dans le foie, le cerveau et certains organes, il résulte des belles expériences de M. Ritter qu'on en retrouve partout, dans les muscles et même dans les os. Il est donc impossible de tolérer la vente d'animaux ayant suivi un régime arsenical.

M. Barret, vétérinaire distingué, a observé sur des veaux deux cas d'empoisonnement à la suite de lotions de tabac. Ayant saigné les animaux avant que la mort arrive, il a pu manger la viande sans inconvénient.

Mais il est certains médicaments qui laissent à la chair une odeur et un goût désagréables qui paraissent décuplés par la cuisson ; par exemple l'éther, l'ammoniaque, l'assa fœtida, le camphre et l'essence de térébenthine. Les animaux qui ont été traités par ces substances ne peuvent servir à l'alimentation.

INFLUENCES ATMOSPHÉRIQUES

La viande la plus saine peut subir, sous l'influence de l'air, des altérations qui la rendent impropre à l'alimentation.

On trouve encore sous ce rapport des renseignements précieux dans le travail de MM. Bouley et Nocard.

« L'action directe du *soleil* sur la viande la dessèche, la noircit, la ratatine, lui forme une véritable croûte sous laquelle la viande est intacte, sauf une petite quantité d'eau enlevée par évaporation; pour ne pas perdre sa marchandise, le boucher sait fort bien la décortiquer, la dépouiller de cette enveloppe noire, sèche et coriace, sous laquelle la viande a conservé tous ses caractères de saineté et de fraîcheur. »

Dans plusieurs expériences, ayant placé dans un ballon de verre un morceau de viande fraîche suspendue par un fil, puis l'ayant exposé en plein soleil après avoir fermé la tubulure, on voit l'eau, distillée en quelque sorte, tapisser les parois et venir enfin se déposer au fond du vase. Au bout de vingt-quatre heures, cinq grammes de viande avaient perdu plus du tiers de leur poids. La perte se retrouve dans l'eau recueillie.

« *Le vent sec et froid* produit à peu près les mêmes effets; sous une croûte sèche et noire, la viande a conservé sa couleur rouge vif, sa fermeté, son odeur douce et fraîche; il semble même que la dessiccation de la couche superficielle mette les couches profondes à l'abri de la fermentation, et les bouchers savent utiliser cette action de l'air sec, en plaçant leurs viandes dans un fort courant d'air pour les conserver pendant l'été.

» *Le vent humide et chaud, les pluies, les brouillards,* produisent l'effet contraire; sous leur influence, la viande devient brune et molle et prend une odeur fade ou aigre (odeur de relent) qui marque le premier stade de la décomposition.

» Le froid sec est le temps qui convient le mieux pour la conservation de la viande; il ne faut pas cependant qu'il descende jusqu'au degré nécessaire pour la congeler; car au dégel, cette viande se corromprait facilement. »

Suivant quelques chimistes, la fermentation putride est accompagnée de réactions chimiques très importantes au point de vue de l'hygiène.

Ainsi M. Selmi a retiré des viandes en putréfaction deux corps présentant tous les caractères des alcaloïdes. Ils sont analogues aux ptomaïnes. L'un d'eux est volatil; l'autre, solide, est susceptible de cristalliser. Ce dernier inoculé à des animaux a déterminé des accidents toxiques.

MM. Brouardel et Boutmy confirment ces expériences et citent dans l'*Union médicale* plusieurs cas d'empoisonnement qu'ils attribuent aux ptomaïnes. On a constaté, disent-ils, que douze personnes, qui avaient dîné avec une oie corrompue et renfermant une ptomaïne liquide analogue à la codéine, ont éprouvé tous les symptômes d'un grave empoisonnement; l'une d'elles a même péri en quelques heures après des nausées et des vomissements nombreux, et sans qu'il existât un autre fait que celui de l'absorption de la ptomaïne pour expliquer la mort. Il n'est même pas nécessaire d'un temps considérable pour que les ptomaïnes prennent naissance, puisque dans ces derniers exemples l'oie avait été achetée au marché le matin même du jour où a eu lieu l'empoisonnement, et avait subi l'inspection règlementaire.

La question des ptomaïnes présente une importance capitale au point de vue de l'hygiène et de la médecine légale. Elle est traitée dans le *Journal d'hygiène* avec une telle autorité par M. le docteur de Piétra Santa que nous croyons devoir reproduire en entier les deux notes du 19 mai et du 30 juin 1881, les différents faits qu'elles renferment ne se trouvant réunis dans aucun ouvrage.

La grave question des ptomaïnes vient d'être introduite à l'Académie des sciences et à l'Académie de médecine, par une communication très intéressante de MM. Brouardel et Boutmy.

En raison de son importance, nous lui consacrerons tout d'abord quelques détails historiques.

Lorsque nous avons prononcé pour la première fois ce mot ptomaïnes devant la Société française d'hygiène, en présentant une brochure du professeur F. Selmi, de Bologne, nous avons excité, parmi nos collègues, un véritable sentiment de surprise allant presque jusqu'à l'incrédulité [1]. Quelques mois après, au congrès d'hygiène de Paris, lorsque, dans la discussion sur l'utilité de la crémation, nous avons signalé la découverte de Selmi, en faisant voir le trouble et la confusion qu'elle portait dans les expertises médico-légales, nous avons été combattu par M. Armand Gautier, formulant des réserves très accentuées à propos de l'existence de ces alcaloïdes cadavériques [2].

Analysons sommairement les divers travaux de la question :

1° La première brochure du professeur Selmi : *Sulle ptomaine od alcaloidi cadaverici.*

Il se forme dans les corps humains en putréfaction, des alcaloïdes cadavériques qui peuvent donner lieu aux erreurs les plus graves lorsque l'expert ignore l'existence de ces produits, et qu'il n'a pas appris à les reconnaître d'une manière certaine.

L'étude de ces alcaloïdes est d'autant plus délicate qu'ils ont quelques caractères de ressemblance avec les alcaloïdes végétaux. Les uns sont fixes, les autres volatils. D'ordinaire les alcaloïdes cadavériques fixes ou ptomaïnes sont facilement oxydables, prennent au contact de l'air une apparence brunâ-

---

1. Voir *Journal d'hygiene*, 3e vol., d. 60 et 210.

2. A l'Académie de médecine, M. A. Gautier a cependant rappelé qu'il avait, le premier, parlé des alcaloïdes de la putréfaction dans la première édition de son *Traité de chimie physiologique.*

Quoi qu'il en soit, la découverte du Pr Selmi remonte à l'année 1872, à l'occasion d'une expertise médico-légale dans un cas d'empoisonnement par la morphine.

tre, et répandent, au moment de la décomposition, une odeur urineuse très désagréable.

Les symptômes que l'on observe sur les animaux empoisonnés au moyen de ces subtances, sont : la dilatation de la pupille suivie bientôt de son resserrement; le ralentissement instantané et l'irrégularité des pulsations cardiaques; quelques mouvements convulsifs qui laissent après la mort le cœur absolument vide et en systole.

En résumé, écrit l'auteur, à la suite de phénomènes de putréfaction, il peut se produire dans l'organisme des alcaloïdes spéciaux, ayant par leurs caractères, leurs propriétés, beaucoup d'analogie avec les alcaloïdes végétaux.

L'inoculation de ces alcaloïdes sous la peau d'animaux en pleine santé peut susciter chez eux des symptômes nettement accusés d'empoisonnement.

2° Dans le *Journal de pharmacie et de chimie*, de décembre 1880, MM. Lhôte et Bergeron, sans contester l'existence de ces ptomaïnes ou alcaloïdes cadavériques, se demandent si leur action toxique ne serait pas due en partie à l'alool amylique, mélangé souvent d'acide butylique employé pour les entraîner.

3° MM. Brouardel et Boutmy ont publié dans les *Annales d'hygiène* un travail sur « l'importance des ptomaïnes dans les cas d'expertises médico-légales, et sur l'intérêt que présente l'étude de leur mode de formation, de leur nature et de leur composition. »

D'après ces savants experts, les ptomaïnes peuvent déterminer la mort de l'homme, comme elles le font pour les animaux.

Le fait d'un individu mort par asphyxie et chez lequel les ptomaïnes apparaissent au bout de huit jours est une preuve de la rapidité avec laquelle s'engendrent ces alcaloïdes.

Les propriétés générales des ptomaïnes sont celles des alcaloïdes organiques et le plus souvent leur action toxique ne le cède en rien à celle de nos poisons les plus énergiques.

Il existe plusieurs ptomaïnes distinctes qui présentent une différence complète d'ordre chimique et d'ordre physiologique, et, pour ne parler ici que d'un seul point de cette question, certaines d'entre elles sont des poisons violents, tandis que d'autres ne sont point toxiques.

Elles sont vénéneuses six fois sur dix.

Elles sont le plus souvent volatiles ; cependant il peut exister des cas où elles présentent de la fixité[1].

4° *Sugli alcaloidi cadaverici o Ptomaïne del Selmi.*

Les recherches physiologiques du Pr Augusto Corona de Sassari, analogues à celles de Vella, de Ciaccio, de Lussana, d'Albertoni, de Moriggia, de Battistini, de Pellacani, portent sur les ptomaïnes extraites par l'éther, parle chloroforme, par l'alcool amylique... Il étudie avec soin l'action toxique de ces *Ptomaïne libere* sur les animaux (grenouilles, cobayes et lapins).

5° La note de MM. Brouardel et Boutmy, présentée par M. Würtz à l'Académie des sciences, est intitulée : *Sur un réactif propre à distinguer les ptomaï-*

---

1. Ces auteurs ont retrouvé des ptomaïnes analogues à la vératrine dans un cadavre qui avait séjourné huit mois dans les eaux de la Seine; ils en ont rencontré une autre dans le corps d'une oie qui avait supporté l'action de la chaleur nécessaire à la cuisson.

nes des alcaloïdes végétaux. Nous la résumons d'après les *Comptes rendus hebdomadaires.*

« Les ptomaïnes (alcalis cadavériques) présentant en général les plus importants des caractères chimiques et des propriétés physiologiques des alcaloïdes végétaux, peuvent pour cette raison être confondues avec eux.

» La méthode rationnelle à suivre pour distinguer une ptomaïne d'un alcaloïde végétal ingéré est évidemment de déterminer la totalité des propriétés chimiques et physiologiques du toxique isolé.

» Cette méthode, évidemment la plus sûre, étant longue et délicate, nous avons cherché un réactif qui permît d'y suppléer au besoin et de la contrôler dans tous les cas, en décelant immédiatement si l'on est en présence d'une ptomaïne ou d'un alcaloïde végétal.

» Ce réactif existe : c'est le cyanoferride de potassium. Ce sel, mis en présence des bases organiques pures prises au laboratoire ou extraites du cadavre après un empoisonnement avéré, ne subit aucune modification. Il est, au contraire, ramené immédiatement à l'état de cyanoferrure par l'action des ptomaïnes, et devient alors capable de former le bleu de Prusse avec les sels de fer.

» Jusqu'à ce jour, il n'existe d'exception à cette règle générale que pour la morphine, qui réduit abondamment le cyanoferride, et pour la vératrine qui donne des traces de réduction. »

6° *Sulla velenosità degli estratti cadaverici* (Toxicité des extraits cadavériques), tel est le titre de la brochure publiée par M. le professeur Philippe Lussana, de Padoue, exposé des recherches médico-légales faites par les docteurs Albertoni, Felix, et Philippe Lussana.

Nous nous trouvons ici en présence de nouveaux faits, et pour mieux établir leurs analogies et leurs différences avec ceux que nous avons exposés jusqu'ici, nous traduisons mot à mot la lettre que nous adressait, il y a quelques mois, le célèbre physiologiste italien.

« Nos études et nos recherches sur les poisons cadavériques, antérieures à celles du savant professeur F. Selmi, sont toutes différentes des siennes.

» Le Pr Selmi s'occupe des poisons qui dérivent de la putréfaction.

» Nous avons en vue la toxicité des substances extractives et concentrées des cadavres, sans l'intervention d'aucun phénomène de putréfaction.

» Pour le Pr Selmi, sont vénéneuses les ptomaïnes engendrées par un processus long et très lent de putréfaction des substances albuminoïdes.

» Pour nous, sont vénéneuses les concentrations des principes extractifs physiologiques des viscères, surtout lorsque l'on procède par injections sous-cutanées ou intra-veineuses.

» Nous avons toujours parlé d'une manière précise de créatine, de cholestérine, d'urée, substances parfaitement définies qui deviennent toxiques par le fait de leur concentration.

» Le Pr Selmi ne se préoccupe pas de ces substances extractives. Ses recherches s'appliquent à des produits *non définis* qui ne possèdent aucune *individualité* (chimique, physique ou morphologique). »

La lettre se termine ainsi :

» Le professeur Ciotto et moi, avons promis au professeur Selmi d'entreprendre, dans le laboratoire de l'Institut physiologique de Padoue, une série de recherches et d'expérimentations, pour déterminer avec le plus de soin possible, les conditions chimiques, physiologiques et toxiques des ptomaïnes, ou produits de la putréfaction. »

7° A l'Académie de médecine la discussion qui a suivi la lecture du Pr Brouardel a été des plus instructives. En présence des recherches entreprises en Allemagne et en Italie sur les accidents toxiques que peuvent présenter les substances alimentaires altérées, M. Colin d'Alfort se demande s'il ne faudrait pas attribuer à des ptomaïnes spéciales les accidents graves de cause inconnue, observés par lui sur une centaine d'individus qui avaient mangé de la chair d'un animal malade.

M. Henry Bouley a rappelé l'histoire de ce veau de boucherie déclaré malade par les inspecteurs du service vétérinaire, déclaration qui avait fait condamner à six jours de prison et à une forte amende le propriétaire vendeur. M. Bouley à ce moment avait invoqué avec succès devant les juges de la cour d'appel la théorie du surmenage[1], mais aujourd'hui il se pose cette question : Les accidents incriminés ne reconnaissaient-ils pas pour cause la présence des alcaloïdes cadavériques?

M. Le Roy de Méricourt rappelle à son tour les accidents morbides si bien observés par les médecins de la marine, survenant à la suite de l'ingestion de certains poissons dits *toxicophores*. Dans ces circonstances l'altération de la chair des poissons arrive au bout de quelques heures, et c'est à cette cause que le Dr Corr attribue les phénomènes de toxicité. M. Berthelot ajoute que tous les récits des voyageurs nous ont fait connaître, depuis longtemps, l'action malfaisante de certains poissons, généralement attribuée au développement de substances vénéneuses dans leur chair.

Nous sera-t-il permis de remémorer à nos lecteurs le travail de M. le Dr Stuard Eldridge de Yokohama sur les poissons toxicophores du Japon (*Fish poisoning.*)[2] »

Parmi les poissons les plus toxiques, M. Eldridge place le saumon, à partir du printemps hors saison, *out season*, comme on dit là-bas. Son absorption donne lieu aux mêmes phénomènes morbides observés par l'usage de la viande corrompue.

Vient ensuite le *Fugu* du Japon (*Tetrodon*) dont la consommation à certaines époques est interdite par une loi spéciale[3]. Sous la zone torride, les poissons du genre maquereau, perche, hareng, présentent aussi à un moment donné des phénomènes d'empoisonnement.

D'après le savant médecin en chef de l'hôpital de Yokohama, au milieu des incertitudes sans nombre du problème, ce qui ressort clairement de ses recherches, « c'est la nécessité de rejeter de l'alimentation le frai et le foie du Fugu

1. Voir *Journal d'hygiene*, l'article : La consultation médico-légale de M. H. Bouley, 2e vol., p. 516.

2. Traduit et analysé par M. le Dr Fournol, *in Journal d'hygiene*, 3e vol., p. 278.

3. Le fugu a un aspect grossier et disgracieux. Tête courte, massive, d'une largeur disproportionnée, œil gros, ventre large ayant la faculté de se gonfler comme un ballon, en avalant de l'air, ce qui permet à l'animal de flotter à volonté sur la surface de l'eau.

du Japon, aussi bien que ces mêmes parties chez les brochets, les perches et les barbeaux sont rejetées en Europe. »

L'importance que les communications du D' Brouardel ont su donner à la question des ptomaïnes justifiera très amplement le long article que nous consacrons aujourd'hui à cette étude.

Après avoir signalé la dernière note de MM. Brouardel et Boutmy, lue à l'Académie de médecine, nous nous efforcerons d'exposer le véritable état de la question, en transcrivant ici :

1° Le résumé de la discussion en séance du congrès international d'hygiène de Paris (août 1878), à laquelle nous avons fait allusion dans notre article du 19 mai (n° 243).

2° L'historique fait par M. le professeur François Selmi lui-même, de ses découvertes.

3° L'historique des recherches de M. A. Gautier, telles qu'elles sont exposées dans une lettre en rectification, qu'il nous a fait l'honneur de nous adresser.

Si nous avons eu la bonne fortune de prononcer le premier dans la presse médicale parisienne le mot de ptomaïnes, il est de notre devoir de rétablir les faits scientifiques dans leur origine et leur succession. — Il ne s'agit pour nous, ni de dépouiller la chimie française, ni d'exalter la chimie italienne. Des recherches entreprises à deux points de vue divers ont conduit deux savants chimistes à une découverte des plus importantes ; la part qui revient à chacun d'eux est assez belle, pour qu'il ne soit nullement nécessaire de méconnaître les droits de l'un aux dépens des droits de l'autre.

I

La communication faite par MM. Brouardel et Boutmy à l'Académie de médecine (séance du 14 juin) a pour titre : *Note sur les réactions des ptomaïnes, sur quelques-unes des conditions de leur formation.*

Les savants expérimentateurs avaient établi précédemment que le cyanoferride de potassium mis en présence des bases organiques végétales pures, prises au laboratoire ou extraites du cadavre après un empoisonnement avéré, ne subit aucune modification. Il est au contraire instantanément ramené à l'état de cyanoferrure par l'action des ptomaïnes, et devient alors capable de former le bleu de Prusse avec les sels de fer.

Aujourd'hui ils reconnaissent que le cyanoferride de potassium n'est pas le seul corps que réduisent les ptomaïnes ; ces alcalis opèrent aussi la réduction du bromure d'argent.

« Nous sommes loin d'avoir encore réussi à déterminer dans quelles conditions se forment les ptomaïnes, nous ne connaissons même pas toutes leurs variétés. — Les ptomaïnes semblent naître de préférence lorsque la putréfaction s'opère à l'abri du contact de l'air, et résulter de l'union de certains hydrogènes carbonés avec l'azote provenant des tissus, ou des liquides animaux, quand l'oxygène de ces substances et leur carbone disparaissent à l'état d'acide carbonique. »

» Dans notre première communication sur les ptomaïnes, ajoutent les auteurs, nous n'avons parlé que de leur formation après la mort. Des observations d'un ordre un peu différent doivent faire penser que ces alcaloïdes peuvent se développer pendant la vie, sous l'influence de certains processus morbides. »

II

Dans notre article du 19 mai, *les Ptomaïnes de Selmi* nous disions : « Lorsque dans la discussion sur l'utilité de la crémation, nous avons signalé la découverte de Selmi, en faisant voir le trouble et la confusion qu'elle portait dans les expertises médico-légales, nous avons été combattu par M. Armand Gautier formulant des réserves très accentuées à propos de l'existence de ces alcaloïdes cadavériques. »

Le savant académicien proteste contre cette appréciation en ces termes : « J'étais si loin de nier l'existence de ces alcaloïdes, que je prévoyais même déjà leur analogie avec les alcaloïdes des champignons, analogie que mes toutes récentes observations sur la *muscarine* viennent de confirmer. »

Pour dissiper tout malentendu, nous transcrivons le passage du compte rendu officiel [1] que nous acceptons comme très exact et même comme très impartial [2]. »

M. DE PIETRA SANTA, répondant à M. le D' Riant, a dit entre autres choses :

« Quant aux poisons, il est certain que la recherche des poisons métalliques est très facile, même après la crémation. M. Riant a dit avec raison qu'on n'emploie plus ces moyens, parce qu'on a recours de préférence aux alcaloïdes.

» Or, il s'est produit en Italie un fait scientifique considérable ; c'est la découverte du professeur Selmi, de Bologne, relative aux alcaloïdes cadavériques ; il prouve qu'à un moment donné, le fait même de la putréfaction donne naissance à des alcaloïdes, qui ont les mêmes caractères que la digitaline et les autres poisons végétaux ; que devient alors toute notre science ? et que penser de certaines exécutions capitales d'individus condamnés comme coupables d'empoisonnement ? On a trouvé un alcaloïde dans un cadavre, mais, si cet alcaloïde a pu se former par le fait même du cadavre lui-même, où en êtes-vous ? »

M. LE D' A. GAUTIER : Messieurs, j'ai été tout à l'heure extrêmement ému, lorsque M. de Pietra Santa nous a dit que les expériences récentes du professeur Selmi et de ses élèves, ayant montré qu'il se produit des alcaloïdes dans la putréfaction des cadavres, l'expert reste aujourd'hui désarmé dans un cas de recherche médico-légale, lorsque l'empoisonnement a eu lieu par des alcaloïdes végétaux. Certainement, il se fabrique des alcaloïdes dans la putréfaction, et la découverte n'est pas nouvelle (je l'avais annoncée au tome I de mon *Traité de chimie appliquée à la physiologie*), mais ce sont surtout des *alcaloïdes cola-*

---

1. Comptes-rendus sténographiques du congrès international d'hygiène, séances des sections aux Tuileries. Tome II, p. 255 à 274.

2. Pendant que des pages entières sont consacrées à l'opinion des adversaires de la crémation, des paragraphes plus ou moins écourtés résument les arguments des partisans de la réforme.

tils : or, quels sont les alcaloïdes volatils essentiellement vénéneux qui se produisent ainsi ? Il en est un surtout, qui a des analogies et aussi des différences avec la *coniicine.* Mais ce serait répandre une grave erreur dans le public, que de dire qu'il se produit, dans les cadavres en décomposition, de la digitaline, de la strychnine et toute espèce d'alcaloïdes. Nous sommes toujours en mesure de rechercher et de caractériser les alcaloïdes vénéneux, dont on fait habituellement usage dans les empoisonnements, et il serait dangereux de dire que la science est désormais réduite à cet égard à l'impuissance. Il était de mon devoir de relever cette grave affirmation.

M. LE Dr DE PIETRA SANTA : Je dirai seulement que je ne me suis pas porté juge des observations de M. Selmi, je ne les ai pas contrôlées et je n'avais pas mission de répandre ces idées dans le public ; c'était un argument à l'appui de la thèse que je soutenais...

M. LE Dr A. GAUTIER : Un argument dangereux !

M. LE Dr DE PIETRA SANTA : Je ferai observer maintenant à M. Gautier que le professeur Selmi a prouvé, ou croit avoir prouvé, qu'il se produisait non seulement des *alcaloïdes volatils,* mais des *alcaloïdes fixes !* Voilà où en est la question, et personne ne peut être plus compétent que notre collègue pour nous renseigner à cet égard. Je me borne à énoncer le fait, en hygiéniste qui ne peut pénétrer les secrets de la chimie.

M. LE Dr A. GAUTIER : Je dois dire et je ne l'ai pas nié, qu'il se forme en effet, pendant la putréfaction, des alcaloïdes fixes qui ont des analogies avec la morphine et l'atropine, et mieux encore avec quelques composés alcalins, retirés des champignons ; mais il est évident que ces alcaloïdes ne sont pas dans le commerce, et que personne, jusqu'ici, n'a empoisonné ni avec les ptomaïnes, ni avec les alcalis des champignons. Aussi, crois-je pouvoir dire que ces alcaloïdes produits de la putréfaction ne sauraient être confondus avec les alcaloïdes oxygénés, qui sont ceux qu'on emploie d'ordinaire criminellement, et ceux-ci n'ont pas été retrouvés dans les matières cadavériques.

III

Nous traduisons littéralement la note rédigée sur notre demande expresse par le professeur François Selmi.

« En 1870, le tribunal criminel de Bologne confiait à mon expertise un flacon de liquide contenant les débris d'un estomac, à l'effet de constater s'il renfermait quelque agent toxique. Procédant par la méthode de Stas et Otto, j'obtins une substance qui se comportait en présence des réactifs ordinaires comme un alcaloïde, mais que l'on ne pouvait pas *identifier* avec les alcaloïdes connus.

» En 1871, nouvelle expertise demandée dans des conditions analogues, constatation des mêmes résultats.

» Ces deux résultats ayant fait naître dans ma pensée le soupçon qu'il pouvait exister, dans les viscères des cadavres, des alcaloïdes de nature animale susceptibles de simuler les apparences et les conditions biologiques des alcaloïdes végétaux, je me traçai dès ce moment un programme de recherches pour éclaircir ce chapitre important de toxicologie.

» Dans ce but, le 25 janvier 1872, je communiquai à l'*Académie des sciences de Bologne* un mémoire tendant à démontrer :

» 1° Que l'estomac des cadavres de personnes ayant succombé à une mort naturelle contient des substances composées qui se comportent comme certains alcaloïdes végétaux, sans pourtant qu'ils soient toxiques.

» 2° Que ces composés ne peuvent être confondus avec la créatine, la créatinine, la tyrosine, etc.

» 3° Que l'on retrouve des produits analogues dans l'alcool ayant servi à la conservation des pièces anatomiques.

» En 1874, je découvris dans les détritus recueillis sur les squelettes de personnes ensevelies depuis 10 et 11 mois, un alcaloïde toxique capable de former des composés cristallisés avec des caractères chimiques et physiologiques spéciaux. A ce moment j'avais déjà entrepris une série d'expériences sur des cadavres exhumés depuis 1, 2, 3, 4 et 6 mois d'ensevelissement, et j'y avais constaté des alcaloïdes divers, les uns non toxiques, les autres toxiques; parmi ces derniers quelques-uns solubles dans l'éther, quelques autres solubles seulement dans le chloroforme et l'alcool amylique.

» Parmi les bases volatiles, j'en rencontrai une qui possédait l'odeur et certaines réactions de la *conine*.

» Depuis lors j'ai été mandé à plusieurs reprises devant les cours criminelles pour discuter, contradictoirement avec les premiers experts, des constatations médico-légales relatives à l'existence des ptomaïnes.

» Dans le cas du général Gibbone, j'ai démontré par les réactions chimiques et par les divers modes d'action physiologique, que la substance incriminée, la *delphine*, était une ptomaïne.

» Devant le tribunal de Brescia, j'ai trouvé que la prétendue morphine n'était en réalité qu'une ptomaïne.

» A Rome (3° cas), j'ai établi que ce que l'on supposait être de la *conine* pouvait constituer une base volatile cadavérique.

» A Vérone (4° cas), je réfutai victorieusement l'existence de la strychnine comme cause d'empoisonnement.

» Ces derniers faits forment la base de deux mémoires publiés :

» 1° Sur les ptomaïnes ou alcaloïdes cadavériques.

» 2° De certains *criterium* pour la recherche des alcaloïdes végétaux, dans leurs distinctions avec les ptomaïnes.

» Au cours de ces recherches, j'ai présenté à l'*Académie des sciences de Bologne*, et à l'*Académie des Lincei de Rome*, diverses notes sur les bases toxiques qui se forment par le fait de la putréfaction de l'albumine à basse température, et à la température du corps humain, en rappelant que la première constatation d'alcaloïde se formant par la putréfaction de l'albumine, a été faite par M. Armand Gautier qui, à ce moment, n'a pas semblé cependant y attacher une grande importance.

» C'est de 1874 à 1877, et plus récemment encore, que j'ai constaté que dans les cadavres de personnes empoisonnées par l'arsenic, de même que dans certaines matières animales mélangées à de l'acide arsénieux, prennent naissance des alcaloïdes fixes et volatils; les uns toxiques quoique non arsénieux, les autres toxiques et arsénifères.

» Mon dernier travail (1880) porte pour titre : *Notions pratiques sur le meilleur mode d'extraire les alcaloïdes cadavériques.*

» Quant aux deux notes que j'ai lues à l'*Académie des Lincei de Rome* (1er mai et 5 juin), elles sont relatives à d'autres questions physiologiques. Je décris un ferment cristallisé (uroptyaline) que je suis parvenu à extraire des urines.

» C'est un des composés de la néphrosimase de Béchamp, mais ce n'est pas l'unique élément, entre les éléments divers qui le constituent, et qui ait la propriété de provoquer la transformation de l'amidon en dextrine et en glycose.

» Après avoir établi que divers sels neutres (principalement le chlorure de sodium) saccharifient l'amidon, j'estime que relativement aux agents saccharifiants l'on possède une échelle non interrompue partant des acides et des alcalis aux sels neutres, montant des sels neutres aux ferments gommoïdes et aux ferments; s'élevant de ces derniers aux ferments organisés.

» L'action saccharifiante du chlorure de sodium explique une propriété, non reconnue jusqu'à ce jour, celle de contribuer à la digestion des substances amylacées. On comprend dès lors pourquoi les ruminants sont avides de foin salé, pourquoi ils engraissent plus facilement sous l'action de cette nourriture. On comprend de même pourquoi le sel de cuisine est énergiquement hygiénique pour les classes pauvres qui se nourrissent en grande partie de pâtes cuites et de pain. »

Quelle belle série de travaux et de recherches; et combien nous sommes fiers de pouvoir offrir à nos lecteurs cette exposition magistrale !

IV

Pour compléter cette étude, transcrivons textuellement la lettre très intéressante que nous avons reçue de M. Armand Gautier à la date du 18 juin dernier.

« Voici l'historique très abrégé de cette découverte des alcaloïdes de la putréfaction.

» Les observations que nous faisions, Selmi et moi en 1872, sur la production d'alcaloïdes durant la putréfaction, ont été non seulement contemporaines, mais ont eu des points de départ indépendants. A l'occasion d'une expertise médico-légale, Selmi découvrait à Bologne, à cette époque, que les cadavres exhumés peu de temps après leur mort pouvaient contenir des alcaloïdes vénéneux fixes ou volatils dus à la décomposition spontanée. La même année, au cours de mes recherches sur les transformations des matières albuminoïdes, et spécialement de la fibrine du sang en albumine, j'observai aussi la formation d'alcaloïdes vénéneux durant la putréfaction de ces substances pures de tous autres produits. J'annonçai ce fait important à mon cours de la Faculté de médecine, et me bornai à en insérer la mention dans mon *Traité de chimie physiologique* paru à la fin de 1873 et écrit l'année précédente. Ne voulant pas en ce moment me détourner de la partie principale de mes recherches, je donnai l'étude des alcaloïdes de la putréfaction à deux de mes élèves qui se laissèrent devancer par le professeur de Bologne.

» Selmi a, du reste, toujours reconnu la contemporanéité et l'indépendance de mes observations. En 1878, aux *Comptes rendus de l'Académie des sciences de Bologne* (séance du 12 décembre 1878), dans une note intitulée : *Sulla genesi degli alcaloïdi venefici che si formano nei cadaveri*, Selmi, après avoir insisté sur ce fait, que c'est bien aux matières protéiques que les ptomaïnes doivent leur origine, ajoute : « Sur ce point, je dois rappeler que Armand Gautier, dans son *Traité de chimie appliquée à la physiologie*, avait signalé que les matières albuminoïdes, en se putréfiant, fournissaient, entre autres produits, une petite quantité d'alcaloïdes organiques, mal déterminés, en combinaison avec les divers acides de la série grasse qui se produisent contemporanément. »

» L'indépendance de nos recherches ne saurait donc faire de doute; j'ai même été le premier à reconnaître et à prouver que ce sont exclusivement les matières protéiques qui donnent naissance aux alcaloïdes cadavériques, car ce n'est qu'en 1876 que Selmi, cherchant quelle est la véritable origine des ptomaïnes, soumit les matières albuminoïdes isolées à la putréfaction à l'abri de l'air.

» Loin de moi, toutefois, la pensée de contester en rien les droits de Selmi, ni de méconnaître que son nom ne soit, très justement et très particulièrement, grâce à ses longs et pénibles travaux, attaché à cet intéressant chapitre de la toxicologie, que je n'ai pas cru depuis devoir plus particulièrement approfondir.

» Veuillez recevoir, Monsieur et cher confrère, l'assurance de mes sentiments très distingués.   » ARMAND GAUTIER. »

Voici un brillant exposé de la question. Voici un noble langage qui contraste singulièrement avec les appréciations de la plupart de nos collègues de la presse médicale.   D' DE PIETRA SANTA.

Heureusement nous ne sommes pas exposés à absorber volontairement de la viande empoisonnée par des ptomaïnes, car dès qu'elle s'altère, elle présente des caractères qui la font rejeter.

Quand la viande se putréfie, elle prend une odeur repoussante caractéristique, elle devient molle, friable, d'une couleur pâle, lavée; le tissu cellulaire prend des teintes verdâtres; il est gonflé et comme insufflé de gaz infects. — La putréfaction commence surtout près des os et des amas de graisse, dans les interstices musculaires, là où l'air et les germes qui y sont en suspension ont un plus facile accès.

Dans tous les cas, une viande suspecte doit toujours être rejetée de l'alimentation. Quelquefois, la putréfaction est précédée d'un autre phénomène qui offre également de l'intérêt. Je veux parler de la phosphorescence de la viande.

Un fait de ce genre a été signalé à Padoue, en 1592, par Hieronimus Fabricius.

M. Nuesch, dans le *Journal de pharmacie* du mois de janvier 1879, rapporte un autre exemple remarquable de phosphorescence. Dans une boucherie, la viande destinée à la préparation de saucisses devint subitement lumineuse dans la nuit du vendredi saint. Ce phénomène s'est propagé sur tout le reste de la viande. Un os frais fendu dans le sens de la longueur avec un couteau qui servait à couper les viandes phosphorescentes est également devenu lumineux.

Par contact, on a pu rendre phosphorescentes, les viandes de chats, lapins, chiens, oiseaux, grenouilles.

M. Nuesch a constaté que non seulement la chair, mais encore le foie, les poumons, le cœur, les reins, les intestins, le cerveau, la moelle épinière devenaient phosphorescents sur toute leur surface.

La viande cuite ne produit pas ce phénomène.

Dans le local de la boucherie, la viande fraîche devenait phosphorescente après sept à huit heures. Le phénomène cesse dès que la viande sent et se putréfie. A ce moment, le bacterium termo apparaît.

M. Nuesch semble attribuer la phosphorescence de la viande à une espèce particulière de bactérie qui est tuée par les antiseptiques et par le bacterium termo.

Ces phénomènes de phosphorescence, qui se voient rarement sur la viande de boucherie, s'observent au contraire plus communément sur la chair de poissons de mer; j'ai pu les étudier sur un homard, avec le concours de M. le docteur Bancel. Je ne veux pas reproduire ici ce travail en entier, je prends seulement les passages principaux.

Le homard phosphorescent, placé dans une chambre dont la température dépasse 10°, perd rapidement son éclat, soit parce qu'il se dessèche, soit parce qu'il se putréfie.

Dans une chambre froide, au contraire, dont la température n'est jamais supérieure à 2°, la viande reste parfaitement lumineuse. Bien plus, en la plaçant dans un récipient entouré d'un mélange réfrigérant, la phosphorescence persiste, en diminuant peut-être un peu d'intensité; mais une fois sortie de ce milieu, la phosphorescence devient plus vive et plus persistante.

Le résultat de ces expériences est inverse de celles de Matteucci. Nous avons également observé des divergences dans les recherches qui suivent. L'azote, l'oxygène, exercent peu d'influence sur la viande phosphorescente. L'hydrogène rend la lumière plus bleue.

Dès que l'acide carbonique arrive en contact avec le homard, les lueurs bleues deviennent jaunes tout d'abord, et disparaissent pour revenir dès que l'air rentre dans l'appareil.

L'examen microscopique avec un grossissement de 800 diamètres montre des bactéries et de petites cellules d'un jaune roux qui ont une certaine analogie avec celle de la neige de sang (*Protococcus nivalis*).

Enfin nous avons terminé ces recherches par une observation qui a une certaine importance.

Nos expériences étant faites au mois de janvier, à une époque où les jours sont très courts, le matin, vers huit heurs, et le soir, vers cinq heures, en plaçant le homard dans un endroit obscur, la phosphorescence apparaît aussitôt.

Si l'on répète cet essai dans la journée, à neuf heures du matin ou à deux heures de l'après-midi, on n'aperçoit aucune lueur.

Au contraire, si l'on maintient constamment la viande dans un milieu complètement obscur, la phosphorescence persiste le jour aussi bien que la nuit.

Ce phénomène indique clairement qu'il ne s'agit pas ici d'une concentration de rayons lumineux, déterminant pendant un temps plus ou moins long des vibrations qui se continuent alors que la source lumineuse a cessé d'exister. Il semblerait, au contraire, que les rayons solaires s'opposent à la phosphorescence, ce que nous chercherons à expliquer un peu plus loin.

Il ne s'agit pas non plus de la sécrétion d'un liquide phosphorescent ou fluorescent, car ce phénomène se produirait également le jour et la nuit, l'obscurité ne devenant nécessaire que pour rendre le fait palpable.

L'action des vapeurs acides et des antiseptiques, acides phénique ou salicylique, sel marin, démontre d'une façon bien évidente qu'il se passe un phénomène analogue aux fermentations.

Les éléments de cette fermentation particulière sont détruits par ceux de la fermentation putride, de la même manière que les vibrions de la putréfaction qui sont anaérobies étouffent par les bactéries du charbon.

La première altération que l'on observe sur la viande de poisson de mer en particulier est la formation d'une substance gélatineuse, à la surface de laquelle se développent les cellules que nous avons signalées, dont la teinte est d'un jaune roux. Or, il est parfaitement établi que ces mycodermes se comportent sous l'influence de la lumière comme les végétaux à feuilles vertes, c'est-à-dire qu'ils fixent le carbone de l'acide carbonique atmosphérique et mettent en liberté l'oxygène qui reste en dissolution dans le liquide où se développent ces cellules.

En sorte que, si ce liquide renferme un germe ou un ferment anaérobie, celui-ci pendant le jour est gêné dans son développement. La nuit, au contraire, les cellules végétales dégagent de l'acide carbonique qui protège le ferment animal et lui permet d'exercer son action de destruction. Ce dernier s'empare de l'oxygène des substances oxycarbonées dans lesquelles il vit, et, comme ce milieu est riche en substances phosphatées, il dégage en même temps des hydrogènes carbonés et phosphorés qui sont brûlés, au fur et à mesure qu'ils se forment, en déterminant les lueurs qui apparaissent sur la viande; fait qui n'a rien de surprenant quand on songe au pouvoir oxydant que possèdent les ferments.

En envisageant la question à un autre point de vue, c'est-à-dire au point de vue de l'hygiène ou de l'alimentation, nos conclusions diffèrent encore de celles de M. Nuesch.

Ce savant, qui n'a examiné que la viande de boucherie, regarde comme saine la viande phosphorescente.

Tout ce que l'on peut dire, c'est qu'elle n'est pas putride, le ferment de la putréfaction détruisant celui de la phosphorescence.

Mais ce phénomène indique un commencement de décomposition. De la viande que l'on vient de tuer n'est jamais spontanément phosphorescente. Pour que les lueurs se produisent, il faut qu'on apporte le germe, soit à l'aide d'un autre morceau de viande, soit en se plaçant dans un milieu rempli de ces germes.

Pour le homard, les lueurs n'apparaissent qu'au moment où la viande se couvre d'un léger mucus. Ce phénomène est plus fréquent qu'on ne le croit, mais la cuisson ou une température de 80 à 90° suffisent pour le faire disparaître. Ainsi en mettant un morceau de homard phosphorescent dans une capsule placée dans un bain-marie dont on élève graduellement la température, les lueurs disparaissent bien avant que l'eau soit en ébullition.

Dans ce cas, les germes étant détruits, la viande peut être mangée impunément. Mais le homard est rarement cuit par le consommateur, du moins dans nos petites villes; pour qu'il se conserve, on l'expédie tout préparé. C'est alors qu'il subit la fermention phosphorescente. Dans ce cas, est-il nuisible? Sans être toxique, nous croyons que bien des accidents observés après l'absorption de viande de homard se trouvent expliqués par l'introduction des germes que nous avons signalés.

Dans tous les cas il est bien établi que la phosphorescence précède toujours la putréfaction. Celle-ci arrive plus ou moins rapidement suivant la température de l'atmosphère.

C'est pendant les fortes chaleurs de l'été et surtout pendant les temps orageux que la viande se putréfie le plus rapidement. Nous avons déjà dit que les viandes provenant d'animaux malades se décomposaient plus rapidement, mais il est d'autres causes de corruption qu'il faut passer en revue.

Les mouches, par exemple, sont particulièrement redoutables pour la bonne conservation des viandes.

Voici par ordre le nom de celles qui sont le plus à craindre :

1° La mouche bleue ou grosse mouche à viande (*Musca romitaria*), remarquable par sa fécondité : c'est la mère des asticots;

2° La mouche grise ou carnassière (*Musca carnaria*), encore plus grande et plus féconde que la première, mais moins fréquente ;

3° La mouche ordinaire (*Musca domestica*), redoutable par sa multiplicité ;

4° Enfin, la mouche dorée (*Musca cæsar*), qui recherche plutôt les viandes putréfiées que les viandes fraîches.

Les mouches ne font pas seulement du mal à la viande, mais leurs larves, lorsqu'elles sont en trop grande quantité dans la viande, peuvent déterminer chez l'homme des accidents qui ont été décrits par un médecin anglais, M. W. Hope.

Ces accidents seraient faciles à éviter, car il suffit de couvrir la viande d'une toile de gaze pour la préserver des mouches.

Quand leurs larves sont en petite quantité dans la viande, il suffit de les ôter; si le nombre est trop considérable, il convient de rejeter la viande de la consommation.

VIANDES SAIGNEUSES

La manière dont un animal est tué influe également sur la conservation de la viande.

Lorsque l'animal est saigné avant sa mort, ses vaisseaux perdent leur sang et la chair se conserve beaucoup mieux.

En effet il est établi que plus la viande est exsangue, moins elle se corrompt facilement.

Il est toujours facile de reconnaître la viande d'un animal *non saigné*. « S'il est en quartiers, les gros vaisseaux sont pleins de sang, ordinairement coagulé ; le tissu cellulaire est rougeâtre, infiltré çà et là d'épanchements sanguins ; les séreuses splanchniques ou articulaires, les ligaments, les aponévroses, les tendons sont rougeâtres ; les muscles ont une teinte rouge foncé et exhalent une odeur acide ; les poumons sont volumineux, d'un rouge ambré, ils donnent à l'incision une grande quantité de sang noir.

Sur des morceaux isolés, il est encore facile de reconnaître si l'animal n'a pas été saigné : la viande est rouge foncé, d'odeur acide ; la coupe laisse écouler une quantité assez considérable de sang ; le tissu cellulaire inter-musculaire montre de petits vaisseaux remplis de sang noirâtre.

Quand la saignée a eu lieu *après la mort*, ces caractères sont moins accusés ; si l'on peut examiner de gros vaisseaux, à première vue ils paraîtront vides, mais leur incision y fera rencontrer, comme dans les cavités droites du cœur, des caillots noirâtres, mollasses, aplatis, dont la consistance et le volume n'ont pas permis l'évacuation par les vaisseaux incisés pour la saignée.

Sur les morceaux pris à part, il est plus difficile d'affirmer que la saignée n'a eu lieu qu'après la mort. »

Plus la saignée a été tardive, plus la viande est noire, imbibée de sang, plus sa consistance est molle, son odeur forte et acide, plus enfin elle s'altère avec rapidité.

Il est une dernière cause de décomposition de la viande, je veux parler du surmenage des animaux. Cette question a soulevé un procès et ensuite un débat auquel j'ai pris part et que je vais résumer.

En 1878, un honorable maire, condamné en police correctionnelle à six mois de prison et à 25 francs pour avoir expédié à Paris des viandes corrompues, fut acquitté en appel à la suite d'une consultation rédigée par le savant inspecteur des écoles vétérinaires, M. Bouley.

Le 27 avril 1878, un veau de deux mois échappé de son étable s'était livré à une course insensée qui amena un épuisement complet. Le propriétaire, craignant de perdre l'animal, l'avait saigné, puis expédié à Paris.

La viande en arrivant était corrompue, flasque, excessivement molle. Tout l'intérieur était livide, cadavéreux ; les plèvres et le péritoine étaient enflammés à la section, la viande était comme acide et d'une couleur terreuse.

« A tous ces caractères, est-il dit au procès-verbal, nous avons reconnu que l'animal était malade et insalubre. »

M. Bouley, de son côté, affirma que la viande du veau s'était altérée rapidement parce que l'animal était mort *forcé, surmené*.

La communication du savant académicien frappa toutes les personnes s'occupant d'hygiène publique et de médecine légale. Aussi a-t-elle donné lieu à plusieurs travaux, parmi lesquels il convient de signaler une note publiée par M. Léon Fournol, dans le *Journal d'hygiène* du 31 octobre 1878 :

« Le lièvre forcé, dit-il, a la chair très molle, noire, s'écharpant en fibres courtes, comme si la viande était très avancée, et, de plus, il a sans contredit un goût et une odeur d'urine assez accentués. Or, non seulement la fibre musculaire qui travaille devient riche en créatine, créatinine, etc., substances facilement décomposables; mais dans l'économie, tout travail, musculaire, cérébral, respiratoire, produit de l'urée et de l'acide urique que les urines ne peuvent éliminer pendant la course et que la sueur n'élimine qu'à la suite d'une transformation lente en acide sudorique, caprylique, etc., etc. Or, l'excès énorme de travail respiratoire, musculaire et même cérébral, que l'on impose au lièvre, le rend tout simplement urémique et il succombe surtout à l'intoxication urique. De là cette saveur urineuse et sa décomposition rapide. »

A la suite de cette note j'ai publié l'observation suivante :

Le *Journal d'hygiène* du 31 octobre contient deux articles fort intéressants sur les viandes de boucherie.

Parmi les causes qui détériorent et rendent mauvaise la viande des animaux morts surmenés, il en est une des plus importantes qui n'est pas signalée et que je demande la permission d'indiquer sommairement. A l'état normal, les liquides qui baignent les muscles sont alcalins; mais, par suite d'exercices exagérés, ils deviennent acides, ce qui est dû à la formarmation d'une certaine quantité d'acide lactique. Le fait a été établi par M. Ranc, qui a prouvé expérimentalement qu'il suffit, pour produire les effets de la fatigue, d'injecter de l'acide lactique dans le tissu musculaire; en sorte que, d'après M. Heidenhair, le degré d'acidité du muscle mesure l'intensité du travail effectué et des actions chimiques qui l'ont provoqué. Dans cet ordre d'idées, pour rendre aux muscles leur souplesse, le repos ne suffirait pas, si en même temps le sang chargé d'oxygène ne venait brûler l'acide lactique; cette circonstance justifie la pratique de ne tuer les animaux de boucherie qu'après un certain temps de repos.

On comprend également que la viande d'un animal surmené, surpris par la mort, présente des caractères autres que ceux de la viande d'un animal sain, tué à l'état de repos.

Effectivement l'acide lactique, sous l'influence d'une température appropriée, produit bientôt une sorte de digestion artificielle qui modifie l'aspect et la consistance de la viande.

En outre, l'acide lactique, en présence des matières organiques et des sels calcaires que renferment les susdites viandes, amène la fermentation butyrique qui leur donne alors une odeur infecte.

Le papier de tournesol pourrait donc devenir un réactif utile pour les inspecteurs de boucherie; mais il ne faut pas oublier que les matières animales, en se putréfiant, subissent la fermentation ammoniacale et que, dès lors, l'acide lactique peut se trouver neutralisé au bout de peu de temps.

Rappelons en terminant que le bouillon fait avec des viandes surmenées acquiert toujours un goût aigre, acide, qu'il se conserve difficilement.

M. Léon Fournol, dans une thèse très intéressante, a bien voulu signaler mon observation, sans toutefois partager ma manière de voir.

Il n'accepte même plus les idées émises dans son premier travail et cherche à les réfuter.

« La chimie, dit-il, joue certainement un rôle très important dans l'étude de la physiologie, mais souvent elle veut trop trouver et trop prouver. »

Partant de là, ce n'est plus à l'intoxication urémique qu'il attribue la mort et la décomposition des animaux surmenés.

D'après ce savant, lorsque l'animal succombe à une mort ordinaire, les centres nerveux conservent encore un reste de vitalité, tandis que chez l'animal surmené ou foudroyé, les centres nerveux sont tués tellement instantanément que ce sont eux qui entraînent la mort musculaire. Or, s'il est vrai de dire que les ferments figurés et les ferments solubles ne peuvent acquérir toute leur liberté d'action qu'à partir du moment où aucune force vitale ne les entravera plus, on comprendra comment, chez l'animal surmené ou foudroyé, les centres nerveux étant tués les premiers, la mort réelle, absolue, existant dès le début, ces ferments pourront presque instantanément se répandre dans l'organisme et *opérer* la désagrégation des tissus.

Pour appuyer sa thèse, M. Léon Fournol pose comme bien établis les principes suivants :

1° Les phénomènes de rigidité et de décomposition dépendent de l'épuisement nerveux, et non d'agents chimiques, car les poisons n'ont pas d'action directe sur le sang ; en sorte qu'il est impossible, à moins de renoncer à la logique et aux lois les mieux établies de la physiologie, de ne pas reconnaître que ce sont les nerfs qui sont les premiers intéressés dans toute action chimique ou électrique se passant dans l'économie.

2° L'animal en pleine santé, qu'il soit foudroyé par la bobine de Rhumkorff, ou par la section du pneumogastrique, suivie de l'excitation violente du bout central, qu'il ait succombé à la piqûre du nœud vital ou à toute autre manœuvre foudroyante, est corrompu facilement.

« Or, peut-on dire avec quelque semblant de raison que l'état chimique des muscles de ces animaux est cause de leur décomposition ? Personne n'osera le soutenir. »

Je ferai rentrer sans effort dans la même catégorie les cadavres des animaux ou des hommes tués par la foudre, et de ceux qui succombent à un grand traumatisme, à une commotion violente, sans lésions apparentes, comme les mineurs frappés du feu grisou.

« En un mot, dit M. Fournol, sachant que les corps de tous ces sujets se font remarquer en même temps par une grande rigidité instantanée et par une décomposition rapide, j'affirme que cette décomposition dont je m'occupe en ce moment n'est pas sous la dépendance des transformations chimiques survenues dans les muscles, à moins que l'on ne veuille admettre que ces transformations se font avec la rapidité de la foudre, ce qui pourrait clore la discussion, sans doute, mais ce qui en même temps est absolument inadmissible. »

Bien que cette théorie semble partagée par M. Paul Bert, puisque M. Léon Fournol appelle la discussion sur ce sujet, je me permettrai de faire quelques observations.

Je crois tout d'abord qu'il est important de séparer la rigidité cadavérique de la décomposition de la viande, ce sont là des phénomènes d'ordres différents qui peuvent être dus à des causes variées.

Je laisserai de côté la rigidité cadavérique pour ne m'occuper que de la putréfaction.

Je vais donc passer en revue les principaux arguments de M. Fournol.

1° Tous les agents chimiques, en passant dans l'économie, agissent-ils simplement sur le système nerveux? Sans doute la morphine, l'atropine exercent une action nerveuse, mais les acides, les alcalins, les chlorures, les iodures agissent directement sur le sang.

2° Sans doute lorsque le cœur s'arrête, lorsqu'un individu est considéré comme mort, les phénomènes chimiques de combustion s'opèrent encore dans l'organisme dont les éléments anatomiques continuent de jouir pendant un certain temps d'une vie végétative; sans doute il y a production de chaleur tant que l'oxygène encore fixé sur l'hémoglobine n'est pas complètement consommé.

Mais cette vie végétative est-elle de longue durée? retarde-t-elle de beaucoup les phénomènes de putréfaction? Il est permis d'en douter.

D'un autre côté, je crois qu'on ne peut comparer la mort due au surmenage à celle produite par une manœuvre foudroyante. Du reste, les morts foudroyantes ne sont pas toutes identiques, toutes ne détruisent pas instantanément la vie végétative.

La peur, par exemple, ne peut à elle seule produire ce résultat. Il faut donc chercher une autre cause à la décomposition rapide de la viande.

Lorsque l'homme ou l'animal succombe à la suite d'une maladie longue, il est épuisé, anémique, il manque de sang et bien des fois les muscles sont desséchés, comme parcheminés; dans ce cas les ferments ont moins de prise, la décomposition est plus lente.

Quand au contraire ils tombent foudroyés en pleine santé, les vaisseaux sont remplis de sang, les muscles sont humectés de fluides fermentescibles; dès lors les ferments trouvent dans l'économie un milieu propre à leur développement; aussi la putréfaction arrive-t-elle rapidement.

Dans les deux cas, les cadavres pourraient être comparés à ceux des animaux vidés et non vidés; les uns se putréfiant avec lenteur, les autres avec beaucoup plus de rapidité.

Un exemple le prouvera : comparez la viande d'une boucherie catholique avec celle d'une boucherie juive; la première se conserve beaucoup moins longtemps que l'autre, cependant toutes deux proviennent d'animaux ayant succombé à une mort violente.

Mais tandis que le boucher assomme, le sacrificateur saigne l'animal. Dans le premier cas, le sang remplit les vaisseaux ; dans le second cas, il a jailli des veines. C'est tellement vrai que les parties antérieures du corps qui sont plus complètement privées de sang se conservent beaucoup mieux que les autres. Telle est la cause de cette loi de Moïse qui défend à son peuple l'usage des parties basses de l'animal. Prescription qui n'a pas sa raison d'être dans nos contrées, mais essentiellement hygiénique pour les pays chauds.

La présence du sang dans le corps de l'animal hâte donc sa putréfaction; il en est de même d'un excès de liquides pathologiques au milieu des muscles.

Or pendant le surmenage les phénomènes d'oxydation étant très rapides, les produits de décomposition sont abondants et l'élimination est très incomplète. Aussi lorsque la mort arrive dans ces conditions, la putréfaction doit être d'autant plus rapide que les muscles par le relâchement ont déjà subi des modifications physiques.

J'ai tenu à prouver expérimentalement cette assertion.

La putréfaction est un phénomène chimique s'accomplissant sous l'influence d'actions physiologiques. On peut donc comparer les réactions chimiques de la putréfaction avec d'autres. J'ai voulu utiliser pour cette démonstration la propriété d'absorber l'iode que possèdent les matières albuminoïdes et extractives de la viande.

Pour cela j'ai préparé une solution titrée formée de :

Iode   1
Iodure de potassium   5
Eau   260

J'ai eu soin également de n'opérer qu'avec une préparation récente, le titre de la solution pouvant s'altérer sous l'influence de l'air et de la lumière.

Cinq grammes de différentes viandes fraîches, hachées et placées dans des flacons à l'émeri d'égales grandeurs, ont été traités par 10 centièmes de la solution iodée. Au bout de quarante-huit heures l'iode était absorbé par la viande de quelques-uns de ces flacons; il y en avait encore en liberté dans les autres.

Cet excédent a été dosé à l'aide d'une solution potassique telle que 10 centièmes décoloraient rapidement 10 centièmes de solution iodée.

C'est ainsi que j'ai pu établir le tableau suivant :

La viande de porc	absorbe 0.05	d'iode en 30 heures.
— de veau	— 0.05	— en 18 —
— de bœuf de 5 ans	— 0.0215	— en — —
— de mouton de 3 ans	— 0.0215	— en —
— de génisse de 4 ans	— 0.025	— en — —
— d'agneau	— 0.025	— en — —
— de cabri	— 0.025	— en — —
de poisson	— 0.025	— en — —
— de lapin	— 0.025	— en — —

Après cette analyse, l'examen microscopique des fibres musculaires a donné à l'aide du micromètre les résultats qui suivent :

Les faisceaux primitifs des muscles d'un bœuf de 5 ans	mesurent en moyenne	0.070
— — d'une génisse de 3 ans	—	0.056
— — d'un veau de 6 semaines	—	0.030
— — d'un lapin	—	0.056
— — d'un porc	—	0.084
— — d'un poisson	—	0.098
— — d'un mouton	—	0.070
— — d'un agneau	—	0.155
— — d'un cabri	—	0.028

Mais on fait d'autres remarques importantes.

Les faisceaux du bœuf   sont compactes et d'un brun rouge.
   —   de la génisse   —   —   mais moins foncés.
   —   du veau   —   peu transparents et jaunes.
   —   du lapin   transparents et blanchâtres.
   —   du porc   —   —   —
   —   du poisson   —   —   —   comme rubannés et en
petits cristaux prismatiques.
   —   du mouton   —   opaque et jaune rouge.
   —   du cabri   —   —   mais moins foncé.
   —   de l'agneau   —   —   —   —

D'après ce qui précède, on peut attribuer la plus ou moins grande quantité d'iode absorbée au diamètre des faisceaux et à leur densité.

Or, dans un muscle, plus le nombre des faisceaux est multiplié, plus les liquides qui les baignent sont abondants. Aussi pour les animaux d'espèces analogues, bœuf, génisse, veau, mouton, cabri, agneau, plus le diamètre des faisceaux est considérable, moins il y a d'iode absorbé.

Mais les fluides absorbants ne sont pas seulement à la surface du faisceau, la masse elle-même en est plus ou moins imprégnée, suivant que la fibre est plus ou moins dense, plus ou moins compacte ; c'est pour cela que les viandes blanches du veau et du porc absorbent plus d'iode que celles du bœuf et du mouton. Il est facile de prouver que l'action chimique se porte bien sur les liquides de la viande. En effet, si l'on extrait la partie fluide par compression, on remarque que la matière fibrineuse, bien lavée, ne renferme point d'iode, tandis qu'on retrouve au contraire ce métalloïde dans le soluté. En précipitant celui-ci par l'alcool on élimine de l'albumine non iodée, et c'est encore le liquide qui renferme l'iode.

Lorsqu'on répète l'expérience avec l'aide de la chaleur, en maintenant le bouchon de la bouteille par une ficelle, on peut arriver à faire absorber 0gr, 30 d'iode à 5 grammes de viande, mais alors les faisceaux sont décomposés non seulement en leurs fibres primitives, mais en leurs éléments (*sarcous elements*); il y a en outre production de peptone, de gélatine et d'acide iodhydrique.

Mais je ne veux pas aller plus loin, m'étant simplement proposé d'établir que c'est surtout à la quantité de fluide pathologique que sont dus des phénomènes chimiques de la putréfaction. (1)

Toutefois, si je ne suis pas d'accord sur ce point avec M. Léon Fournol, je crois avec lui que les phénomènes de contraction musculaire sont surtout sous la dépendance de l'action nerveuse.

Cette excitation détermine une sécrétion surabondante de produits pathologiques qui, ne pouvant être éliminés, produisent à leur tour et sans aucun doute des phénomènes nerveux et dans tous les cas amènent la putréfaction.

Enfin, de cette discussion on peut tirer comme conclusion pratique, que l'examen des viandes dans les abattoirs est souvent fort délicat et ne devrait être confié qu'à des vétérinaires expérimentés.

(1) Les remarquables expériences de M. le doct. Armand Gautier démontrent que, dans cette circonstance, il peut se former des ptomaïnes sous l'influence de la vie et des tissus. Cette découverte est destinée à donner un nouvel et puissant élan à la physiologie et à la pathologie générales : aussi lira-t-on avec intérêt le travail que ce savant professeur a publié dans le *Journal d'anatomie et de physiologie* (septembre et octobre 1881).

CHAPITRE VIII

POLICE SANITAIRE ET ADMINISTRATIVE
ÉCONOMIE POLITIQUE ET STATISTIQUE

On vient de voir dans le chapitre précédent que le surmenage est une cause d'altération de la viande. Or dans les grandes villes, à Paris surtout, le bétail élevé sur place ou dans les environs ne peut suffire à l'alimentation ; on le fait venir de loin, quelquefois de l'étranger.

Ces longs voyages, alors même qu'ils s'accomplissent sur mer, produisent souvent tous les phénomènes du surmenage. Aussi les animaux qui nous arrivent sur pied, après quinze jours de traversée toujours fatiguante, souvent mortelle, ne pourront jamais fournir une viande aussi parfaite que ceux qui sortent du pâturage pour tomber sous le couteau du boucher.

Cependant les transports s'effectuent aujourd'hui plus rapidement et dans des conditions hygiéniques bien meilleures, on est même parvenu à faire prendre du poids aux bestiaux pendant le trajet ; on est arrivé à combattre la fièvre spéciale à la mer qui saisit à peu près tout le monde après dix à douze jours de traversée. A l'aide de purgatifs rationnés on a assuré les fonctions de l'estomac, aussi le bétail mangeant bien, digérant bien, arrive en état parfait de conservation de ce côté de l'Atlantique.

Mais il faut venir à Paris : ce voyage se fait soit par chemin de fer, soit à pied. Quelquefois les bœufs marchent par bandes de 30 à 40, faisant des étapes de 10 à 12 lieues par jour et ne recevant qu'une nourriture médiocre.

Les veaux qui sont expédiés le plus souvent à l'âge de deux ou six mois sont transportés quelquefois à l'aide de procédés barbares. On lie d'abord les pieds de devant, puis ceux de derrière de l'animal ; puis on les réunit tous les quatre par un lien plus fort encore qui pénètre dans la peau.

Cela fait, ils sont entassés sur des voitures et placés de manière que leur tête soit pendante autour des ridelles extérieures du véhicule.

Cette position occasionne souvent des infiltrations sanguines qui, en changeant complétement la nature des pieds et de la cervelle des veaux, rendent indigestes à un haut degré, et même nuisibles, des aliments le plus souvent prescrits à des malades ou à des convalescents.

D'après M. Tardieu, les moutons les mieux traités et les mieux soignés, en route comme chez eux, sont les moutons allemands. Ils voyagent par troupeaux de 120 à 150 et ne font guère que 3 à 4 lieues par jour. Ils sont nourris avec de l'avoine et coûtent jusqu'à 12 francs par tête pendant tout le voyage ; aussi arrivent-t-ils sur les marchés dans un état de propreté et de santé qui leur fait toujours obtenir la préférence.

Les moutons français, au contraire, soumis à des étapes quelquefois de 10 à 12 lieues, nourris le plus souvent de foin et de vaine pâture rencontrés sur la route, presque dépourvus de soins, arrivent en général sur les marchés haletants, fatigués, couverts de boue.

Une marche modérée et de peu de durée rend la viande plus tendre, un voyage forcé amène au contraire tous les mauvais effets du surmenage. Aussi ne conduit-on les animaux à la boucherie que neuf jours après leur arrivée.

Pendant ce temps le vendeur est responsable de l'animal quand le rapport de l'expert déclare que la cause de la mort ne peut être attribuée à l'acheteur. Cette loi est dure, et elle n'offre pas au vendeur toutes les garanties suffisantes. Tout d'abord l'examen de l'expert à l'arrivée est incomplet. Les bœufs et les vaches sont attachés parallèlement à de longues barres de fer autour desquelles on peut circuler librement et palper facilement chacun de ces animaux.

Les veaux sont placés sous des hangars, étendus sur de la paille de manière qu'on puisse tourner autour d'eux.

Les moutons sont placés dans des parcs construits avec de fortes tringles et pouvant avoir 1 mètre de largeur sur 5 de longueur. Là, au nombre de 25 ou 30, ils sont pressés outre mesure, sans pouvoir faire un mouvement et disposés de manière que le premier et le dernier de la rangée, les seuls que l'on puisse palper ou voir par le flanc, soient les plus gros du troupeau. Après cet examen le bétail est quelquefois très mal soigné par le boucher. Ce manque de soin amenant la mort de l'animal, il est toujours facile d'en attribuer la cause aux fatigues du voyage, aussi les vendeurs trouvent-ils la loi trop dure pour eux.

« Nos bestiaux, disent-ils, après avoir passé plusieurs mois à l'engrais, ont tout à coup à supporter les fatigues de six à huit jours de marche, et malgré les soins dont notre intérêt nous commande de les entourer pendant le voyage, on peut croire qu'un dérangement aussi brusque dans leur régime de vie doit les prédisposer à des accidents. Cette mauvaise chance, ajoutent-ils, est encore fort aggravée par les traitements qu'ils ont à subir dans leur trajet de Poissy et de Sceaux à Paris. Passant immédiatement après la vente aux mains des acheteurs, ils sont chassés avec vitesse et brutalité, en troupes nombreuses, vers les abattoirs de Paris, où on les entasse ordinairement sans nourriture ni boisson, harassés de fatigue et souvent blessés par les efforts qu'ils ont faits en fuyant la morsure des chiens qui les poursuivent. Le boucher, rassuré par la lettre de la loi, en prend peu de soin. »

Il va s'en dire que les bouchers n'ont pas laissé ces réclamations sans réponse.

« Ce qui prouve, à leur avis, que la perte des bestiaux ne doit être attribuée ni à la mauvaise conduite, ni au défaut de surveillance, ce sont les procès-verbaux des experts vétérinaires, qui ont tous constaté que leur mort provenait de causes antérieures à la vente, actes que les marchands de bestiaux se plaisent à qualifier de simples procès-verbaux, mais qui sont bien conformes à toutes les formalités prescrites en pareil cas et dressés par deux experts nommés d'office par le tribunal de commerce chaque fois que le cas se présente, l'un dans l'intérêt du vendeur, l'autre dans celui de l'acheteur. »

Le syndicat des bouchers fit valoir des considérations d'ordre général : « Si le boucher, a-t-il dit, devait supporter la moitié de la perte, il y aurait beaucoup à craindre qu'il ne cherchât à s'y soustraire par tous les moyens possibles, soit par intérêt, soit par impossibilité de payer, et que, malgré toute la surveillance de la police, des viandes insalubres ne fussent livrées à la consommation. »

Les réclamations des cultivateurs furent donc repoussées en 1825 aussi bien qu'en 1842. Enfin le conseil des professeurs de l'école vétérinaire d'Alfort, par l'intermédiaire de son directeur, a donné à l'unanimité l'avis suivant :

1° Il importe de continuer à rendre les marchands de bœufs garants envers les bouchers, sur les grands marchés d'approvisionnement de Paris, de la mort des animaux, quelle que soit la maladie qui l'aurait occasionnée, à moins qu'il ne soit prouvé qu'elle est exclusivement du fait de l'acheteur.

2° Il serait juste, lorsqu'il y a lieu à exercice de cette garantie, que la perte qui résulte de la mort de l'animal fût supportée à la fois par le vendeur et l'acquéreur dans la proportion des trois quarts pour le premier et du quart pour le second, la perte se composant du prix d'achat de l'animal et des frais faits pour la mise en règle.

3° Le délai de neuf jours pour la garantie imposée aux vendeurs par la législation actuelle est trop long et n'est pas nécessaire. Les intérêts légitimes du boucher acquéreur seraient suffisamment protégés par un délai de trois jours, dans lesquels ne serait pas compris le jour de la livraison, ce délai commençant ainsi à courir du lendemain du jour du marché et finissant le soir du jour du marché suivant.

4° Il conviendrait de rendre moins coûteux les frais obligatoires de la mise en règle, qui, fixés comme ils le sont aujourd'hui, sont véritablement exorbitants, relativement à l'objet auquel ils s'appliquent et très onéreux pour les parties.

5° Il y aurait lieu, de la part du gouvernement, si cela est possible, à intervenir auprès de l'administration des chemins de fer pour obtenir qu'il fût apporté des améliorations dans les moyens d'embarquement et de débarquement des bœufs transportés par ces voies, et surtout dans l'adaptation de la capacité et des dispositions intérieures des wagons à cette nature de transport.

Cet avis est très sage. Il me semble convenable en effet que le vendeur ait la plus grosse part de la responsabilité, autrement il livrerait à la boucherie des bêtes malades et surmenées; mais, d'un autre côté, si l'acheteur n'encourt point de responsabilité, il ne prendra aucun soin des animaux fatigués par un long voyage, et si la mort arrive elle ne pourra lui être imputée, ce qui est injuste, car avec des ménagements et une nourriture convenable, il aurait pu éviter cet accident.

Mais les bouchers forment une corporation puissante, et dans tout ce qui concerne leur profession il est facile de reconnaître leur force.

Les mercuriales, par exemple, sont faites tout à l'avantage du boucher.

Elles constatent les faits accomplis sans s'occuper de l'avenir. Les rédacteurs, les publicateurs de mercuriales sont, il est vrai, des administrateurs désintéressés en principe par leur situation officielle ; mais ces administrateurs ne sont ni industriels, ni anatomistes, ni découpeurs, ni praticiens. Aussi, les indications qu'ils fournissent, les chiffres qu'ils livrent, leur sont-ils donnés par les intéressés, c'est-à-dire par le boucher autrement dit. On retrouve ici son influence indirecte et occulte et la même puissance effective que sous l'empire du monopole.

Les mercuriales qui servent de base aux transactions, à l'établissement du prix de la viande, sont dressées par lui et tout à son profit, comme on va le voir.

La boucherie officielle, lors des débats suscités par le monopole, a fait connaître les rapports moyens qui existent entre le poids vif et le poids net, et les commissaires nommés par l'administration de l'agriculture ont confirmé approximativement les proportions indiquées.

Les voici en ce qui concerne les bœufs :

	Poids net.	Déchet.
Bœuf 1re qualité.....	57 %	43 %
— 2e —	54	46
— 3e —	51	49

Le déchet que l'on appelle par antiphrase « le cinquième quartier » se compose, d'après les publications de la boucherie officielle, des parties suivantes :

Le cuir.	La rate.	Les tendons d'Achille ou patins.	Le moufle.
Le suif.	Le cœur.		Le sang et les déjections liquides.
La langue.	Le mou.	Les tripes ou estomac.	
Le foie.	Les pieds.	Les intestins.	Les cornes.
		La vessie.	Les os.

Dans l'ordre naturel de l'industrie, ou plutôt dans les usages, ces déchets doivent former la différence du poids brut au poids net et constituer le bénéfice du boucher. La conséquence est que les quatre quartiers nets devraient être vendus au prix coûtant. Mais ici intervient le découpage. Le producteur n'aurait pas à s'en inquiéter dès qu'il a reçu le prix convenu, si ce cinquième quartier ne venait fausser les mercuriales en tendant à accroître les prix de débit par le transfert illicite des bonnes qualités aux qualités inférieures, par la dénonciation de prix fictifs.

C'est le producteur qui devrait évaluer lui-même, non seulement le poids, mais également la qualité de la marchandise, et qui devrait fixer les prix servant de bases aux mercuriales. Ainsi il ne serait plus exposé à des évaluations fictives qui pèsent sur les transactions.

Le boucher a bien d'autres moyens d'augmenter ses bénéfices.

La *réjouissance*, par exemple, est une compensation faite au boucher pour les pertes que la viande éprouve soit par la dessiccation, soit par les différentes manipulations qu'on lui fait subir. Ainsi il fait payer au prix de la viande de premier choix, les morceaux de cinquième quartier, qu'il donne comme *agrément*. C'est une fraude qui permet aux bonnes de faire sauter « l'*anse du panier* ».

Il en est une autre également consacrée par l'usage qui consiste à falsifier les viandes, en quelque sorte, par le soufflage qui donne aux morceaux inférieurs, par l'art du vendeur, par l'art du préparateur, la couleur et l'apparence des morceaux de choix.

Le soufflage est une opération dangereuse à un autre point de vue ; il introduit dans les muscles de l'animal de l'air chargé de germes qui hâteront la décomposition de la viande. Il serait facile toutefois d'obvier à cet inconvénient, en adaptant au soufflet un filtre de coton pouvant retenir tous les germes dangereux. Mais, en somme, le soufflage est tout à l'avantage du boucher et contraire aux intérêts du consommateur.

Pour apporter un correctif au monopole du boucher, on a voulu établir la taxe sur la viande. Voici ce que dit à ce sujet une circulaire du ministre en 1858 : « Si la taxe avait pu fonctionner sincèrement dans ses conditions normales, elle aurait sans doute fait cesser les plaintes, et le système de limitation devenu inoffensif, il n'y aurait peut-être plus eu de raisons péremptoires pour le détruire. Mais il a fallu reconnaître, après une épreuve de plus de trois ans, que la taxe ne contenait pas en elle les conditions nécessaires d'une exécution sincère, et qu'en pratique elle ne produisait pas les résultats que paraissait indiquer la théorie ; que les bouchers n'ayant plus un intérêt direct à discuter le prix du bétail, la taxe devenait la base obligée des transactions du marché et favorisait ainsi la permanence de la cherté ; que, malgré les précautions prises, la taxe ne prévoyait pas et ne pouvait prévoir toutes les habiletés du métier par lesquelles l'économie de ses calculs est détruite et le bénéfice du boucher indûment augmenté au détriment du public, et d'une manière d'autant plus fâcheuse que c'est sous le couvert de l'administration, qui ne peut l'empêcher, que cet abus se produit. »

En résumé, la taxe n'a jamais été qu'une source de fraudes et de difficultés administratives. Aussi a-t-elle été abandonnée, tout en restant facultative.

La liberté et la concurrence loyale ont paru les seuls moyens possibles pour faire tomber les prix lorsqu'ils sont exagérés.

Rien en effet n'est plus difficile que la réglementation des métiers chargés de donner aux peuples les aliments de première nécessité.

On pourra s'en convaincre par ce résumé du travail de M. le comte Tourdonnet sur le commerce de la boucherie.

En saine économie politique, il ne saurait y avoir antagonisme entre ceux qui produisent et ceux qui consomment, entre les vendeurs de première main et les derniers acheteurs. Si la masse des consommateurs désire instinctivement obtenir des denrées alimentaires au plus bas prix, il n'est pas moins juste que les approvisionneurs de fait, que les producteurs retirent de leur industrie, primordiale entre toutes, le bénéfice légitime que méritent leur initiative et leurs efforts constants, sans quoi l'approvisionnement serait tari dans sa source première, au grand détriment de la richesse nationale.

Voyons si la réglementation de la boucherie dans les temps passés a produit cet heureux résultat.

Réglementation de la boucherie. — C'est aux Romains que remonte la première réglementation du commerce de la boucherie. Ils distinguaient trois sortes de bouchers :

Les *suarii*, chargés de l'achat des porcs ;

Les *boarii*, chargés de l'achat des bestiaux ;

Les *lanii* ou *carnifices*, les véritables bouchers, subordonnés aux acheteurs et chargés de tuer et d'habiller les animaux, de les découper, de les mettre en état de vente.

Dans les commencements, les modes de vente étaient facultatifs ; mais vers la fin de l'empire un décret du préfet de Rome prescrivit de vendre la viande au poids, c'est-à-dire à la livre. Ces usages, passés à l'état de réglementation publique, furent introduits dans les Gaules et y prirent racine pendant toute la durée de la domination romaine.

Dans la vieille Lutèce les bouchers formaient un corps homogène qui élisait un chef. Le maître des bouchers exerçait une véritable royauté industrielle ayant juridiction sur toute la corporation.

Cette corporation était puissante par sa richesse et par l'accumulation des privilèges ; elle devint même un instrument terrible de désordre sous l'impulsion des grands perturbateurs du moyen âge, en particulier au commencement du xve siècle, alors que le duc de Bourgogne ameuta les bouchers contre les Armagnacs, partisans du duc d'Orléans. Leurs excès et leurs crimes sont restés comme une tache sanglante dans l'histoire de la monarchie française. Aussi à plusieurs époques a-t-on cherché à diminuer les privilèges de cette corporation.

Les ordonnances de François Ier de 1543 et de Henri II à la date de 1550 s'occupent seulement de la réglementation intérieure de la corporation.

Henri III en 1587, le premier chercha à réduire les privilèges des bouchers, mais son ordonnance fut réformée par arrêt du parlement en 1589 et par Henri IV en 1594.

Ce ne fut qu'en 1791 que maîtrises et jurandes furent supprimées et que la boucherie fut soumise au régime de la liberté.

Mais on n'était pas prêt et des abus de tous genres se produisirent. Le nombre des bouchers et des vendeurs de viandes se multiplia à l'infini, on livra à vil prix tous les animaux maigres, rachitiques, malsains, etc., etc.

La production française devenant insuffisante, la Convention et le Directoire durent faire revenir à grands frais du bétail de la Suisse et de l'Allemagne. Pour éviter la famine, les officiers municipaux furent transformés en pourvoyeurs des populations affamées, et le système des réquisitions, appuyé par la loi du maximum et par les rigueurs du temps, fut mis en vigueur sur toute la surface du territoire français.

Ce dernier coup acheva la ruine de la production française.

Il ne faut cependant pas rendre le régime de la liberté commerciale responsable de ce déficit. La vraie cause se trouve dans la confiscation et la vente à vil prix des biens nationaux, dans le changement subit des possesseurs du sol, dans le manque de crédit si nécessaire aux cultures et à la production du bétail, dans la terreur et l'incertitude qui régnaient partout.

L'excès du désordre produisit une vive réaction à l'encontre de la liberté. Un décret du premier consul (an XI-1802), revenant au système du monopole, institua un syndicat composé d'un syndic et de six adjoints, nommés par trente électeurs privilégiés pris parmi les bouchers.

Nul boucher ne put s'établir sans avoir préalablement obtenu la permission du préfet de police, et sans avoir versé à la caisse de la boucherie un cautionnement proportionnel à la valeur de l'étal ; aucune vente de bétail ne put avoir lieu en dehors des marchés désignés, Sceaux, Poissy et le marché aux veaux ; dans le rayon de 10 myriamètres de Paris, les marchands forains ne furent autorisés à porter de la viande au dedans de la ville que deux jours par semaine sous la surveillance de la préfecture de police.

Le décret de 1811 complète celui de 1802.

D'après le rapport adressé au premier consul par la préfecture de police, il est établi que, par suite de la liberté absolue établie en 1791, « le nombre des bouchers, qui était antérieurement de 230, s'était élevé à 580, outre les 300 détaillants approvisionnant les halles et les marchés. »

L'arrêté de 1808 ayant imposé aux bouchers étaliers l'obligation d'acquérir deux fonds pour un avant d'être autorisés, fit descendre le nombre des bouchers à 450, chiffre que le décret de 1811 réduisit à 300.

Ce système amena une baisse de prix pour les animaux vivants et une élévation dans le prix de la viande. Des réclamations nombreuses surgirent ; aussi l'ordonnance de 1825, tout en maintenant les règlements en vigueur, abolit la limitation à partir de 1828.

C'était le régime de la liberté réglementée.

Une ordonnance royale de 1829, interprétée par une ordonnance de police en date de 1830, rétablit le monopole et fixa le nombre des bouchers à 400, en maintenant toutes les mesures restrictives qui réglaient le commerce forain.

La loi de 1838, confirmant un arrêt de 1699, rendit le vendeur garant envers le boucher de la mort naturelle des animaux pendant les neuf jours qui suivaient la vente de l'animal. La position des producteurs était intolérable... Cependant leur plainte ne fut pas entendue ; et le rapport de M. Boulay de la Meurthe servit de texte aux résistances administratives.

Les bouchers exploitèrent également l'antagonisme qui a toujours existé entre la préfecture de la Seine et la préfecture de police. Celle-ci, spécialement chargée de l'approvisionnement, ne voyait que l'intérêt du consommateur ; la première, se laissant dominer par l'intérêt du budget municipal, ne voyait que les bénéfices directs assurés par le monopole. On dit qu'aujourd'hui les rôles sont renversés. Quoi qu'il en soit, les sociétés, les congrès d'agriculture prirent seuls en main les intérêts des producteurs.

La première satisfaction donnée dans ce sens fut l'ordonnance de 1815, établissant que le droit à percevoir serait calculé d'après la qualité constatée et le prix réel. Auparavant, on percevait à l'octroi un droit fixe par tête sans tenir compte du poids de l'animal.

La révolution de Février amena des réformes plus libérales encore. Au mois d'août 1848, une ordonnance contre-signée par M. Tourret réglait la nouvelle répartition des étaux mobiles, en donnant aux forains 120 places sur 161 ; en fixant à deux mois pour les bouchers de l'intérieur possédant déjà étal et un an pour les forains l'occupation de ces deux étaux ; en admettant enfin le droit d'apport et de vente à domicile.

Un an plus tard, en 1849, deux ordonnances contre-signées l'une par M. Buffet, l'autre par M. Lanjuinais, organisaient la vente en gros à la criée au marché des Prouvaires.

Enfin le décret de 1858, et dix ans plus tard, celui de 1867, ont établi définitivement la liberté de la boucherie avec une réglementation conforme, destinée à sauvegarder d'une manière équitable tous les intérêts engagés.

Malgré cela le prix des viandes ne s'est pas abaissé. Naturellement on s'en est pris à la liberté, et cela avec une grande injustice et une grande légèreté d'esprit.

Une étude sérieuse montre au contraire des causes bien différentes.

La première, sans contredit, est l'augmentation de consommation de la viande.

Sans prétendre, comme le veut l'adage anglais, que l'accroissement de nourriture en viande corresponde à un accroissement de force et de travail, il faut reconnaître que ce développement entraîne forcément l'augmentation du bétail et par suite l'augmentation du travail, des engrais, de la fécondité du sol, des produits agricoles.

Les autres causes dominantes de la surélévation du prix de vente sont : la perturbation profonde apportée dans l'organisation économique de la France et dans les relations sociales par les constructions rapides des voies ferrées, par l'impulsion exagérée donnée aux travaux publics, par l'appel incessant des salaires industriels qui ont fait affluer dans les villes les populations rurales, par le bien-être qui s'est répandu partout, enfin par la révolution qui s'est opérée dans la valeur de l'argent et qui s'est rejetée, par une conséquence irrésistible, sur toutes les denrées de première nécessité. A ces causes générales, il en faut ajouter d'autres qui sont accidentelles : les déficits annuels, les guerres, les perturbations intérieures, les expositions et les autres réunions anormales. On a dit à cet égard que si la surélévation momentanée est légitime, il est parfaitement injuste de la maintenir, une fois que la cause déterminante n'existe plus. Cette réflexion est très-sensée ; mais c'est la raison publique qui doit réagir. Nous ne voyons, pour le législateur, pour le réglementateur, aucun moyen d'intervenir efficacement dans un semblable conflit.

C'est la libre concurrence qui doit servir de contrepoids à la liberté. Aussi le colportage de la viande doit-il être rétabli ; il a autant sa raison d'être que celui du poisson.

« La charrette roulante du colporteur est le marché du pauvre. »

La vente à la criée devra également exercer une influence sur les prix de la viande. Ayant pour principe la sincérité du prix et l'entière loyauté des transactions, elle a eu pour adversaires tous les partisans du monopole.

Malheureusement à Paris, par suite de la situation, le marché à la criée n'est pas populaire. La viande n'arrive de la criée au débit qu'à travers les bouchers, les regrattiers, les grands entrepreneurs d'alimentation.

La criée au détail n'a pas été essayée d'une manière sérieuse. Les producteurs devraient vendre eux-mêmes directement leurs productions à la criée en gros, en demi-gros et même en détail, sans passer par les mains des bouchers. Ainsi ils augmenteraient leurs revenus, tout en faisant baisser le prix des viandes.

Lorsqu'ils ne pourraient eux-mêmes se livrer à ces opérations, ils auraient recours à des facteurs intermédiaires qui recevraient une simple remise de 10 pour 100.

Les associations ouvrières, les sociétés coopératives de consommation des viandes, sont appelées dans l'avenir à résoudre la question ; elles arrêteront l'augmentation des prix qui va sans cesse croissant.

On trouve dans l'*Alsace à table* de M. J. Gérard quelques renseignements importants à ce sujet [1].

« En 1499, les trois livres de bœuf étaient taxées à 1 pfenning, ce qui fait au maximum 3 sols de notre monnaie ; en 1510, la livre fut taxée à 2 pfennings ou 14 centimes de notre temps ; en 1575, année de cherté, la viande de bœuf

---

1. Dans le même ouvrage on trouve un tableau qui donne un aperçu des prix de quelques aliments animaux à différentes époques :

XIIIe siècle. 1273. On payait 14 œufs 1 pfenning.
               Une poule 2 pfennings.
               Un hareng 1 pfenning.
XVe siècle. 1483. Une belle carpe.   4 sols.
               Une oie grasse   4 —
               Un faisan   5 - 4 deniers.
               Une perdrix   2 - 4 —
               Un canard sauvage 4 — 4 -
               Une poule   1

Une série d'oiseaux sauvages dénommés dans la chronique de Wenker sous les noms de Profogel, Breitschnald, Schnilhe, Raghals, Murfogel, Nonde, Troestel, Regenfogel, Zwuner, Sprihé, chacun à 4 deniers.

Pour ramener ces chiffres à la valeur actuelle de l'argent, on les multipliera par 6 : une perdrix coûtait donc 0,70.

XVI siècle. 1505. Le cent de saumoneaux 1 pfund et 8 schillings.
        1508 Cinq aloses pour 1 couronne. Ces prix sont cités comme excessifs.
        1508. Une carpe du Rhin de 12 livres, 3 schillings, 10 pfennings ou 4 fr.
        1510. Cent saumoneaux 6 schillings.
        1512. La taxe de 1483 est sensiblement modifiée. La série des oiseaux
               tarifiés à 1 pfenning est portée à 4.
        1515. Deux saumons 6 florins ou 48 francs.
        1517. Deux pastels de liepvres 3 liv. lorraines du temps.
               Deux pastels de veau 26 gros.
               Deux jambons et deux andouilles 15 gros.
        1597. Quatre saumons envoyés de Rheinfelder à Ensisheim 7 pfund staeller
               9 batz.
XVIIe siècle. 1624. La livre d'esturgeon 1 schilling.
        1647. La livre de saumon 4 à 6 pfennings.

coûtait 1 sol et 5 deniers la livre, c'est-à-dire 22 centimes de notre monnaie ; le mouton et le porc valaient 1 denier de moins. En 1599, le prix de la viande était de 15 pfennings la livre, environ 25 centimes de l'argent actuel ; en 1611, le bœuf valait 5 pfennings, le veau 6, le mouton 9 pfennings. D'après la taxe-ordnung de 1616, ces prix avaient haussé de 1 pfenning sur le bœuf et sur le veau et baissé de 1 pfenning sur le mouton. En 1682, le bœuf monta à 8 pfennings équivalant à 27 de nos centimes ; il haussa encore de 2 centimes en 1716. De 1726 à 1756, la livre de bœuf ne dépassa pas 4 sols de France ou 35 centimes de notre temps ; en 1756, elle enchérit de 4 deniers, ce qui excita de vives doléances dans le peuple de Strasbourg ; en 1750, elle monta à 5 sols, en 1789 à 6 sols, en 1816 à 10 sols. » Ce dernier chiffre prouve que les prix à Strasbourg étaient les mêmes que dans le reste de la France, car on trouve qu'en 1815 les prix par kilogramme étaient :

Pour le bœuf.	Pour le veau.	Pour le mouton.	Pour le porc.
0.99	1.25	1	0

Ces chiffres se maintiennent jusqu'en 1837, puis ils commencent à s'élever, en sorte qu'en 1860 ils sont :

1 33	0	1.32	1.26

Ils arrivent en 1877 à :

1.59	2	1.56	1.44

1646. D'après la taxe-Ordnung de Strasbourg.

La livre de fromage	1 schilling.
— de beurre	1 — 2 pfennings.
Le pot de lait	1 — 6 —
Un jeune coq	1 —
Une oie	2 —
Douze alouettes	1
Le cent de grosses écrevisses	5 —
Le cent de têtes de choux	4 florins.

1648.

Dix grives	29 kreuzer.
Un chevreau	24 —
La livre de lard	7 —
— de beurre	8
Un poulet	8 —
La douzaine d'œufs	8 —

1690.

Une paire de poulets	16 sois.
— de pigeonneaux	16 —
— de perdrix	3 livres.
de cailles	10 sols.
Une oie	1 livre.
Une paire de gélinottes	1 —
Un dindon	3 —
Une douzaine de grives	24 —
Une bécasse	16 —
Un canard sauvage	16 —
Un coq de bruyère	3 —
Un lièvre	1 — 10 sols.

XVIIIe siècle. 1717-18. La livre de saumon à 4 pfennings.

Il faut arrêter absolument cette marche ascendante; voyons quels sont les autres moyens qui peuvent faire espérer la réussite.

M. Decroix pense que l'introduction de la viande de cheval dans l'alimentation permettra de donner à l'ouvrier une nourriture saine d'un prix moins élevé.

Pour la faire accepter, ce savant vétérinaire fonda un comité qui fit distribuer gratuitement de la viande de cheval d'abord par les sœurs de charité de la rue Fauconnier, puis par les Lazaristes de la barrière d'Italie.

Enfin, par une ordonnance de police en date du 9 juin 1866, l'administration autorisa l'ouverture de boucheries chevalines sous certaines conditions.

Dès lors la quantité de cheval livrée à la consommation a toujours été en augmentant, comme cela est établi par le tableau suivant :

CHEVAUX, ANES, MULETS

CONSOMMÉS A PARIS PAR SEMESTRE

Années.	1er semestre.	2e semestre.
1866		902
1867	893	1250
1868	1305	1097
1869	1354	1401
1870	1992	
1871		2130

PAR ANNÉE

1872		5.732
1873		8.977
1874		7.184
1875		6.665
1876		9.271
1877		10.619
1878	1 semestre	5.623

En ajoutant aux chiffres qui précèdent environ 6500 chevaux livrés à la consommation pendant la guerre et le siège, on trouve comme total général à Paris du 9 juillet 1866 au 31 juin 1878 :

Chevaux	126.039
Anes	5.270
Mulets	300
Total	131.609

pièces qui ont fourni environ 25 millions de kilogrammes de viande nette.

Total 131 609 pièces qui ont fourni environ 25 millions de kilogrammes de viande nette.

Jusqu'ici le prix du cheval n'est environ que moitié de celui du bœuf, ce qui n'est pas à dédaigner pour la classe laborieuse. Mais il y a une tendance à la hausse, ce qui prouve que le cheval est trouvé bon. Toutefois, de même que le bœuf se vend toujours moins cher que le veau, de même le cheval, qui au point de vue de la digestion est encore d'un degré inférieur au bœuf, ne sera jamais qu'un aliment de seconde qualité. Aujourd'hui l'ouvrier peut avoir une livre de viande de cheval pour 25 ou 30 centimes pour les morceaux de second choix. Quant au filet il se vend 1 fr. 25 ou 1 fr. 30 la livre, c'est-à-dire moitié de ce que coûte le filet de bœuf, et si cette viande est un peu plus dure, un peu moins agréable que celle de bœuf, elle n'est pas sans valeur.

D'après les savantes recherches de M. le baron de Dumas, de M. le professeur Hipp, le nouvel aliment, sous un poids donné, contient beaucoup plus de principes alibiles que la chair de bœuf. Ainsi 5 kilogrammes de cheval équivalent, comme quantité de matières nutritives, à 5 kilogr. de viande de bœuf, en prenant bien entendu les animaux dans les mêmes conditions.

Quoi qu'il en soit, l'introduction de la viande de cheval dans l'alimentation ne peut amener une révolution bien sensible. Celle-ci se fera sous l'influence de causes qui seront le résultat de ces deux faits inévitables : 1° la transformation de l'exploitation agricole ; 2° l'importation étrangère.

Avant de s'étendre sur ces questions capitales, il convient de dire un mot sur la fortune nationale par rapport au bétail.

Elle est ainsi évaluée par M. le docteur Vacher :

Nature de la production.		Quantité.	Prix de l'unité.	Produit net.
Chevaux pour vente............		72.000	570 fr.	41.000.000
Animaux livrés à la consommation...	Bœufs....	550.000	350 kilog. à 1.65	317.000.600
	Vaches....	550.000	225 — à 1.10	211.000.000
	Veaux....	2.000.000	50 — à 2.10	210.000.000
	Moutons..	7.800.000	20 — à 1.80	280.000.000
	Porcs.....	2.900.000	92 — à 1.10	375.000.000
	Agneaux et chevraux.	..	..	25.000.000

MM. Bouley et Nocard montrent dans deux tableaux, d'une part, l'augmentation des animaux de boucherie, d'autre part, l'accroissement de la consommation de la viande en France depuis 1812 :

ANIMAUX DE BOUCHERIE

Années.	Bœufs.	Vaches.	Veaux.	Moutons.	Porcs.
1812	1.732.000	3.118.000	1.751.000	20.553.000	4.650.000
1829	2.032.000	4.621.000	2.080.000	22.118.000	4.968.000
1849	1.958.000	5.501.000	2.005.000	24.267.000	4.910.000
6871	2.117.000	7.313.000	1.695.000	33.937.000	5.186.000

CONSOMMATION TOTALE EN VIANDE DE BOUCHERIE

Années.	Quantité consommée.	Population.	Moyenne par tête.
1812	540.197.000	28.500.000	19.0
1829	622.118.000	32.000.000	19.5
1849	673.38 .008	33.500.000	20
1871	840.000.000	36.500.000	23

En somme, si le chiffre de viande consommée s'est beaucoup accru, il n'y a jamais, par suite de l'augmentation de la population, qu'un excédent de 4 kilogr. par individu.

Dans un autre chapitre nous avons examiné quelle doit être la ration individuelle, il importe de rappeler simplement ici que la consommation de la viande par an et par habitant n'est en France que de 25 kilogr., tandis qu'en Angleterre elle s'élève à 82 kilogr. Si l'on a pu arriver à ce chiffre, c'est par l'importation de la viande étrangère, ce qui nous conduit à dire un mot sur cette question.

La viande en France est rare, mais elle abonde dans certaines régions privilégiées du nouveau monde.

L'Urugay, avec une population de 440 000 habitants, comptait, en 1876, d'après M. Thomas Vilalba, 6 millions de bœufs et 12 millions de moutons.

La république Argentine, avec ses 2 millions d'habitants, possédait en 1876, d'après M. Ricardo Napp :

13 493 000 bœufs et 57 546 413 moutons.

D'après les statistiques publiées à l'occasion de l'Exposition de 1878, la section Argentine indiquait :

80 millions de moutons et 15 millions de bœufs.

Le sud du Brésil, notamment la province de Rio-Grande, est occupé par des pâturages immenses.

Dans l'Amérique du Nord l'industrie pastorale est très florissante au Mexique et au Texas.

Les États-Unis d'Amérique s'occupent beaucoup d'élevage. D'après M. Maurice Block, il y avait déjà en 1872 environ 27 millions de porcs. Dans ces dernières années, il s'est établi entre cette République et l'Angleterre un mouvement commercial considérable, et des millions de kilogrammes de viandes fraîches ou conservées ont été jetés sur les marchés européens.

En Australie le régime pastoral fait depuis une vingtaine d'années des progrès rapides. L'*Economist* de 1875 parlait déjà de 6 millions de bœufs et de 62 millions de moutons.

Au sud de l'Afrique, dans sa colonie du Cap, l'Angleterre possède un territoire immense sur lequel des colons d'origine hollandaise, les Bœrs, entretiennent des troupeaux innombrables de bœufs et de moutons.

Il n'est donc pas étonnant que dans toutes ces régions, des industriels cherchent à expédier en Europe une partie de ces richesses.

Le remarquable rapport de M. J. de Felcourt va montrer combien cette importation est déjà considérable. Dans la Nouvelle-Galles, vingt-deux compagnies se sont formées pour l'exploitation des viandes par le froid, et quelques-unes d'entre elles comprennent dans leurs envois, le poisson, le gibier, le beurre, etc. Pour ces transports, la compagnie des paquebots fait payer aux exportateurs de 31 fr. 25 à 37 fr. 50 centimes, pour 40 pieds cubes ou 1ᵐ 13 cube de chambre pouvant contenir 330 kilogrammes de bœuf, ce qui porte en chiffres ronds le prix du fret à 10 centimes par kilogramme de viande ⁴.

1. Dans un des chapitres précédents, on a vu par quels moyens les étrangers nous ex-

Le transport du bœuf tué revient donc en moyenne à 35 ou 40 francs, tandis que pour un bœuf en vie il s'élèverait, fret et nourriture, à 210 francs ou 220 francs.

pédient des pays les plus lointains l'excédent de leurs substances alimentaires. Pendant que ce travail était sous presse, la Société française d'hygiène a entendu une communication de M. le baron B. Michel qui complète ces renseignements ; c'est pourquoi il m'a paru nécessaire de reproduire cette note.

Il existe des pays où, à l'inverse du nôtre, la production est et sera toujours de beaucoup supérieure à la consommation ; il ne s'agit donc plus que de chercher les moyens de rétablir l'équilibre, au grand avantage de tous. Deux moyens se présentent naturellement à l'esprit pour atteindre ce but : le premier consiste à importer du bétail vivant ; le second, à faire subir aux viandes une certaine préparation.

Le premier moyen a de grands inconvénients. Il nécessite de grands emplacements pour l'animal et pour sa nourriture ; il offre surtout le danger des maladies contagieuses qui, malgré toutes les précautions prises au départ, se développent fréquemment par suite de la situation absolument anormale imposée au bétail pendant tout son séjour à bord.

Quant au second moyen, celui connu sous le nom de conserves, il ne pourra jamais entrer d'une façon générale dans l'alimentation, car il est assez coûteux et de plus le goût s'en fatigue très vite.

Ce n'est pas à des hygiénistes que je voudrais rappeler l'influence que le goût d'un aliment a sur la digestion.

Éliminant ces deux moyens d'importation, il en reste un qui doit être le désidératum et qu'on peut formuler ainsi : *importer des viandes ayant tout l'aspect, toute la saveur et toute la fraîcheur des viandes ordinaires de boucherie.*

La simple équité m'oblige ici à rendre hommage au savant, qui, le premier a cherché à démontrer pratiquement la solution du problème de l'importation des viandes fraîches. J'ai nommé l'honorable M. Tellier.

Si sa tentative, que nous aurions tous été heureux de voir réussir, n'a pas donné les résultats attendus, cela tient à des considérations d'ordre général, dont je parlerai tout à l'heure, et à des considérations d'ordre particulier dont une société savante n'a pas à s'occuper.

M. Tellier a très justement pris comme moyen de conservation le froid. Il a, en cela, suivi le meilleur exemple, celui de la nature, qui, en Russie, en Suède, en Norwège, donne à tous les habitants un moyen parfait de conservation dont ils usent, du reste, très largement.

Deux autres procédés ayant également le froid pour base ont été appliqués.

Ce sont, le procédé Carré et le procédé P. Giffard.

Le premier fonctionne encore sur la ligne de la Plata ; le second vient de donner des résultats remarquables dans un voyage d'Australie, c'est-à-dire, des antipodes en Angleterre.

Les différents systèmes de production du froid se classent en deux catégories. La première comprend les machines qui utilisent le déplacement des calories pendant tout le changement d'état d'un corps et qui, par conséquent, emploient des agents chimiques.

Telles sont la machine Tellier à éther méthylique, la machine Pictet à acide sulfureux, la machine Carré à ammoniaque et quelques autres moins usitées.

La seconde catégorie ne comprend qu'une seule machine, celle de M. Paul Giffard, qui produit un froid intense uniquement par la détente de l'air.

En dehors de toute considération mécanique, notamment de la simplicité des organes, il est incontestable qu'il y a avantage à ne pas exposer des viandes ou des denrées alimentaires quelconques à un contact, toujours possible, avec des agents chimiques de la nature de ceux employés pour la production du froid.

Ceci dit et pour ne pas abuser de l'extrême bienveillance de la Société, je vais rapidement exposer les résultats obtenus avec la machine P. Giffard.

Mes chers confrères de l'Association amicale des membres de la Presse scientifique, dont plusieurs sont également membres de la Société française d'hygiène, ne doivent pas avoir

Voici la quantité de viande fraîche importée dans ces conditions :

En 1877, il y a eu 126 396 tonnes pour le mois de janvier, 154 989 pour le mois de février, et 186 213 pour le mois de mars, donnant pour le trimestre entier 477 598 tonnes ou 123 850 quintaux anglais valant 31 830 800 francs.

oublié que plusieurs fois ils ont mangé ces viandes ayant jusqu'à quatorze mois et demi de conservation.

En auraient-ils reconnu la provenance si on ne les en avait pas avisés?

Je puis hardiment dire que non, et à ce propos je demande à rapporter ici un mot de notre illustre maître, le savant M. Bouley, de l'Institut.

Dans une de nos réunions, si pleines de charme par leur extrême cordialité, M. Bouley, qui est bien l'homme le plus compétent en pareille matière, déclara qu'un morceau de bœuf servi au banquet était trop frais.

Ce morceau avait plusieurs mois de conservation; seulement, mis très frais dans le congélateur, on ne lui avait pas, après sa sortie, laissé le temps nécessaire, à toute viande fraîchement abattue, pour devenir tendre.

M. Bouley, informé immédiatement de ce fait, déclara, employant une expression très juste et très heureuse, que le système Giffard rendait les viandes identiquement dans l'état où on les lui avait données.

Quel est le procédé dont on peut en dire autant?

Quel est celui qui arrête instantanément et indéfiniment tout changement d'état, à plus forte raison, toute décomposition? Quel est celui qui, ayant reçu de la viande trop fraîche, la rend, plusieurs mois après, toujours trop fraîche?

En France la machine Giffard n'a encore été utilisée qu'à terre; les Anglais, au contraire, avec cet esprit remarquable d'initiative qui les distingue, l'ont appliquée à la mer, non pas pour une petite traversée, mais bien pour la plus longue de toutes, celle d'Australie.

En donnant quelques détails sur ce voyage, je relèverai les erreurs involontaires qui se sont glissées dans l'exposé de M. Potel.

Après un premier essai fait à bord du « Strathleven » avec une machine Coleman, qui semble n'être qu'une imitation imparfaite de la machine Giffard, les Anglais ont fait construire un type de cette dernière en Australie même, et l'ont mise à bord du *Protos*.

Aménagé pour recevoir des viandes et autres denrées alimentaires, le *Protos* a embarqué 2 125 moutons, 10 bœufs, et une centaine de tonnes de beurre.

La traversée jusqu'à Londres a duré soixante-trois jours, et pendant tout ce temps la machine, ne prenant qu'une force de six chevaux, a maintenu dans la cale à viande une température maxima de — 20°, même pendant la traversée de la mer Rouge où l'eau de mer, employée pour le réfrigérant de l'air comprimé, avait une température de + 28°.

Comme le disaient les matelots du bord « le froid suait des murailles du navire, » et les ingénieurs déclarent dans leur rapport officiel que la même machine, dont l'installation a coûté environ mille livres sterling, aurait pu, presque sans augmentation de combustible, servir à importer 20 000 carcasses de moutons.

Toute cette viande a été enlevée, c'est le mot, sur le marché de Londres, au prix moyen de 1 fr. 61 le kilog., ce qui laisse un grand écart avec le prix de revient.

Le succès de ce voyage a été tel, qu'immédiatement une société importante s'est formée à Londres pour appliquer ce procédé de froid, appelé par les Anglais « le froid rationnel » autrement dit le froid de la nature. La « Giffard patent freezing Company » aura, sous peu, plusieurs navires allant chercher des viandes fraîches.

Ces viandes ne seront pas toutes consommées sur le lieu même du débarquement, comme le dit M. Potel. Elles supporteront facilement un voyage et il résulte de la déclaration d'un des principaux facteurs à la halle aux viandes de Paris, que des viandes profondément congelées se conservent après leur dégel, plus longtemps que les viandes ordinaires. La plupart des germes de décomposition ne résistent pas en effet aux températures extrêmes.

Dans tous les cas les nouvelles petites machines de M. Giffard s'appliquent parfaitement à des wagons de chemin de fer. Il n'y a donc aucune difficulté à craindre de ce côté.

Je termine ce trop long exposé en remerciant encore mes collègues d'avoir bien voulu

Pour le premier trimestre de 1878, le chiffre des importations s'est élevé à 130 530 quintaux anglais et le prix de détail de morceaux suivant leur qualité a été de 60 à 90 centimes la livre. Aujourd'hui les entreprises américaines

l'entendre, et en appelant l'attention de tous sur des résultats qui permettent maintenant de compter sur une solution satisfaisante du grave problème de l'alimentation publique.

Baron R. Michel.

RÉFLEXIONS DE M. CH. TELLIER

Messieurs, permettez-moi d'abord de vous remercier de la bienveillance avec laquelle vous venez d'accueillir le témoignage courtois de M. le baron Michel.

Dans l'affaire du *Frigorifique* à laquelle il a été fait allusion, il y a en réalité deux questions :

1° L'une, d'expériences, qui a complétement réussi et qui a précédé l'immense mouvement qui s'est produit en Angleterre, où arrive maintenant par centaines de millions de kilogrammes la viande conservée par le froid ;

2° L'autre, toute financière, à laquelle je suis resté étranger jusqu'en 1876, et dont je n'ai eu à m'occuper dans ces derniers temps qu'à la demande des actionnaires et que pour sauvegarder leurs intérêts.

J'observerai tout d'abord qu'il ne faut pas confondre l'emploi de la glace ou de la congélation, avec les moyens qui constituent les procédés de mon système.

Oui, l'emploi de la glace est connu de toute antiquité, oui celui de la congélation l'est aussi, mais le précédent moyen lave les tissus, ôte la saveur, la fermeté aux aliments ; le second donne des produits décomposés, tués en quelque sorte, et dans lesquels il n'est plus possible de reconstituer la viande à son état primitif.

Sans discuter plus longuement ce fait, je me borne à rappeler qu'en Russie, de temps immémorial, on fait usage et en grande abondance de la viande gelée, mais qu'on y établit une très grande différence entre la viande gelée et celle qui ne l'est pas.

Pour résoudre le problème de l'alimentation, qui assurément est l'un des plus importants que puisse traiter la Société française d'hygiène, il ne faut pas amener sur les marchés un aliment quelconque, mais la viande telle qu'elle est consommée par toutes les classes de la population. Les études que je poursuis depuis vingt ans sur cette importante question m'ont permis de constater que pour conserver réellement la viande par le froid, il fallait utiliser deux actions :

La première comporte l'usage du froid sec : toutefois ceci n'est pas suffisant pour assurer une longue conservation. Au bout de quelques jours la partie aqueuse de la viande, chassée sans doute par une sorte de contraction des tissus, arrive en notable proportion à la périphérie, et là elle se transforme rapidement, même à froid, en une sorte de *sanie*, qui ferait repousser la viande.

Pour obvier à cet inconvénient, il est indispensable d'utiliser la seconde action, c'est-à-dire que, en même temps qu'on agit par le froid, il importe de maintenir la viande dans un courant d'air sec. Cet air, en circulant, enlève l'excès d'humidité, et maintient la viande dans un tel état de fraîcheur, qu'on peut, lorsqu'elle est ainsi préparée, la faire figurer, au bout de trois mois et plus, sur tous les étaux de bouchers, sans que l'acheteur puisse la distinguer de la viande ordinaire. L'une des conséquences de cette dessiccation insensible à a vue est que, rendue à l'atmosphère, la viande acquiert une durabilité de conservation très supérieure. Un bœuf sorti d'un magasin froid à l'instant où un autre bœuf est abattu, se conservera, par des températures de 30°, trois fois autant que ce dernier.

Lorsque la viande a été traitée normalement par le froid de manière à perdre 24 à 25 0/0 de son poids, elle acquiert même une qualité précieuse. C'est de ne plus pouvoir se putréfier à l'air libre.

Ces procédés constituent un moyen aussi intéressant que pratique pour nourrir les armées en campagne, et bien plus propre à satisfaire les besoins du soldat, que celui qui consiste à traîner des troupeaux qui, la plupart du temps, surmenés, mal nourris, mal désaltérés, ex-

sont assez bien organisées pour pouvoir expédier chaque semaine sur les marchés anglais 800 000 kilogrammes de viande parfaitement conservée.

Les chiffres d'entrée ne sont pas aussi considérables en France, cependant dans les quatre premiers mois de 1878, 615,282 têtes de bétail et 16 millions de kilogrammes de viande fraîche et salée sont entrés en France; ce qui représente une valeur de 75 millions.

En Europe il existe également des peuples qui ne sont guère plus privilégiés que la France par rapport au nombre des animaux de boucherie, mais qui par habitude, ou par suite des lois religieuses, ou enfin à cause de leur pauvreté, consomment peu de viande, et nous en expédient, au contraire, une quantité déjà respectable.

Un travail publié par M. Jules Callot dans la *Revue scientifique* et résumé, par M. le docteur de Pietra Santa, dans le *Journal d'hygiène* du 4 septembre, permet de donner plus de détails sur cette importation.

En 1876 les importations d'animaux vivants provenant d'Allemagne et d'Autriche-Hongrie ont été de :

19 333 têtes pour l'espèce bovine et de 883,219 pour l'espèce ovine.

D'après M. Zundel, les Italiens ont amené sur les marchés français : 137 755 bœufs, vaches, veaux, 234 615 moutons, 74 373 porcs.

Notre colonie algérienne, indépendamment de nombreuses têtes de moutons, a envoyé 29 354 bœufs en 1877. Les moutons de Russie ont fait leur apparition sur les marchés de la Villette, et dans les premiers mois de 1878 des commerçants ont essayé d'introduire chez nous des moutons gras de l'Amérique du Nord.

En somme, pour l'année 1877 les importations totales du bétail se sont élevées (d'après les états de douane) à :

ténués, en un mot, ne donnent plus aux hommes qu'une nourriture insuffisante, quand elle n'engendre pas, en outre, de maladies.

Dans ces conditions, l'armée pourrait avoir des manutentions de viande, comme elle a des manutentions de pain, et dans un grand nombre d'expéditions, le soldat emporterait sa ration de viande, comme il emporte sa ration de pain. Il ne se trouverait plus ainsi à la merci des distributions qui, au moment du repas, prennent encore sur les instants qu'il aurait besoin d'y consacrer.

Laissez-moi vous rappeler l'action générale du froid sur les matières organiques, action que j'appellerai volontiers le sommeil de la vie organique. Effectivement, le froid 0° ne tue pas les germes, quels qu'ils soient, il leur retire tout simplement l'activité; mais si à cette action vient s'ajouter celle de la sécheresse, on arrive à paralyser presque absolument la vie chez tous les êtres inférieurs ou chez les plantes.

Et en effet, si la chaleur, si l'humidité savent réveiller la nature, le froid, la sécheresse la ramènent à l'inertie, et c'est cette inertie même qui fait la conservation. Or cette conservation est telle, qu'au bout de deux mois, de trois mois même, j'ai pu ouvrir des volailles conservées entières, avec leurs plumes, leurs viscères, en un mot intactes ; à l'ouverture, on a trouvé le cœur et le sang aussi frais qu'à l'instant de la mort; le gésier contenant les grains tels que la digestion les avait laissés, les intestins n'ayant pas d'odeur et ne présentant aucune différence avec ceux d'animaux immédiatement tués.

Le récit de pareils faits, qu'il me serait facile de multiplier devant vous, n'est-il pas de nature à vous prouver que, dans les conditions que réalisent mes procédés frigorifiques, les divers ferments des tissus organiques sont réellement suspendus, et dans un véritable état de léthargie ?

210.000 bêtes bovines.
2.500.000 moutons.
195.000 porcs.

Cependant, malgré cette importation considérable, les mercuriales ne signalent pas de baisse sur la viande.

Y-a-t-il lieu de s'en étonner lorsque les statistiques nous apprennent que Paris à lui seul a consommé en 1876 164 869 000 kilogr. de viande?

Ce fait seul doit faire cesser les craintes de ceux qui pensent que l'importation étrangère peut nuire aux producteurs français. L'agriculture est en souffrance, les terres ne rapportent plus ce qu'elles rendaient autrefois. Il faut changer le mode de culture et faire du bétail. Il faut améliorer les races en les croisant de manière à produire de la bonne viande et engraisser des porcs de manière à ne laisser perdre aucun des résidus de l'industrie laitière.

Les cultures des céréales doivent diminuer de plus en plus pour laisser une plus grande place à la production fourragère, et surtout des fourrages qui donnent de la qualité à la viande, au lait, par suite au beurre et au fromage.

Ainsi l'on n'aura pas à craindre la concurrence étrangère.

Celle-ci sera au contraire un utile stimulant. C'est pourquoi je ne crains pas encore de défendre le système de la liberté; mais en demandant avec la société des agriculteurs de France que ces produits étrangers payent un droit d'entrée équivalant aux impôts qui surchargent les agriculteurs français.

Contrôle des viandes à leur entrée en France et à la boucherie. — La liberté n'est possible qu'à la condition de ne nuire à personne; aussi, tout en soutenant la libre entrée des viandes étrangères en France, nous réclamons avec énergie un contrôle sérieux des animaux vivants ou morts à leur entrée.

L'Allemagne et l'Amérique nous envoient la trichine avec leurs lards et leurs porcs salés; la Hongrie et les steppes de la Russie forment les deux foyers principaux des maladies contagieuses, du typhus en particulier. Aucun animal ne doit être débarqué, ne doit franchir les frontières, sans avoir subi un examen sérieux. On ne peut supporter l'introduction d'une seule bête suspecte.

L'Américain, quand il s'agit de sa propre consommation, prend des mesures hygiéniques sérieuses pour se préserver des viandes malsaines. C'est ainsi que dans un étal, suivant M. Jourdier, qu'il s'agisse du bœuf ou du porc (*beef* ou *porck*), tout morceau mis en vente doit porter une des indications suivantes : première qualité (première *cloer*); — deuxième qualité (*prime-mess*); — troisième qualité (*mess*); quatrième (*prime*); — cinquième (*cargo*). — Mais lorsqu'il s'agit de l'importation étrangère, toutes les lois hygiéniques sont oubliées. Dans les ateliers et laboratoires où se confectionnent sur une vaste échelle, comme à Chicago, les jambons et les lards destinés à l'exportation, on ne se préoccupe en aucune façon des déplorables conditions dans lesquelles arrivent les animaux. Ils ont parcouru une longue route, ils sont surmenés, malades, frappés du choléra des porcs, ou ravagés par la trichine, peu importe; sans examen on les prépare et on nous les expédie.

Aussi l'Angleterre se tient sur ses gardes, et les inspecteurs préposés à la santé publique, après avoir constaté que les jambons d'Amérique sont infectés de myriades de petits vers (résultat de la maladie à laquelle l'animal a succombé), prennent les mesures les plus sévères pour enlever ces arrivages à la consommation publique.

L'Italie agit de même, comme le prouveront ces quelques articles du règlement d'hygiène publique et de police sanitaire de Turin.

TITRE III. — ALIMENTS ET BOISSONS

Art. 14. — Il est défendu de vendre ou de garder en magasin des aliments ou des boissons gâtés, corrompus, falsifiés, susceptibles de nuire de quelque façon que ce soit.

Les agents municipaux pourront, dans des visites faites aux heures où les magasins sont ouverts au public, faire saisir ou détruire immédiatement les matières reconnues gâtées et nuisibles.

Art. 15. — Sont considérés comme insalubres : Les aliments gâtés tes que les viandes corrompues ; les poissons en voie de fermentation ; la chair des animaux morts de maladie. Le lait provenant des animaux malades (mal des mamelles, phthisie, charbon), le lait et le beurre falsifiés avec du plâtre, du fusi ou d'autres substances étrangères, quand même elles ne seraient pas nuisibles.

La vente des champignons frais et secs est soumise à une surveillance spéciale et ne pourra se faire en dehors des lieux désignés à cet effet.

Art. 16. — Les viandes et les viscères des animaux malades reconnus impropres à l'alimentation humaine, et ne pouvant pas même servir pour nourrir les bestiaux, comme aussi la chair, les entrailles et les peaux des animaux affectés de maladies contagieuses, doivent être détruits dans les conditions qui seront prescrites suivant les cas.

En ce qui concerne la charcuterie et la préparation des viandes de porc :

On doit détruire les viandes et les entrailles de ceux dont la maladie est assez grave pour constituer une vraie cachexie hydatique, mais leurs lards peuvent être livrés à l'industrie. On doit encore détruire la chair de porc renfermant des cysticerques en abondance ; celle qui n'en contient qu'un petit nombre devra être soumise à une cuisson prolongée.

Excepté dans le cas de cachexie mentionné ci-dessus, on peut permettre que les lards soient livrés à l'alimentation après une salaison plus forte et plus prolongée (minimum 6 mois). La graisse de porc divisée pourra servir aux usages alimentaires après avoir été fondue à une température d'au moins 100 degrés et passée au tamis.

De tous les viscères, les poumons, le foie et les rognons pourront seuls être hachés pour servir à la consommation, les intestins pourront être employés comme enveloppe des viandes salées provenant de porcs sains.

Toutes les opérations ou transformations auxquelles on procède dans les cas susdits seront exécutées selon les règles établies et avec les précautions d'usage, aux frais des propriétaires et sous la surveillance immédiate des fonctionnaires municipaux.

Art. 18. — Sont déclarés non aptes à l'alimentation :

Les viandes de femelles pleines dans la période qui dépasse la première moitié de la gestation; la chair des veaux mort-nés, ou qui n'auraient pas vécu trente jours, celle des agneaux ou des cabris trop jeunes.

L'abattage des animaux domestiques qui, par suite de blessures ou de toute autre cause, sont rendus impropres au service ne peut avoir lieu que dans l'établissement de boucherie ou abattoir général.

Pour ceux desdits animaux dont la viande est propre à l'alimentation, on doit en demander la permission spéciale; elle ne pourra être accordée qu'après la déclaration conforme préalable des officiers de santé municipaux.

Est défendu : le débit et l'emploi de la viande des animaux qui ont servi à des expériences chimiques ou de toxycologie; des poissons tués par des substances narcotiques ou autrement nuisibles, ou pêchés dans des eaux où du lin ou du chanvre se trouvent en macération.

En France, la découverte de trichines à Lyon, à Paris dans des lards venus d'Amérique, a donné lieu au décret du 18 février 1881 : « Le président de la République française, considérant que l'introduction en France de viandes de porc salées, notoirement infestées de trichines, présente de grands dangers pour la santé publique, décrète :

Art. 1er. — Est interdite, sur tout le territoire de la République française, l'importation des viandes salées provenant des États-Unis d'Amérique. »

Ce décret a été jugé bien différemment. Généralement on l'a regardé comme excessif, pouvant compromettre les transactions commerciales et priver la population ouvrière de ressources précieuses.

Il n'est pas moins vrai cependant que par suite de l'incurie d'une nation étrangère, le gouvernement français se voit dans la nécessité de créer une véritable légion d'inspecteurs de boucherie, d'y incorporer même des femmes alors que l'inspection des viandes indigènes est si imparfaite.

Le système de la liberté absolue me semble préférable, mais en laissant à chacun la responsabilité de ses actes. — La loi permet de poursuivre et de punir sévèrement le vendeur qui livre à la consommation des produits malsains.

Des condamnations à la prison et des amendes ont été prononcées contre les marchands de vin fuschiné; à plus forte raison les mêmes peines devraient être appliquées au charcutier, ou plutôt à l'épicier qui vend du lard trichiné. Ces commerçants font venir de l'étranger des produits suspects; ils sont avertis, c'est à eux qu'il appartient de faire vérifier leur marchandise avant de les vendre, ou bien qu'ils les exposent dans leurs étaux comme viande trichinée. Le public saura alors ce qu'il doit faire et quelles précautions il doit prendre.

Car en France on tolère la vente d'animaux malades. Il a été dit dans quelle condition.

M. Decroix, pensant qu'on peut manger impunément toute espèce de viande, M. Bouley a lancé à ce sujet au congrès d'hygiène cette apostrophe virulente : « Que M. Decroix ait eu le courage de se nourrir de ce manger odieux; qu'il ait surmonté son dégoût en présence d'un aliment que les chiens mêmes repousseraient, c'est affaire à lui; mais il n'y aurait rien de plus contraire à l'hygiène sainement entendue que de formuler ici le vœu de voir les populations se nourrir de la chair de tels animaux que les lions refusent[1]. »

Tout en reconnaissant l'intérêt des expériences de M. Decroix, je crois qu'il faut réellement avoir à lutter avec la mort pour accepter comme aliment ces viandes repoussantes. Toute viande provenant d'animaux morts de maladie doit être prohibée dans les étaux des boucheries.

Le transport de viande même découpée, provenant d'animaux morts de maladies contagieuses, peut devenir un moyen de transport de l'épidémie.

M. le docteur Hyacinthe Kuborn de Seraines (Belgique) s'exprime ainsi à ce sujet : Les viandes d'animaux atteints de morve, de farcin, de pustule maligne, de charbon, de typhus ou de peste doivent être vouées à une proscription absolue. Car, outre les dangers, parfois mortels, résultant de la facile transmission

1. La Chambre s'est émue de l'agitation faite autour des viandes malsaines. Un projet de loi a été préparé par une commission et voici le rapport déposé à ce sujet par M. Mougeot, député :

RAPPORT DE M. MOUGEOT, DÉPUTÉ, SUR LA POLICE SANITAIRE DES ANIMAUX

Messieurs,

On a depuis longtemps reconnu la nécessité d'une loi nouvelle sur la police sanitaire des animaux.

Les prescriptions légales actuellement applicables sont éparses dans les différentes ordonnances, édits et arrêts de la deuxième moitié du xviiie siècle, le Code pénal, les lois et décrets de 1815, 1866, 1871.

Dans ces textes de date et d'origine diverses existent d'assez nombreuses contradictions, des prescriptions en désaccord avec l'esprit de la société moderne, quelques pénalités excessives, enfin des lacunes importantes résultant des changements survenus dans nos rapports commerciaux.

De là une jurisprudence variable et, dans certains cas, une hésitation de la part de l'administration à réclamer l'application des lois dont les tribunaux n'ont pas le droit d'abaisser les sanctions pénales.

Aussi l'état sanitaire de nos animaux domestiques n'est-il pas, en fait, entouré des garanties de surveillance qui existent chez la plupart des nations voisines. La Suisse, la Belgique, l'Allemagne, la Hollande, l'Angleterre, ont modifié à plusieurs reprises, pendant ces dernières années, leur législation sanitaire, et notre commerce d'exportation de bestiaux se trouve entravé par suite des obstacles motivés par l'état insuffisant de notre police sanitaire.

Le projet de loi voté par le Sénat et transmis à vos délibérations vient répondre à ces besoins.

Il fixe les obligations, les devoirs, les droits créés aux particuliers et aux dépositaires de l'autorité, par l'existence des maladies contagieuses des animaux domestiques.

Il détermine : 1° les prescriptions générales applicables à toutes les maladies et les mesures spéciales exigées par la nature de quelques-unes d'entre elles; 2° les indemnités allouées dans certains cas et réglemente l'importation et l'exportation des animaux.

Il décide l'établissement d'un service des épizooties dans chaque département et d'un comité consultatif près du ministre de l'Agriculture.

Il édicte enfin les pénalités, déclarant abrogés toutes lois, arrêts, décrets, etc., rendus antérieurement sur la police sanitaire des animaux.

Nous vous en proposons l'adoption avec quelques additions qui n'en modifient nullement l'ensemble et paraissent, au gouvernement et à votre commission, devoir lui assurer plus d'efficacité.

Ce projet reproduit, d'ailleurs, sur beaucoup de points, les prescriptions des très remar-

des germes, lors du transport ou des manipulations, nous ne considérons point de telles viandes comme étant douées de propriétés nutritives suffisantes, quoi qu'on en dise, et la coction, prétendument tutélaire, ne peut que diminuer ces propriétés. Je traite la question en hygiéniste, peu touché de l'argument économique tiré d'un déficit réel ou présumé de la viande dans l'alimentation publique; je ne serais nullement disposé à souscrire en faveur d'une expérience qui, sous le prétexte spécieux de réparer les forces des classes laborieuses de la population, mettrait à bas prix, à la disposition de ces classes, des aliments de cette espèce.

On prescrit l'enfouissement, *toto corpore*, des animaux atteints de morve, de farcin, de charbon, de peste ou de pustule maligne. C'est un moyen insuf-

quables arrêts de 1775 et 1784, rédigés sous l'inspiration des Bourgelat, Vicq-d'Azir, prescriptions dont les progrès récents des sciences naturelles confirment et expliquent l'utilité.

Chaque découverte sur la nature et les différents modes de propagation des maladies contagieuses justifie des prescriptions dictées par l'expérience, et les mesures restrictives de la jouissance ou même de la propriété des animaux domestiques, inscrites dans notre ancienne législation.

Le perfectionnement des moyens d'observation et des méthodes expérimentales, en permettant de reconnaître le principe contagieux dans l'animal malade, ou conservant, en dehors de son organisme, la redoutable propriété de reproduire la maladie, nous montre la contagion comme la vraie cause de la propagation des maladies les plus meurtrières parmi les animaux domestiques.

Il naît de là, pour le législateur, la conviction de la nécessité des prescriptions quelquefois rigoureuses de la loi sanitaire, et l'espérance de voir leur exécution bientôt suivie, sinon de la disparition complète, au moins de la diminution progressive des épizooties, fléau toujours menaçant de notre fortune agricole.

Parmi ces prescriptions, les unes s'appliquent à toutes les maladies contagieuses. Ce sont :

L'obligation de faire la déclaration immédiate au maire de la commune, imposée à tous ceux qui, comme propriétaires, gardiens, ou chargés de lui donner des soins médicaux, ont pu reconnaître ou soupçonner chez un animal l'existence d'une maladie contagieuse, visée par la loi sanitaire.

L'obligation de tenir l'animal isolé, séquestré, de désinfecter les objets souillés par lui.

L'interdiction de la vente de l'animal atteint ou soupçonné d'être atteint d'une maladie contagieuse.

Mesures qui peuvent être étendues à tous les animaux d'une localité déclarée infectée, par arrêté du préfet, et devront être appliquées, soit en totalité, soit en partie, selon la nature des maladies, conformément aux dispositions d'un règlement d'administration publique annexé à la loi.

Enfin la défense de livrer à la consommation la viande d'animaux morts de maladies contagieuses.

En outre de ces prescriptions générales, d'autres sont spéciales à des maladies déterminées par la loi.

Ce sont :

L'obligation de l'abattage pour tous les animaux atteints ou suspects d'être atteints de la rage et de la peste bovine.

Celle de l'abattage pour les animaux atteints de la morve constatée ou de farcin, de péripneumonie, de charbon, reconnus incurables.

La défense de mettre en vente la chair des animaux abattus pour cause de peste bovine, de morve, de farcin, de rage ou de charbon.

L'enfouissement avec la peau tailladée, ou l'envoi à des ateliers d'équarrissage, des animaux morts ou abattus pour cause de peste bovine et de charbon.

fisant. Les animaux carnassiers, l'homme lui-même avec son désir du lucre, ne savent-ils pas les déterrer? A leur défaut, M. Pasteur n'a-t-il pas démontré que les vers se chargeaient de porter à la surface les germes toxiques ?

La crémation seule peut répondre aux exigences de l'hygiène : aussi quelques essais dans ce sens ont-ils été faits dans quelques grandes villes de la Belgique.

A Liège, par exemple, dans une première série d'opérations, 7 cadavres d'animaux, chiens et veaux, ont été incinérés en 185 minutes et ont laissé un résidu de 1 kilogramme environ. Un porc de 103 kilogr. a été réduit à 3 kilogr.

Les résidus solides sont constitués par des sels terreux ou alcalins, phosphates, sulfates, mélangés de carbonates graphiteux.

Les produits volatils sont des hydrocarbures, de la vapeur d'eau, de l'acide carbonique, de l'azote, de l'acide sulfureux et un peu d'ammoniaque.

L'incinération a été parfaite, ne donnant pas lieu à la moindre émanation, et le prix de revient ne s'élève pas à 4 centimes et demi par kilogramme, main-d'œuvre comprise.

Telle est la solution que nous réserve l'avenir.

Pour le moment, lorsqu'une des épidémies que nous venons de citer se déclare dans une localité, le devoir impérieux de l'administration est de prescrire la séquestration des animaux sains, de faire abattre sans retard non seulement les animaux malades, mais ceux qui sont simplement suspects, et de faire enfouir profondément leurs cadavres dans des endroits isolés, en ayant soin de les recouvrir d'une couche de chaux.

Malgré toutes les ordonnances de la police, trop souvent on cherche à introduire sur nos marchés des viandes malsaines.

Aujourd'hui on ne soigne guère les bêtes malades; dans la crainte de les perdre on les saigne et l'on fait préparer soit par le boucher, soit simplement par le berger de l'endroit, la viande qui sera transportée aux halles le lendemain [1].

Aussi la surveillance est-elle difficile, car chaque année il arrive ainsi plus de 20 millions de kilogrammes de viande en morceaux séparés préparés pour la vente.

Malgré cela les inspecteurs de la préfecture saisissent chaque année plus de 170 000 kilogr. de viande malsaine.

MM. Bouley et Nocard, dans leur rapport, donnent, d'après les renseignements fournis par M. Baude, chef de division à la préfecture de police, la quantité de viande vendue et de viande saisie aux Halles de 1873 à 1877.

---

1. C'est surtout dans nos petites villes que cette fraude a lieu. Le paysan a-t-il une bête malade, il ne faut pas croire qu'il la conduira à la boucherie de la ville. L'aspect de l'animal suffirait pour avertir l'homme le moins expérimenté. Aussi fait-il venir un boucher qui saigne la bête, la découpe et la conduit au brave inspecteur, qui livre son certificat sans scrupule. Comment, du reste, en serait-il autrement? Aussi à ce point de vue la viande des boucheries juives offre-t-elle encore plus de garantie. Tout animal doit être tué par un sacrificateur expérimenté auquel la loi religieuse impose l'obligation de rejeter de la consommation toute viande suspecte.

VENTE A LA CRIÉE DES VIANDES

QUANTITÉ DE KILOGRAMMES DE VIANDES VENDUES ET SAISIES AUX HALLES CENTRALES

PENDANT LES ANNÉES 1873, 74, 75, 76, 77.

ANNÉES.	BŒUF.		MOUTON.		VEAU.		PORC.		TOTAUX.	
	QUANTITÉS vendues.	QUANTITÉS saisies.	QUANTITÉS vendues.	QUANTITÉS saisies.	QUANTITÉS vendues.	QUANTITÉS saisies.	QUANTITÉS vendues.	QUANTITÉS saisies.	QUANTITÉS vendues	QUANTITÉS saisies.
	k.	k.	k.		k.	k.	k.	k	k.	k.
1873	5.525.357.1	115.958	3.160.097.4	20.405	7.525.616.9	19.112	2.914.477.1	20.083	19.125.548.5	205.558
1874	6.957.537.3	151.254	4.026.249.5	21.136	8.463.171.6	22.446	2.469.589.8	15.860	21.916.550.1	210.096
1875	7.359.636.9	134.300	3.278.306.9	17.344	8.618.471.6	20.923	1.778.454.1	13.222	21.025.865.4	185.789
1876	6.812.946.2	168.536	2.746.823.0	13.761	7.201.849.4	17.420	1.745.939.3	10.866	18.507.579.1	150.583
1877	5.549.534.1	86.936	2.420.377.8	10.199	6.080.920.3	15.752	2.051.592.5	12.718	16.052.474.7	125.665
Total pour les cinq années	32.196.063.8	627.044	15.631.856.2	82.845	37.840.020.6	95.653	10.960.079.8	72.749	93.628.018.2	878.291
Moyenne	6.439.212.7	125.409	3.126.370.8	16.539	7.568.004.1	19.130	2.192.015.9	14.450	19.325.603.6	175.658

Malgré ces saisies, il est certain que bien souvent de la viande provenant d'animaux malades est livrée à la consommation. Il ne pourrait en être autrement, car le service de l'inspection [des boucheries n'est pas suffisamment assuré; de nombreuses plaintes se sont élevées à ce sujet. Pour terminer ce chapitre, il reste à les faire connaître et à montrer que, dans les campagnes et la plupart des villes de province, l'inspection des viandes est à peu près nulle.

Inspection des boucheries. — Dans un article très intéressant du *Journal d'hygiène*, M. le docteur de Pietra Santa nous dit comment se recrutent les agents chargés de la surveillance des viandes.

Ces agents sont choisis au concours parmi les vétérinaires et les personnes qui, ayant pratiqué le commerce des viandes, possèdent des connaissances techniques indispensables.

Le personnel du service comprend :

Un inspecteur principal (vétérinaire) à 4000 fr. d'appointements.

Huit inspecteurs de 1re classe (de 2100 à 3000 fr.).

Huit inspecteurs de 2e classe (de 1500 à 2000 fr.).

Sur le rapport de M. Mathé, conseiller municipal (8 avril 1878), une augmentation de 96000 francs est portée au budget de 1879 à l'effet de créer quarante inspecteurs répartis entre les portes d'entrée de la ville (spécialement désignées à cet effet).

L'examen des viandes destinées aux marchés de Paris se fera de la sorte avant qu'elles n'aient été taxées du droit d'octroi.

Sur la proposition faite par M. Pasteur au conseil d'hygiène et de salubrité de la Seine, plusieurs inspecteurs seront munis de microscopes portatifs pour permettre de reconnaître plus aisément les viandes charbonneuses.

Ce système, suivant M. de Pietra Santa, présente des garanties suffisantes : « Si, dit-il, les inspecteurs actuels de la boucherie ne sont pas des savants consommés, ils ont au moins la pratique des choses. Il en est qui défieraient le plus habile professeur d'Alfort, quand il s'agira de déterminer la provenance et l'état d'un quartier de viande sans avoir sous les yeux le corps entier de l'animal.

» L'inspecteur de la boucherie, après un examen sommaire, vous dit l'âge et la race de l'animal, le moment où il a été abattu, le genre de nourriture auquel il était soumis. »

M. Bouley est moins satisfait; il voudrait ne voir que des inspecteurs vétérinaires, et encore ceux-ci n'ont-ils pas toujours des connaissances suffisantes : cela cessera lorsque le cours d'inspection des viandes de boucherie aura été établi dans les différentes écoles vétérinaires.

Il ne m'appartient pas de prendre part à ce débat, je dirai seulement qu'en province et dans les petites villes surtout la surveillance est tout à fait défectueuse. Il en sera longtemps ainsi, malgré le système proposé par le savant académicien.

Dans bien des endroits, la surveillance des viandes ne se fait pas ou bien est confiée à un homme sans expérience, quelquefois ancien cultivateur, ou ancien boucher, mais bien souvent ancien préposé de l'octroi ou sous-officier retraité.

D'un autre côté, en France, le nombre des abattoirs est bien peu considérable;

c'est à peine s'il en existe un par arrondissement; il est même des chefs-lieux de département qui en sont dépourvus.

« La nécessité de l'examen de l'animal de boucherie, *ante et post mortem*, reste entière, la difficulté ne résidant que dans les moyens d'application. »

Le service d'inspection devrait comprendre, suivant M. Bouley :

1° Des inspecteurs communaux présentant le plus de garantie possible, choisis par l'inspecteur cantonal sur la proposition de la municipalité;

2° Un inspecteur cantonal pris parmi les vétérinaires qui surveillera les inspecteurs communaux et qui seul aura mission de trancher toute question douteuse.

La viande ne pourra être colportée, c'est-à-dire transportée d'une localité dans une autre, qu'en demi-quartier pour les gros animaux et en quartier pour les petits, tous marqués de l'estampille de la commune où ont eu lieu l'abattage et l'inspection.

Les inspecteurs des épizooties sont désignés d'avance pour remplir les fonctions d'inspecteur de boucherie[1].

Ce système pourra-t-il jamais s'établir? 'en doute. Souvent au chef-lieu de canton il n'existe qu'un seul vétérinaire; lorsqu'il y en a deux la concurrence est sérieuse. Il faut être à la disposition du public à toutes les heures de la journée. Un vétérinaire en vogue ne sacrifiera pas sa clientèle pour quelques cents francs qu'il recevra par an de la municipalité; aussi les places d'inspecteur de boucherie sont-elles données à d'anciens sous-officiers retraités, honnêtes gens sans doute, mais incapables de reconnaître les tubercules de la phthisie, de rechercher la trichine dans les muscles du porc, d'observer les bactéries de la viande charbonneuse.

Enfin, partout où les conseils de M. Bouley pourront être appliqués, on devra le faire. L'hygiène publique ne pourra qu'y gagner; mais je crains bien que ce soit là un simple vœu platonique.

Quant à nous, notre tâche est accomplie. Tantôt rapportant des observations personnelles, tantôt résumant les travaux des grands maîtres, nous avons dit dans quelle mesure la viande doit entrer dans l'alimentation de l'homme; nous avons montré ce qu'elle devient, ce qu'elle produit dans l'économie; nous avons décrit les caractères de la viande saine et ceux de la viande altérée, après avoir indiqué les avantages de l'une et les dangers de l'autre. Enfin, nous avons fait connaître les moyens d'augmenter la richesse nationale, et ceux qui doivent nous préserver des importations malsaines venant de l'étranger. Ces détails ne seront peut-être pas jugés inutiles pour vulgariser quelques règles hygiéniques indispensables.

---

1. Peut-être eût-il été bon de dire un mot des abattoirs, mais il fallait alors étendre outre mesure ce travail.

La circulaire suivante du ministre de l'agriculture indiquera suffisamment combien ces établissements laissent à désirer au point de vue de l'hygiène.

Le ministre de l'agriculture et du commerce a adressé aux préfets la circulaire suivante, relative aux tueries d'animaux dans les localités dépourvues d'un abattoir public :

« Monsieur le préfet,

» Le comité consultatif d'hygiène publique de France vient de m'adresser son rapport général annuel sur les travaux des conseils d'hygiène publique pendant l'année 1878.

« Parmi les nombreuses questions traitées par ces conseils, il en est une qui intéresse étroitement la santé des populations et sur laquelle le comité appelle tout particulièrement l'attention de l'administration.

» Dans beaucoup de petites localités, et même dans des villes d'une certaine importance, les tueries d'animaux sont dans un état de malpropreté fort compromettant pour la sécurité publique.

» D'un autre côté, ces établissements, qui fonctionnent en dehors de tout contrôle, présentent d'autres inconvénients non moins sérieux. C'est là que sont conduites, pour y être abattues, des bêtes malades que les inspecteurs ne laisseraient pas livrer à la consommation si elles étaient amenées dans un abattoir municipal.

» Les dangers d'un tel état de choses imposent à l'administration le devoir d'y apporter un remède efficace.

» La création d'abattoirs publics, dans lesquels s'exerce une surveillance intelligente et active, est le meilleur moyen à employer et la seule garantie utile qu'on puisse donner à la consommation.

» Je ne saurais donc trop vous engager, monsieur le préfet, à inviter les municipalités des communes ayant une certaine importance, et qui sont dépourvues d'abattoirs publics, à étudier les voies et moyens d'en doter la localité. On pourra, dans la plupart des cas, objecter le défaut de ressources nécessaires; mais l'expérience a démontré qu'une ville est loin de compromettre ses finances en créant ces sortes d'établissements. Elle ne tarde pas, au contraire, à trouver dans leur fonctionnement une source de revenus qui lui permet de pourvoir à d'autres besoins.

» Quoi qu'il en soit, l'autorité administrative doit aviser aux mesures à prendre en vue de sauvegarder la santé des populations menacées par l'installation défectueuse de la plupart des tueries particulières. Je vous prie, dans ce but, de faire dresser, pour m'être transmise, la liste exacte, par arrondissements et par communes, de toutes les tueries, grandes ou petites, exploitées dans votre département, en indiquant au regard de chacune d'elles la date de l'autorisation qui a dû lui être accordée, puisque les tueries sont rangées au nombre des établissements insalubres dont l'ouverture est subordonnée à une autorisation préalable.

» Quant à celles qui existeraient sans autorisation, vous aurez à faire mettre ceux qui les exploitent en mesure de s'en pourvoir le plus tôt possible, sous peine de poursuites. Les autorisations ne devront, d'ailleurs, être accordées que moyennant des conditions propres à garantir complètement la salubrité publique, et sur lesquelles il conviendra de prendre l'avis du conseil d'hygiène publique de l'arrondissement.

» Recevez, etc.

» *Le ministre,* P. TIRARD. »

FIN

TABLE DES MATIÈRES

PREMIÈRE PARTIE

DE L'ALIMENTATION ANIMALE

CHAPITRE PREMIER

DÉFINITIONS DES DIFFÉRENTES SORTES D'ALIMENTS

Caractères des dents suivant le genre de nourriture	2
L'homme est né frugivore	5
L'alimentation animale chez les Hébreux	7
— — les Égyptiens	9
— — les Grecs	12
— — les Romains	15
— — les chrétiens	18
Régime du campagnard français	23
— du citadin	28
— des végétaliens	29
— des schtyophages	31
— des anthropophages	33

CHAPITRE II

DE L'ALIMENTATION ANIMALE. — CE QU'ELLE DOIT ÊTRE

Régime nécessaire à l'homme	35
Modifications apportées par l'âge	36
— — le sexe	39
— — l'état pathologique	40
— — le climat	42
— — le travail	44

CHAPITRE III

DE L'ALIMENTATION ANIMALE. — CE QU'ELLE EST; CE QU'ELLE DEVIENT

Constitution anatomique du muscle.. 52
Composition chimique.. 54
Transformation des matières animales dans l'économie.................................... 60

CHAPITRE IV

DE L'ALIMENTATION ANIMALE; COMMENT SE FAIT SON ABSORPTION

Moyens propres à faciliter la digestion des substances animales......................... 70
Médicaments aliments... 71
Essence de viande purissima.. 73
Eaux acidulées et alcalines 74
Pepsine.. 75
Eupeptiques.. 77
Papoïne.. 82
Peptone.. 85
Pancréatine.. 91
Lavements nutritifs.. 92

CHAPITRE V

HYGIÈNE CULINAIRE

Du rôle de la femme au foyer domestique.. 95
Conservation de la viande. — Procédés domestiques...................................... 97
    —   —   par le vinaigre, l'huile, le beurre, le saindoux, la gélatine. 98
    —   -   par le charbon, la fumée, la salaison...................... 99
    —   —   par le procédé Appert et ses dérivés...................... 101
De la présence du plomb dans les boîtes de conserves.................................. 103
Conserve Duprat — Pain soupe. — Tablettes de bouillon................................. 104
Carne seca. — Tasajo. — Conserve par la chaleur...................................... 106
Conserve par le froid... 107
Conclusions 110

DEUXIÈME PARTIE

ÉTUDE SUR LES ALIMENTS TIRÉS DU RÈGNE ANIMAL

CHAPITRE VI

HISTOIRE DES ALIMENTS

Du Bœuf... 115
Bœuf gras... 116

Bœuf à la troyenne... 117
Différentes variétés... 118
Bouillon. — Préparation... 119
    —   Analyse... 121
    —   Valeur nutritive... 122
Bœuf rôti... 124
Du mouton. — Histoire... 125
    —   Variétés... 126
    —   Préparations diverses... 127
Du porc histoire... 129
    —   Variétés... 130
    -     Propriétés hygiéniques de sa chair... 132
    —   Altérations de la charcuterie... 133
Du cheval... 134
De l'âne... 135
Du chameau et du chien... 136
Lapin. — Chat. — Kangourou... 137
Gibier... 137
Gibier à poil... 138
Gibier à plumes... 140
Oiseaux domestiques... 143
Foie gras (gravure)... 147
Œufs... 148
Omelette... 149
Œufs de Pâques... 150
Altération et conservation des œufs... 151
Œuf comme médicament... 153
    —   contre-poison... 155
Prix des œufs... 157
Poissons. — Histoire... 158
Sardines. — Anchois... 161
Hareng... 162
Morue... 163
Saumon et thon... 164
Sole et Turbot... 165
Barbue. — Maquereau... 166
Mirlan et raie... 167
Vive. — Surmulet. — Rouget... 168
Brochet et perche... 169
Truite. — Anguille... 170
Carpes... 171
Tandres... 172
Prix du poisson... 173
Écrevisses... 174
Homard. — Langoustes. — Crevettes... 176
Huîtres... 177
Moules. — Escargots. — Grenouilles... 180

CHAPITRE VII

CARACTÈRES DE LA VIANDE SAINE ET DE LA VIANDE ALTÉRÉE

Caractères de la bonne viande... 182
De la viande par catégorie... 184
Caractères de la viande suivant l'espèce animale... 189

Influence de la race et du lieu d'origine....................................... 191
Influence de l'âge et de l'alimentation... 194
Influence de l'état pathologique... 198
Maladies virulentes... 199
Phthisie... 200
Clavelée... 203
Affections charbonneuses.. 204
Echinocoque (figures)... 205
Nouveaux corps parasitaires de la viande de boucherie (figures)............... 207
Parasites du porc... 209
Trichine (figures).. 210
Ladrerie du porc (figures).. 215
Altérations dues aux médicaments.. 220
Influences atmosphériques... 221
Ptomaïnes.. 222
Viandes phosphorescente... 231
Viandes saigneuses.. 234
Surmenage.. 235

CHAPITRE VIII

POLICE SANITAIRE ET ADMINISTRATIVE

Transport des animaux... 241
Loi de garantie... 243
Mercuriales.. 244
Taxe.. 245
Réglementation de la boucherie.. 246
Prix de la viande... 248
Viande de cheval consommée à Paris.. 251
Fortune nationale par rapport au bétail....................................... 252
Viande d'importation étrangère.. 253
Contrôle des viandes à leur entrée en France et à la boucherie................ 258
Police sanitaire dans les différents pays de l'Europe......................... 259
Inspection des boucheries... 265
Abattoirs.. 267

FIN DE LA TABLE DES MATIÈRES

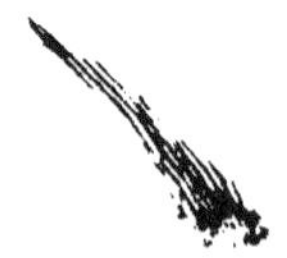

PARIS. — IMPRIMERIE ÉMILE MARTINET, RUE MIGNON, 2.